全国护士（师）资格考试预测卷系列

2026

护士执业资格考试预测卷及人机对话模拟考场

预测卷（一）

王　冉　主编

中国健康传媒集团
中国医药科技出版社·北京

内 容 提 要

本套试卷包含专业实务和实践能力两个方面。试卷根据最新考试大纲要求，通过分析历年考试真题，并在研究命题规律的基础上精心编写而成，具有针对性和应试性。可供考生进行模拟自测，梳理对知识点的掌握程度。试卷中题型、题量及题目难易程度与考试真题保持高度一致，本书适合所有参加护士执业资格考试的考生使用。

图书在版编目（CIP）数据

2026护士执业资格考试预测卷及人机对话模拟考场 / 王冉主编. -- 北京 : 中国医药科技出版社, 2025. 8.
(全国护士（师）资格考试预测卷系列). -- ISBN 978-7-5214-5413-0

Ⅰ. R192.6-44

中国国家版本馆CIP数据核字第2025H0P285号

美术编辑 陈君杞
版式设计 也 在

出版 **中国健康传媒集团** | 中国医药科技出版社
地址 北京市海淀区文慧园北路甲22号
邮编 100082
电话 发行：010-62227427 邮购：010-62236938
网址 www.cmstp.com
规格 880×1230mm $^{1}/_{16}$
印张 19 $^{1}/_{4}$
字数 681千字
版次 2025年8月第1版
印次 2025年8月第1次印刷
印刷 北京印刷集团有限责任公司
经销 全国各地新华书店
书号 ISBN 978-7-5214-5413-0
定价 49.00元

获取新书信息、投稿、为图书纠错，请扫码联系我们。

编 委 会

主　编　王　冉

副主编　陈　寒　刘　飞　阳　军　叶　峰

编　者（以姓氏笔画为序）

王　冉　王　冰　王　涛　王春妮
叶　峰　叶琪双　田志成　冯　旗
成晓霞　刘　飞　阳　军　吴良红
余　凡　张　璐　张立君　陈　寒
范国正　罗先武　季　诚　周维春
常菊群　程明文　焦平丽　曾　芍
谢　萍　路　兰　蔡秋霞　谭花凡
谭丽娇

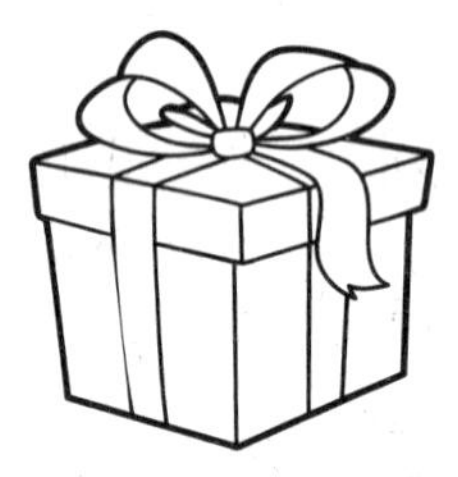

免费赠送数字资源（10 月份左右上线）

获取方式见封底

专业实务

一、以下每一道考题下面有 A、B、C、D、E 五个备选答案。请从中选择一个最佳答案，并在答题卡上将相应题号的相应字母所属的方框涂黑。

1. 为患者测量血压时，以下哪种情形会导致血压测量值偏低
A. 袖带过松
B. 测量时放气速度慢
C. 肱动脉低于心脏水平
D. 水银不足
E. 患者情绪紧张

2. 为预防胎膜早破的发生，建议孕妇孕期适量补充
A. 维生素 A
B. 维生素 C
C. 维生素 D
D. 维生素 E
E. 维生素 K

3. 患者，男性，65 岁。早上到公园锻炼时突发心跳骤停，路人拨打 120 被救护车送到医院后抢救无效离世。家属赶到医院后悲痛万分。护士应首先采取的措施
A. 立即催家属缴纳医疗费用
B. 告知家属抢救过程
C. 协助家属整理死者遗物
D. 安抚家属情绪并提供心理支持
E. 通知医院相关部门进行后续处理

4. 下列哪种性格特点的患者易发生高血压
A. E 型性格
B. D 型性格
C. C 型性格
D. A 型性格
E. B 型性格

5. 奇脉是指
A. 脉搏呈吸气时显著减弱，呼气时消失
B. 脉搏呈吸气时显著消失，呼气时减弱
C. 脉搏呈呼气时逐渐消失，吸气时减弱
D. 脉搏呈呼气时显著减弱或消失，吸气时复原
E. 脉搏呈吸气时显著减弱或消失，呼气时复原

6. 不属于心室肌细胞生理特征的
A. 兴奋性
B. 自律性
C. 传导性
D. 收缩性
E. 应激性

7. 如图所示的畸形考虑为

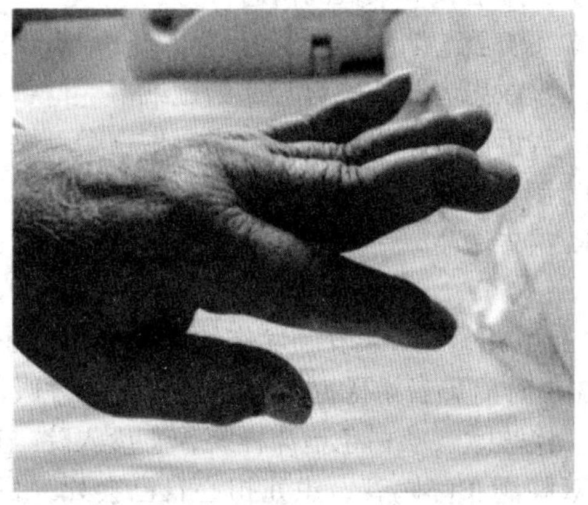

A. 折曲
B. 爪形手
C. 纽扣花
D. 天鹅颈
E. 银叉畸形

8. 关于无菌操作的叙述，错误的是
A. 无菌容器应定期灭菌，一般每周一次
B. 一套无菌物品未用完，可以给其他患者使用
C. 无菌包有效期为 24 小时
D. 铺好的无菌盘有效期不得超过 4 小时
E. 取无菌物品必须用无菌持物钳

9. 下列有关感染性心内膜炎的叙述，正确的是
A. 并发症有脑血栓形成
B. 以左心室扩张为主
C. 心包的微生物感染
D. 心包内有赘生物的形成
E. 亚急性感染性心内膜炎常见致病菌为草绿色链球菌

10. 急性淋巴结炎最常见的致病菌是
A. 乙型溶血性链球菌
B. 铜绿假单胞菌
C. 金黄色葡萄球菌

D. 大肠埃希菌
E. 厌氧菌

11. 心搏骤停患者进行心肺复苏，关于胸外心脏按压的说法，错误的是
A. 按压深度为 5~6cm
B. 按压频率为 100~120 次 / 分
C. 循环停止 4~6min，大脑将出现不可逆损害
D. 患者仰卧在床垫上
E. 按压部位为胸骨下段

12. 患者，女性，25 岁，难免流产。护士看到患者伤心流泪，应采取的沟通行为是
A. 不打扰患者，默默离开
B. 坐在患者身边，轻轻递给她纸巾
C. 告诉患者，没关系，下次再生一个
D. 制止患者哭泣
E. 报告医生

13. 患儿，男，8 岁。发作性呼吸困难 3 小时入院。3 小时前患者游园时突然出现呼气性呼吸困难，胸闷，伴咳嗽、咳白色泡沫样痰，急诊入院。查体：患儿双肺满布哮鸣音，患儿担心自己会死，目前患者的心理反应是
A. 神经衰弱
B. 恐惧
C. 预感性悲哀
D 疑病症
E. 焦虑

14. 慢性肺源性心脏病心脏的主要变化是
A. 左心室肥大
B. 左心房肥大
C. 二尖瓣狭窄
D. 右心房肥大
E. 右心室肥大

15. 护士观察到损伤性血胸病人出现下列何种情况，考虑存在着胸膜腔内活动性出血
A. 连续 3 小时内引出血性液 300ml
B. 脉搏逐渐加快，血压持续下降
C. 血红蛋白、血细胞计数、血细胞比容持续升高
D. 胸膜腔闭式引流出血量大于每小时 100ml，并持续 2 小时以上
E. 经补充血容量后血压虽有短暂下降，但又迅速升高

16. 患者，女，45 岁，胃镜镜检确诊胃癌后情绪发生改变，情绪低落，终日以泪洗面，护士对其心理状态所属时期分析，认为目前患者心理反应是
A. 愤怒期
B. 协议期
C. 否认期
D. 接收期
E. 忧郁期

17. 护士为某患者静脉输液时，患者突然出现呼吸困难、严重发绀，伴濒死感，心前区听诊可闻及响亮的、持续的“水泡音”，考虑患者发生了
A. 空气栓塞
B. 左心衰
C. 静脉炎
D. 溶血反应
E. 发热反应

18. 患者，女，40 岁，乳腺癌化疗后，极度消瘦。护士为其测量体温时，操作不当的是
A. 询问患者半小时内是否喝开水
B. 体温计放置于腋窝，屈臂过胸夹紧
C. 取出体温计用消毒纱布擦拭
D. 读数时体温计与视线平齐
E. 将测量结果绘制于体温单上

19. 患者，女性，35 岁，患抑郁症，服用大量安眠药，护士小张发现后，立即准备为患者洗胃但遭到患者的拒绝。小张无奈之下与同事小王一起将患者捆绑约束，强行洗胃成功。对此事件，分析正确的是
A. 患者既然有心求死，就应尊重她的意愿
B. 护士小张和小王未尊重患者的意愿强行洗胃，属于违法行为
C. 护士小张应与患者签订协议，说明“患者拒绝洗胃，后果自负”
D. 患者的责任护士是小张，与小王无关，小王没必要参与强行洗胃
E. 护士小张和小王的行为都是为了患者的生命安全，属于必要的紧急救护

20. 患者，女性，52 岁，糖尿病肾病入院，留 24 小时尿标本做蛋白定量检查，总尿量为 2200ml，应在标本中加入
A. 甲醛，44ml
B. 稀盐酸，5~10ml
C. 浓盐酸，5~10ml
D. 甲苯，44ml
E. 甲醛，220ml

21. 患者，男，13 岁，急性扁桃体炎，青霉素静脉滴注治疗。使用青霉素第 10 天后自觉皮肤瘙痒，腹痛，全身淋巴结肿大，病人可能发生了

A. 皮肤过敏反应
B. 血清病型反应
C. 呼吸道过敏反应
D. 关节炎
E. 消化道过敏反应

22. 内痔和外痔解剖学分界线是

A. 肛门缘
B. 直肠上段
C. 肛管直肠环
D. 齿状线
E. 肛管内括约肌

23. 某医院急诊科某日突然接诊了 20 名重大交通事故的患者，出现人手严重不足情况，此时急诊预检分诊护士应该首先

A. 第一时间参与抢救
B. 疏散病人向邻近医院转院
C. 通知护士长和医务部
D. 打电话通知临床各科室增援急诊科
E. 报告上级卫生行政主管部门

24. 患者，男，76 岁，食管癌晚期，消瘦，不能进食、给予脂肪乳、氨基酸等静脉营养液输入，3 天后输液部位出现如下图改变，患者主诉疼痛感明显，患者可能发生了什么情况

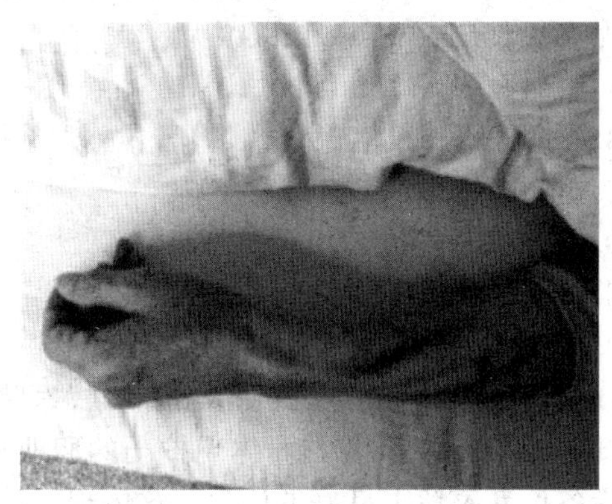

A. 发热反应
B. 过敏反应
C. 静脉炎
D. 空气栓塞
E. 液体外渗

25. 患者，女，38 岁，风心病二尖瓣狭窄 20 余年，6 年前出现动则气促，夜间常憋醒，因受凉出现发热、咳嗽咳痰、心跳加快 2 天入院治疗。应用洋地黄 1 周后，出现下列哪种情况时，应该考虑中毒可能并暂停给药

A. 食欲较治疗前好转
B. 房颤心律变为规律
C. 心率由 120 次 / 分降到 90 次 / 分
D. 心尖区仍可以听到舒张期奔马律
E. 尿量增加

26. 下列腹股沟斜疝与腹股沟直疝的鉴别点不包括

A. 腹股沟斜疝多见于儿童及青壮年
B. 腹股沟直疝可进阴囊
C. 腹股沟斜疝回纳疝块后按压深环不再突出
D. 腹股沟直疝嵌顿机会较少
E. 腹股沟直疝外形呈现半球形

27. 患者，男，28 岁，因 3 天前气候骤变而受寒，出现发热、鼻塞、流涕、咳嗽、咽痛，来院就诊，初步诊断为急性上呼吸道感染，该患者病理改变不会出现

A. 喉黏膜充血水肿
B. 扁桃体肿大
C. 鼻黏膜充血、水肿
D. 喉黏膜弥散性纤维素渗出
E. 咽部黏膜充血、水肿

28. 长期应用可抑制小儿骨骼生长的药物是

A. 吡拉西坦
B. 胰岛素
C. 可的松
D. 氨苄西林
E. 地西泮

29. 患者因“浸润性肺结核”合并咳血痰 1 天入院，在院期间，护士对患者的饮食宣教，错误的是

A. 多食富含维生素的食物
B. 多食牛奶、豆浆、鸡蛋、鱼肉等高蛋白饮食
C. 饮用浓茶提神
D. 多吃新鲜蔬菜水果
E. 以温凉流质食物为主

30. 胰腺癌主要危险因素是

A. 高蛋白饮食
B. 高脂肪饮食
C. 高热量饮食
D. 长期饮酒
E. 吸烟

31. 下列不属于中医五味的是
A. 辛
B. 苦
C. 甘
D. 辣
E. 酸

32. 患者男，54 岁，因呼吸衰竭使用呼吸机辅助呼吸，对该患者的护理措施错误的是
A. 检查呼吸机各管路连接是否紧密
B. 呼吸机管道专人专用
C. 呼吸机上的过滤网每天清洗
D. 每天更换湿化液
E. 由于使用呼吸机，可暂时不用观察患者生命体征

33. 患者女，64 岁，左前臂骨折，护士帮助患者脱、穿衣服的正确顺序是
A. 先脱左上肢，先穿左上肢
B. 可任意选择
C. 先脱右上肢，先穿左上肢
D. 先脱右上肢，先穿右上肢
E. 先脱左上肢，先穿右上肢

34. 某妇幼保健院协助一对年轻男女进行婚前检查时，发现女方疑似患有艾滋病，此时护士应
A. 配合医生，说服女方告知男方婚检结果
B. 保护患者隐私，告诉男方婚检结果正常
C. 及时报告媒体，提示公众注意对女方做好防范
D. 用和同事在男方面前“不经意”讨论女方结果的方式告诉男方
E. 将婚检结果告诉患者单位领导

35. 患者男，35 岁，车祸后一直处于昏迷状态，护士为其经常更换卧位。该项护理措施的作用不包括
A. 促进伤口愈合
B. 预防肌肉萎缩
C. 预防患者出现坠积性肺炎
D. 预防消化不良
E. 防止压疮

36. 某高尿酸血症患者出现纯尿酸结石，医生予以“别嘌呤醇”口服治疗，患者在询问护士为什么要吃这个药时，护士的回答正确的是
A. 别嘌呤醇能限制肠道对磷的吸收
B. 别嘌呤醇减少尿酸形成，防止尿酸结石的沉积
C. 别嘌呤醇促进尿酸结石的溶解
D. 别嘌呤醇能缓解肌肉痉挛，减轻患者疼痛
E. 别嘌呤醇能提高肾小球滤过，促进结石排出

37. 急性呼吸窘迫综合征患者呼吸机治疗应选择
A. 双气道正压通气
B. 间歇正压通气
C. 呼气末正压通气
D. 同步间歇指令通气
E. 持续正压呼吸通气

38. 患者男，42 岁，发现肺癌 2 个月，突然咯血，颜面青紫，面容惊恐，双手乱抓，应首先考虑患者发生了
A. 肺癌扩散
B. 肺不张
C. 继发感染
D. 窒息
E. 失血性休克

39. 患者，男，60 岁，脑出血，入院时神志不清。护士为其提供护理的基本模式是
A. 指导 – 合作型
B. 共同参与型
C. 主导 – 从属型
D. 并列 – 互补型
E. 主动 – 被动型

40. 患者，女，60 岁，急性左心衰，医生开出医嘱为呋塞米 5mg im st，该医嘱为
A. 临时医嘱
B. 长期医嘱
C. 短期医嘱
D. 临时备用医嘱
E. 长期备用医嘱

41. 刚毕业的某护士接到明天到市人民医院面试的通知，她准备在着装方面体现护士的职业特点，以便给各位专家留下良好的印象，这体现了认知效应中的
A. 近因效应
B. 社会固定印象
C. 首因效应
D. 晕轮效应
E. 先礼效应

42. 患者，男，32 岁，车祸造成严重颅脑损伤，需随时观察、抢救。此时，应给予该患者的护理级别是

A. 特级护理
B. 一级护理
C. 二级护理
D. 三级护理
E. 个案护理

43. 慢性呼吸衰竭最主要的病因是
A. 肺间质纤维化
B. 尘肺
C. 慢性阻塞性肺疾病
D. 肺炎链球菌肺炎
E. 支原体肺炎

44. 患者，女，41 岁，乳腺癌患者。护士晨间护理时询问患者“您昨晚睡得怎么样？”这一问题属于
A. 主观问题
B. 封闭性问题
C. 半开放式问题
D. 开放式问题
E. 指导性问题

45. 患者，女性，30 岁。因急性腹痛入院，诊断为胆结石，需做胆囊造影，护士指导患者进食错误的是
A. 造影检查前一日三餐进食高脂肪饮食
B. 晚餐后服造影剂，禁食、禁水、禁烟至次日上午
C. 检查当日禁食早餐
D. 第一次摄片，若胆囊显影良好，可进食高脂肪餐。
E. 第一次摄片，若胆囊显影良好，可吃两个油煎荷包蛋

46. 患者，女，63 岁。因大面积脑梗死昏迷住院，需鼻饲饮食，护士在插管时，患者出现呛咳，呼吸困难，发绀等情况，此时最可能出现了
A. 胃管盘在口腔
B. 肺部发生感染
C. 胃管误入气道
D. 食管黏膜被损伤
E. 患者病情恶化

47. I 型呼吸衰竭主要见于
A. 肺泡血量不足
B. 肺泡通气不足
C. 氧耗量不足
D. 肺换气功能障碍
E. 肺内动、静脉解剖分流增加

48. 患者男，68 岁，因肺炎发生感染性休克，急诊入院，急诊室给予输液、吸氧。现准备用平车送入病房，护送途中护士应
A. 暂停吸氧，继续输液
B. 拔管暂停输液、吸氧
C. 暂停输液，急需吸氧
D. 站在患者足侧，随时观察病情
E. 继续输液，吸氧，避免中断

49. 患者，女，60 岁，淋巴癌晚期，患者情绪很差，经常发脾气，常对家属大吼：“你们都走，为什么是我得这种病，太不公平了。”护士应
A. 不揭穿患者的防卫机制，也不欺骗患者
B. 加强生活护理，保证生命质量
C. 说服教育，让患者恢复理智状态
D. 尊重患者，给予明亮、单独的环境
E. 允许患者宣泄不满，并予安抚和疏导

50. 某护士申请外出学习，其依据的是《护士条例》中的哪项权利
A. 依法获得卫生防护的权利
B. 依法自由选择的权利
C. 依法获得危险工作津贴的权利
D. 依法获得福利待遇的权利
E. 依法获得培训进修的权利

51. 患者，男，56 岁，直肠癌，拟行 Dixon 术，术前 3 天护士遵医嘱给予患者口服甲硝唑，口服此药的目的是
A. 清洁肠道
B. 防止术后便秘
C. 预防手术癌肿复发
D. 防止术中出血
E. 杀灭肠道内细菌

52. 患者，女，23 岁，以急性肾小球肾炎入院，医嘱做艾迪计数检查，护士应准备的防腐剂是
A. 10% 甲醛
B. 浓盐酸
C. 40% 甲醛
D. 0.5%~1% 甲苯
E. 1%~2% 甲苯

53. 某孕妇，妊娠 28 周，产检后胎位如图所示，孕妇询问护士，护士正确的说法是

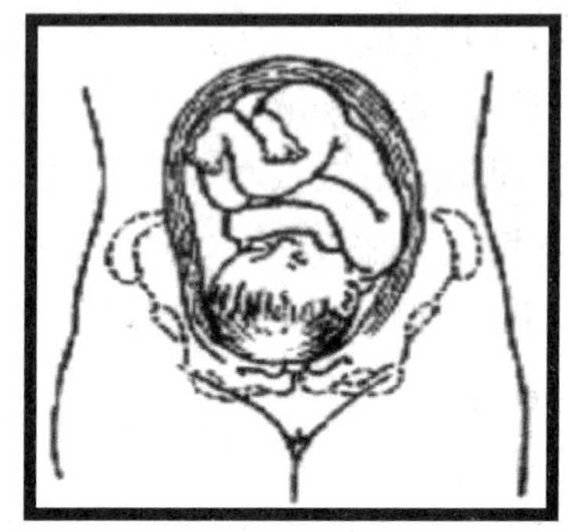

A. LOP
B. ROP
C. LOA
D. ROA
E. LOT

54. 某六个月正常发育的女婴，尚未接种的疫苗是
A. 白喉类毒素
B. 麻疹疫苗
C. 百日咳疫苗
D. 脊髓灰质炎疫苗
E. 破伤风类毒素

55. 患者，女性，36 岁，以肺炎入院，年轻护士小张遵医嘱给予静脉输液，第一次穿刺时未一针见血，患者希望下次由年资高的护士为其穿刺。以下哪一项是影响护士和患者关系的主要因素
A. 角色模糊
B. 权益影响
C. 理解差异
D. 信任危机
E. 责任不明

56. 为患者测量血压时，若袖带太紧可使测量值
A. 收缩血压高
B. 舒张压高
C. 偏低
D. 无影响
E. 偏高

57. 患者男，29 岁，因发热、腹痛、腹泻、脓血便到医院就诊，被诊断为痢疾，该院应将此病例上报的时限为
A. 8 小时内
B. 6 小时内
C. 24 小时内
D. 12 小时内
E. 2 小时内

58. 对预防肾癌转移有一定疗效的药物是
A. α－干扰素
B. 甲氨蝶呤
C. 氟尿嘧啶
D. 顺铂
E. 阿霉素

59. 患者女，46 岁，因 2 型糖尿病入院。患者因口服降糖药无效，需注射胰岛素。护士根据护理计划。对患者进行胰岛素的指导，正确的是
A. 皮下注射，不用排气
B. 避开发炎、硬结和瘢痕处
C. 进针角度为 90 度
D. 用 70% 乙醇消毒局部皮肤
E. 选择并固定注射部位

60. 某急性胃肠炎患者，遵医嘱输入 1000ml 液体，所用输液器点滴系数为 15，计划 4 个小时输完，护士应调节输液速度约为
A. 41
B. 52
C. 63
D. 74
E. 85

61. 山莨菪碱用于治疗胆道蛔虫病时，其主要作用是
A. 刺激迷走神经兴奋
B. 解除平滑肌痉挛
C. 抑制交感神经兴奋
D. 抑制中枢神经系统
E. 抑制腺体分泌

62. 患者男，48 岁。消化性溃疡行胃大部分切除术后第 4 天（手术示意图如下）患者右上腹突发剧痛，伴腹肌紧张，硬如木板，压痛，反跳痛，考虑患者出现了

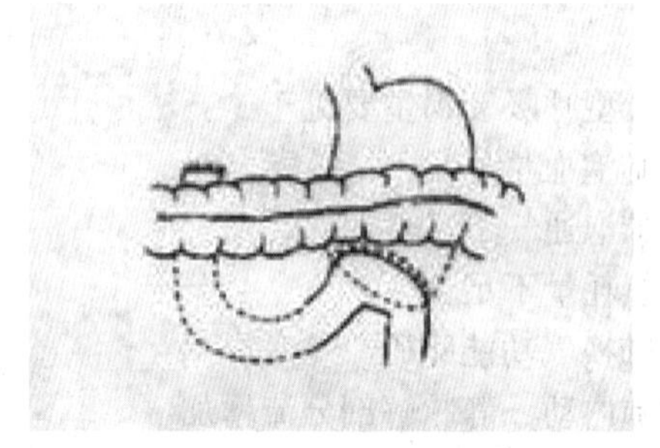

A. 术后出血
B. 吻合口梗阻
C. 贲门梗阻
D. 贲门黏膜撕裂
E. 十二指肠残端破裂

63. 患者，女性，55 岁，患慢性阻塞性肺气肿。医嘱：吸氧 1L/min。护士为患者及家属进行氧疗的健康教育时，描述错误的是
A. 严禁摇晃氧气筒
B. 严禁上油润滑氧气筒螺旋口
C. 氧气筒距离暖气 0.5m 以上
D. 调节流量前分离鼻导管
E. 观察缺氧症状是否改善

64. 胃壁细胞主要分泌的是
A. 胃酸
B. 胃泌素
C. 胃蛋白酶原
D. 生长抑素
E. 凝乳酶原

65. 不属于中医四气的是
A. 寒
B. 热
C. 温
D. 冰
E. 凉

66. 低位小肠梗阻呕吐物的特点是
A. 胃及十二指肠内容物
B. 黄绿色胃内容物
C. 棕褐色呕吐物
D. 血色呕吐物
E. 粪样呕吐物

67. 患者，男，58 岁，肝功能衰竭，拟行肝脏移植手术，对该患者手术后的护理模式应为
A. 个案护理
B. 小组护理
C. 责任制护理
D. 功能制护理
E. 家庭护理

68. 外阴阴道假丝酵母菌病做阴道灌洗时，可用
A. 0.2% 过氧化氢
B. 2%~4% 的碳酸氢钠
C. 外用生理盐水
D. 3% 过氧化氢
E. 75% 酒精

69. 患者男，35 岁。甲型肝炎，经治疗后痊愈出院。护士对该患者使用过的便器进行消毒，正确的方法是
A. 喷雾法
B. 擦拭法
C. 日光暴晒法
D. 浸泡法
E. 熏蒸法

70. 护士在为患者拔针过程中不慎被针头刺伤，应立即采取的措施是
A. 立即上报相关部门
B. 用流动水反复冲洗伤口
C. 从伤口的远心端向近心端挤出血液
D. 从伤口的近心端向远心端挤出血液
E. 用 75% 的酒精或 0.5% 的碘伏消毒伤口，并包扎

71. 护士协助一位乳腺癌根治术术后的患者进行上肢功能锻炼情况。护士指导患者把患侧的手扶在墙壁上，尽量往上移动。当病人的患肢移到和耳平齐时，就无法再向上移动。此时，护士应首先询问病人
A. “您的胳膊抬不上去了吗？”
B. “您还能继续吗？”
C. “您觉得手不舒服吗？”
D. “您还好吧？”
E. “您感觉怎么样？”

72. 病房发生护理差错后，护士长应及时上报护理部，上报时间不超过
A. 2h
B. 6h
C. 12h
D. 24h
E. 48h

73. 冠心病患者发生心肌梗死，则其心肌出现严重而持久的急性缺血至少
A. 30~40 分钟
B. 3~5 分钟
C. 20~30 分钟
D. 5~10 分钟
E. 10~20 分钟

74. 护士使用劳动保护用品的正确方法是
A. 协助患者翻身时采用辅助器材
B. 工作时常规佩戴护腕
C. 尽量不用弹力袜或绑弹力绷带
D. 工作时佩戴腰围，休息时解下
E. 夏天穿软底鞋，冬天穿硬底鞋

75. 患者，男，70岁，食管癌术后第2天，痰多黏稠，不易咳出。在护理患者的过程中，属于协作性护理措施的是
A. 密切观察患者生命体征的变化
B. 通知营养科调整患者饮食
C. 给予氧气吸入，观察氧疗效果
D. 给予化痰药雾化吸入，湿化呼吸道
E. 鼓励患者深呼吸，指导有效咳嗽咳痰

76. 患儿，男，6岁，因从家中阳台坠落致颅脑损伤，病情危急入院，患儿家属在医院嚎啕大哭，悲痛不能自已，以下沟通内容最合理的是
A. “请不要影响到其他患者休息”
B. “请您尽量保持镇静，您的配合也会帮助我们对患者的抢救和治疗”
C. “您这样哭是没有用的，请坚强一点”
D. “现在哭有什么用，当时为什么不看好孩子”
E. “我们一定能救活他，您别着急”

77. 患者，男，36岁，确诊为人免疫缺陷病毒感染1年，现痔疮切除术后8小时，创面有少量渗血，护士在为其更换被污染的被服时防护重点是
A. 手部皮肤完好，可不戴手套
B. 操作时戴手套，操作后不用洗手
C. 未戴手套时，应避免手部被污染
D. 血液污染面积小时可不戴手套
E. 操作时戴手套，操作后认真洗手

78. 患者，女，34岁，服毒后昏迷不醒，双侧瞳孔为1.5mm，家属说不出毒物名称，该病人可能为何种毒物中毒
A. 强碱中毒
B. 酒精中毒
C. 有机磷农药、吗啡中毒
D. 硫酸中毒
E. 巴比妥类药物中毒

79. 患者女，内镜下诊断为慢性浅表性胃炎。医生治疗前建议患者行快速尿素酶试验。该试验可检测
A. 胃酸
B. 壁细胞抗体
C. 血氨
D. 胃泌素
E. 幽门螺杆菌

80. 患儿，男，7岁，半小时前突发呼吸困难，颜面发绀，家属抱来急诊，查体见患者吸气困难，吸气时间延长，伴有明显的三凹征，患者最可能的疾病为
A. 大量胸腔积液
B. 喉头水肿
C. 阻塞性肺气肿
D. 支气管异物
E. 支气管哮喘

81. 患者男，42岁，被汽车撞伤，左上腹剧痛，脉搏110次/分，呼吸34次/分，血压85/60mmHg，诊断尚未明确时应禁用
A. 安定
B. 哌替啶
C. 鲁米那
D. 非那根
E. 6-氨基己酸

82. 为糖尿病患者留取尿标本作尿糖定量检查，正确的采集方法是
A. 留取晨尿约100ml
B. 随时留尿液约100ml
C. 饭前留尿液约100ml
D. 留取24h尿液
E. 留取中段尿约100ml

83. 患者，女性，32岁，近日来发热、咳嗽，体温40.2℃，全身酸痛不适，确诊为传染性非典型肺炎收入院治疗，应将患者安置于
A. 抢救室
B. 隔离病房
C. 手术室
D. 普通病房
E. ICU

84. 患者男，48岁，因胸骨后压榨性疼痛4小时入院，拟从股动脉行经皮冠状动脉腔内成形术，家属询问具体穿刺点位置是（如下图所示）
A. A
B. B
C. C
D. D

E. E

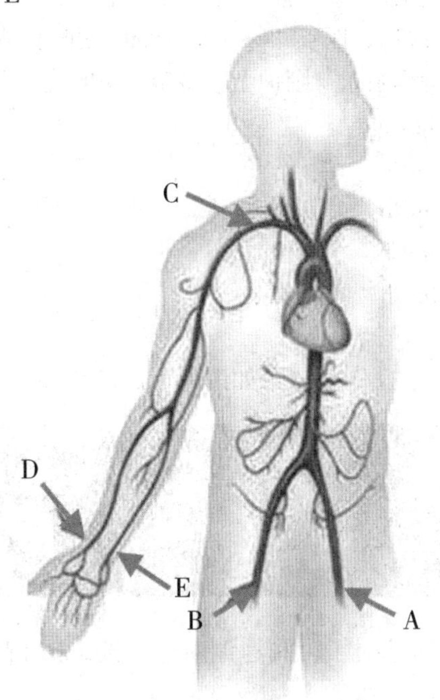

85. 患者男，28 岁，木工，自诉工作时被一长生锈铁钉刺入小腿，医嘱破伤风抗毒素治疗，皮试结果弱阳性，正确的处理方法是

A. 直接注射
B. 脱敏注射
C. 口服抗过敏药物
D. 改用抗生素
E. 通知医生修改医嘱

86. 关于口服避孕药的避孕原理，不恰当的是

A. 抑制排卵
B. 改变输卵管功能
C. 抑制子宫内膜增生
D. 改变子宫黏液性状
E. 改变阴道分泌物性状

87. 患者男，75 岁。食管癌术后第一天，出现以躁动、多语、幻觉、妄想为主要表现的谵妄状态，护士首先应采取的措施是

A. 立即通知家属
B. 专人看护，注意安全
C. 创造良好的治疗环境
D. 立即通知医生
E. 密切观察生命体征

88. 某患者因牙痛到医院就医，医生诊断后为其拔除了牙齿。术后患者仍感患处肿痛，再次就诊发现医生拔错了牙齿。遂将医院告上法庭。法院经调查发现医院存在过失，负全部责任。该事件属于

A. 一级医疗事故
B. 二级医疗事故
C. 三级医疗事故
D. 不构成医疗事故
E. 四级医疗事故

89. 患者女，23 岁，左肩关节脱位，服用硫酸可待因止痛，用药期间以下护理措施最重要的是

A. 监测排便情况
B. 监测脉搏
C. 限制液体摄入
D. 监测体温
E. 监测血压

90. 患者男，18 岁。于公园游玩时突然出现呼吸困难，干咳，口唇发绀。入院后，有利于患者心理接受的说法是

A. “这个病虽然无法彻底治愈，但平时控制好的话，不影响正常生活。”
B. “这个病有遗传性，会影响下一代。”
C. “注意观察附近哪里有医院，因为您随时都有可能发病。”
D. “您以后要多挣钱，因为一生都需要服药，以后开销不会小。”
E. “以后禁止去公园玩，花粉一类的物质会让您过敏。”

91. 患者男，56 岁。肝硬化多年，行脾脏切除术后 10 天。目前血氨增高，无临床表现。处于亚临床肝性脑病阶段。饮食原则重点是

A. 提供植物蛋白饮食
B. 避免动物性食物
C. 肠胃外营养
D. 流食
E. 无渣饮食

92. 患者男，45 岁。因药物过敏造成喉头水肿入院。护士发现患者有明显的呼吸困难及口唇发绀，三凹征，血气分析 $PaO_2$29mmHg，$SaO_2$50%，该患者程度为

A. 重度缺氧
B. 中度缺氧
C. 极重度缺氧
D. 极轻度缺氧
E. 轻度缺氧

93. 患者，男性，44 岁，因“阑尾炎”入院行手术治疗，术前检查时发现梅毒抗体阳性，护士与

同事聊天时无意说起。刚好被其配偶听到，其配偶坚决与患者离婚，患者遂以医院侵犯了其隐私权为由提起诉讼，此事件处理时，不应对责任护士采取处罚措施是

A. 暂停执业活动
B. 向患者赔礼道歉
C. 责令改正
D. 承担刑事责任
E. 警告处分

94. 患者女，28 岁，既往有风心病二尖瓣狭窄病史，3 天前出现发热，疑为亚急性感染性心内膜炎。护士应告知患者抗生素的正确使用方法是

A. 用抑菌抗生素治疗
B. 早期、大剂量抗生素长期治疗
C. 症状缓解后停用抗生素
D. 体温下降后应用抗生素
E. 细菌培养阳性后再使用抗生素

二、以下提供若干个案例，每个案例下设若干个考题，请根据各考题题干所提供的信息，在每题下面 A、B、C、D、E 五个备选答案中选择一个最佳答案，并在答题卡上将相应题号的相应字母所属的方框涂黑。

（95~96 题共用题干）

患者，男性，55 岁，高血压 2 年，自服降压药。1 周前出现剧烈头痛，视物模糊，右侧肢体瘫痪。体格检查：体温 37.2℃，脉搏 72 次 / 分，呼吸 18 次 / 分，血压 172/100mmHg，神志清楚。诊断为高血压脑出血。医嘱：测量生命体征 q4h。

95. 护士为该患者测量生命体征前，以下询问内容不妥的是

A. “请问您半小时内有剧烈运动吗？”
B. “能告诉我您的名字吗？”
C. “您想测量哪一侧肢体？”
D. “您现在感觉怎么样？”
E. “如果您半小时内有喝开水，请告诉我。”

96. 护士为该患者测量呼吸时，正确的做法是

A. 告诉患者要为他测量呼吸
B. 一边数脉搏，一边看呼吸
C. 观察胸部起伏情况
D. 用少许棉花置于患者鼻孔前
E. 测量 30s

（97~98 题共用题干）

患者，男，49 岁，胸前区压榨性疼痛 4 小时，门诊以“急性下壁心肌梗死”收入院。

97. 入院后，医嘱“0.9%NS 48ml+ 硝酸甘油 10mg，10μg/min 持续泵入”则护士应将微量泵的速度调为

A. 3.0ml/h
B. 4.2ml/h
C. 4.8ml/h
D. 5.4ml/h
E. 6.0ml/h

98. 护士操作微量泵如图所示，应描述为

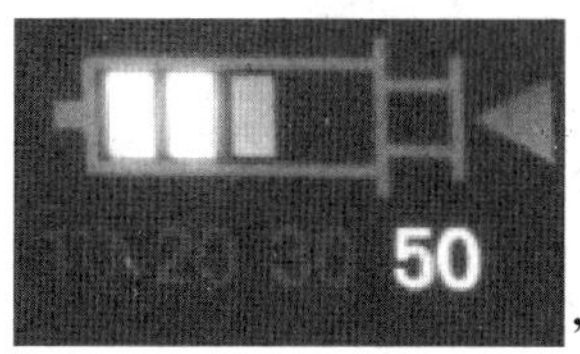

，
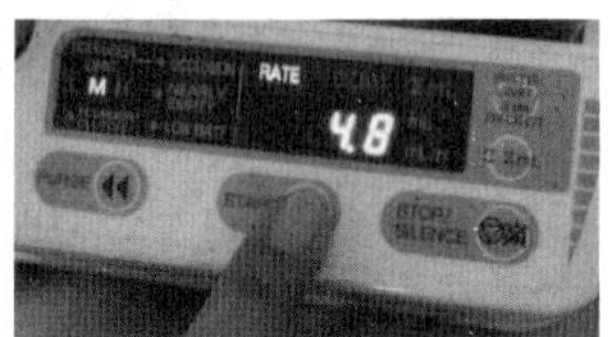

A. 针筒选对了，滴速调对了，按 start 键是要开始调速了。
B. 针筒选错了，滴速调对了，按 start 键是要开始注射了。
C. 针筒选错了，滴速调错了，按 start 键是要开始调速了。
D. 针筒选对了，滴速调错了，按 start 键是要开始注射了。
E. 针筒选错了，滴速调对了，护士按 star 键，是要开始调速了

（99~100 题共用题干）

患者男，40 岁，搬运工人，间断上腹胀痛 3 年，常于餐后加重，冬春季为重，3 天前上腹胀痛加重，伴有反酸，嗳气。患者饮酒 20 年，平均白酒 400ml/ 天，经胃镜检查，诊断为“胃溃疡收入院”

99. 该患者饮食护理中应尽量避免

A. 进餐时细嚼慢咽
B. 定时定量进餐
C. 睡前喝一杯牛奶
D. 症状加重时以面食为主
E. 少食多餐

100. 患者经治疗后病情好转，出院时应特别强调

A. 睡前进餐补充夜间能量消耗
B. 制定戒酒计划，坚持戒酒
C. 增加工作时间，转移对病情的关注
D. 症状好转后可自行停药
E. 饮食上无任何禁忌

（101~102 题共用题干）

患者男，20 岁，患大叶性肺炎。查体：T 39.6℃，P 120 次 / 分，R 24 次 / 分，BP110/70mmHg。

101. 该患者的体温属于
A. 正常
B. 中度热
C. 低热
D. 高热
E. 超高热

102. 医嘱给予口服磺胺药降温，对患者的给药指导，正确的是
A. 服药后加盖棉被
B. 服药后立即测体温
C. 服药后多饮水
D. 用茶水送服
E. 宜饭前服用

（103~105 题共用题干）
患者女，56 岁。与人争吵时突发心前区绞痛 4 小时入院，大汗淋漓，呕吐，晕厥。急诊入院。医嘱：血常规、血 CK–MB（肌酸激酶同工酶）检查。
103. 正确的采血时间是
A. 午后
B. 饭前
C. 即刻
D. 晨起
E. 睡前

104. 护士采集血标本选用试管正确的是
A. 血常规用血培养瓶，CK–MB 用干燥管
B. 血常规用干燥管，CK–MB 用抗凝管
C. 血常规用抗凝管，CK–MB 用血培养瓶
D. 血常规用血培养瓶，CK–MB 用抗凝管
E. 血常规用抗凝管，CK–MB 用干燥管

105. 采血时的正确操作方法是
A. 采血后避免振荡以防止溶血
B. 采血量为 10ml
C. 迅速将血液全部注入试管内
D. 在静脉留置针处采血
E. 采血后立即更换无菌针头

（106~107 题共用题干）
患者女，24 岁。主诉反复寒战、发热 1 周。体温骤升，最高达 39.5℃，很快降至正常，隔日发作 1 次，今晨再次出现高热急诊入院。疑似疟疾。
106. 患者询问护士疟疾是如何传播的，护士回答正确的是
A. 未注意用手卫生
B. 飞沫传播
C. 通过蚊虫叮咬进行传播
D. 不洁饮食
E. 抵抗力低下

107. 为该患者采取的隔离措施是
A. 肠道隔离
B. 呼吸道隔离
C. 接触性隔离
D. 昆虫隔离
E. 血液体液隔离

（108~110 题共用题干）
患儿，女，5 岁。自出生后 4 个月出现紫绀并逐渐加重，生长发育迟缓。
108. 其心脏改变如下图所示，考虑该患儿为

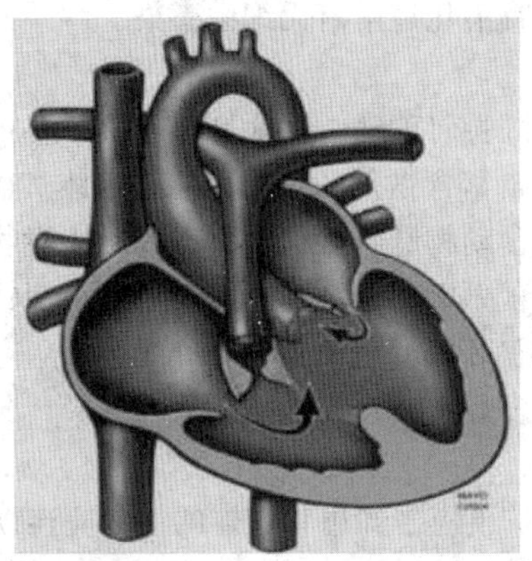

A. 室间隔缺损
B. 房间隔缺损
C. 主动脉缩窄
D. 肺动脉狭窄
E. 法洛四联症

109. 护理病人护士发现其手足如下图显示，属于

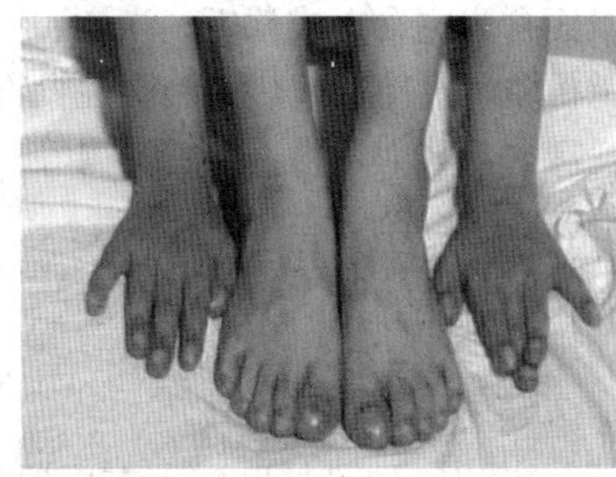

A. 肢端肥大
B. 扁平足（手）
C. 梭形指（趾）
D. 关节畸形
E. 杵状指（趾）

110. 观察患儿活动，护士发现患儿走路过程经

常停下来，蹲在地上休息片刻再继续行走，考虑为

A. 缺氧发作

B. 蹲踞现象

C. 髋关节问题

D. 进行性肌营养不良

E. 脊髓灰质炎

（111~114 题共用题干）

患者男，42 岁。因餐后上腹部烧灼痛，伴腹胀，反酸，嗳气 3 年，消瘦，乏力、黑矇 2 天入院。

111. 为明确诊断，医嘱行粪 OB 试验，其目的是

A. 检查消化道中有无寄生虫

B. 检查消化道中有无脂肪异常代谢

C. 检查消化道中有无出血

D. 检查消化道中有无病毒

E. 检查消化道中有无细菌感染

112. 试验前正确的饮食是

A. 进食富含铁剂的食物，纠正机体贫血

B. 进食动物肝脏等饮食，以刺激胆囊收缩排空

C. 进食牛奶、豆制品及大白菜等清淡饮食

D. 进食新鲜绿色蔬菜，补充维生素

E. 进食瘦肉，补充机体营养

113. 护士应告知患者这样的饮食应连续吃

A. 1 天

B. 2 天

C. 3 天

D. 4 天

E. 5 天

114. 经检查确诊为慢性胃溃疡，护士的饮食指导不正确的是

A. 应以面食为主食，或软饭、米粥

B. 避免粗糙、过冷、过热、刺激性食物

C. 进食富含营养的食物，如红烧肉等

D. 禁喝咖啡、红茶等

E. 避免油煎、辛辣调味品

（115~116 题共用题干）

患者男，25 岁，硬膜外麻醉下左腹股沟疝修补术后第 3 天，手术切口疼痛、红肿，体温 38.3℃，考虑该患者发生了院内感染。

115. 该患者的院内感染类型是

A. 化脓性感染

B. 切口真菌感染

C. 自身感染

D. 外源性感染

E. 内源性感染

116. 此型感染最有利的预防措施是

A. 勤换敷料

B. 建议患者转院

C. 提高机体抵抗力

D. 使用抗生素

E. 健全医院感染监测制度

（117~118 题共用题干）

患者，男，65 岁，因胃溃疡穿孔并发弥漫性腹膜炎，半小时前在静脉全身麻醉下行胃大部切除术

117. 术后的床单位是

A. 麻醉床，橡胶中单和中单铺于床中部和床头

B. 暂空床，橡胶中单和中单铺于床中部和床尾

C. 暂空床，橡胶中单和中单铺于床头和床尾

D. 麻醉床，橡胶中单和中单铺于床中部

E. 备用床，橡胶中单和中单铺于床头

118. 术后 6 小时患者生命体征平稳，取半坐卧位，关于这种卧位的说法错误的是

A. 重力作用，有利于引流

B. 有利于向站立位过渡

C. 放松腹部肌肉，减轻切口张力

D. 盆腔腹膜抗感染能力弱，而吸收能力强，利于感染局限

E. 可使膈肌下降，扩大胸腔容量，有利于呼吸及气体交换

（119~120 题共用题干）

患者，男，61 岁，脑血管意外昏迷入院。

119. 护士为患者进行口腔护理时须特别注意

A. 注意观察口腔黏膜

B. 从外向内擦净口腔及牙齿的各面

C. 用压舌板轻轻撑开颊部

D. 注意动作轻柔

E. 用血管钳夹紧棉球，蘸水不可过多

120. 患者入院 3 天后，发现骶尾部皮肤红、肿，有小水疱，皮下有硬结，你判断患者此情况是

A. 压疮淤血红润期

B. 局部皮肤感染

C. 压疮浅度溃疡期

D. 压疮炎性浸润期

E. 压疮前期

实践能力

一、以下每一道考题下面有 A、B、C、D、E 五个备选答案。请从中选择一个最佳答案，并在答题卡上将相应题号的相应字母所属的方框涂黑。

1. 急性肾衰竭患者做血液透析时，穿刺图中哪条静脉最容易发生感染

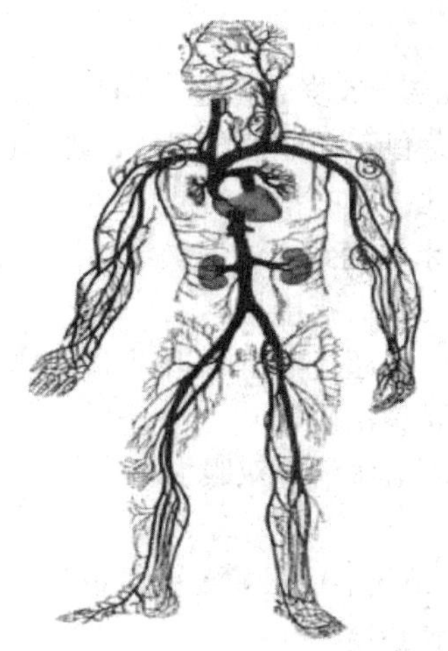

A. ①
B. ②
C. ③
D. ④
E. ⑤

2. 面部软组织感染引起颅内感染者，细菌进入颅内最可能经过的静脉是

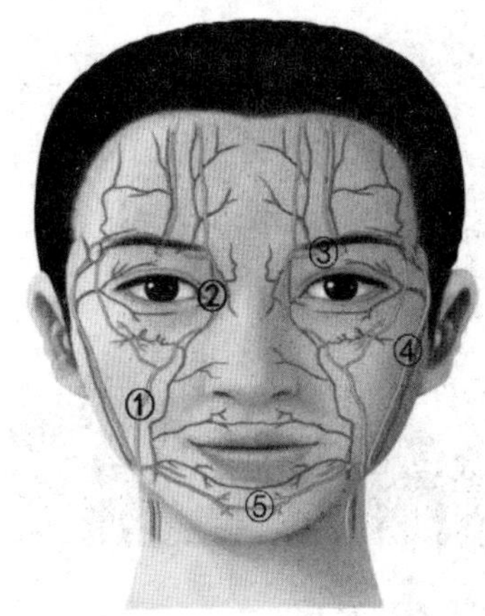

A. ①
B. ②
C. ③
D. ④
E. ⑤

3. 细菌性肝脓肿的临床表现不包括
A. 脓液多为棕褐色
B. 寒战高热
C. 肝区疼痛
D. 恶心呕吐
E. 食欲减退

4. 护士在为慢性细菌性痢疾患者保留灌肠时，应安置病人于
A. 左侧卧位
B. 右侧卧位
C. 平卧位
D. 俯卧位
E. 肘膝卧位

5. 白血病患者化疗不良反应的护理，错误的是
A. 定期复查血象、骨髓象
B. 静脉注射后要用生理盐水冲洗静脉
C. 发生静脉炎用糖皮质激素及时减轻炎症反应
D. 胃肠道反应严重时可应用止吐镇静剂
E. 药物静脉注射速度要慢

6. 确诊溃疡性结肠炎最重要的检查是
A. 粪便隐血试验
B. X 线钡剂灌肠检查
C. 粪便检查
D. 结肠镜检查
E. 大肠埃希菌检测

7. 前列腺增生病人行耻骨上前列腺切除术后尿管拔除的时间，正确的是
A. 3~5 天
B. 5~7 天
C. 7~9 天
D. 术后 3 天
E. 术后 1 周

8. 系统性红斑狼疮最常见的受损器官是
A. 脑
B. 肺
C. 肾
D. 肝
E. 心

9. 脑出血病人出现双侧瞳孔不等大提示
A. 动眼神经受损
B. 再次出血
C. 出血破入脑室
D. 出现蛛网膜下隙出血
E. 颅内压增高

10. 慢性粒细胞白血病慢性期最突出的体征是
A. 胸骨下段压痛
B. 浅表淋巴结肿大
C. 发热
D. 脾大
E. 贫血

11. 评估心搏骤停病人的意识与反应应在多长时间内完成
A. 4~6 分钟内
B. 1 分钟内
C. 10 秒内
D. 5 秒内
E. 3 分钟内

12. 不属于右心衰临床表现的是
A. 发绀
B. 肝大、肝压痛
C. 颈静脉充盈
D. 肝颈静脉回流征阳性
E. 夜间阵发性呼吸困难

13. 患者男，25 岁，左胸外伤后来院就诊，诉胸部不适，呼吸困难、发绀。查体：HR 130 次 / 分，血压 90/75mmHg，患者面色苍白，皮肤湿冷，胸壁伤口处能听到空气出入胸膜腔的吹风声，最可能的诊断是
A. 张力性气胸
B. 进行性气胸
C. 多根多处肋骨骨折
D. 闭合性气胸
E. 开放性气胸

14. 患儿男，胎龄 37 周，生后 18 小时即出现黄疸。查母血型为 O 型，患儿血型为 A 型，患儿生后 34 小时出现烦躁、拒乳，尖声哭叫、肌张力下降，胆红素上升至 260μmol/L。该患儿最可能
A. 新生儿化脓性脑膜炎
B. 新生儿低钙血症
C. 新生儿缺氧缺血性脑病
D. 新生儿胆红素脑病
E. 新生儿低血糖

15. 患者，女，65 岁，患高血压 20 余年，5 年前出现劳力性呼吸困难，诊断为高血压性心脏病，心功能不全，未给予正规治疗，现晨起洗漱后即出现心悸、气促，评估该患者的心功能为
A. Ⅰ级
B. Ⅱ级
C. Ⅲ级
D. Ⅴ级
E. Ⅳ级

16. 患儿男，5 岁。体温 39.4℃，发热 3 天后于耳后出现淡紫色、充血性斑丘疹，拟诊断为“麻疹”。此时患儿护理措施中错误的是
A. 保持床单达到清洁干燥
B. 勤给患儿剪指甲
C. 患儿体温超过 40℃可用小量退热药
D. 用酒精擦浴降温
E. 用生理盐水清洗双眼

17. 法洛四联症中最重要的畸形是
A. 肺动脉狭窄
B. 室间隔缺损
C. 主动脉骑跨
D. 右心室肥厚
E. 房间隔缺损

18. 患者女，35 岁。幼时有反复扁桃体炎病史，现出现劳力性呼吸困难、心悸，以“风湿性心脏瓣膜病”收入院。护士评估面容如图所示，考虑患者最可能为

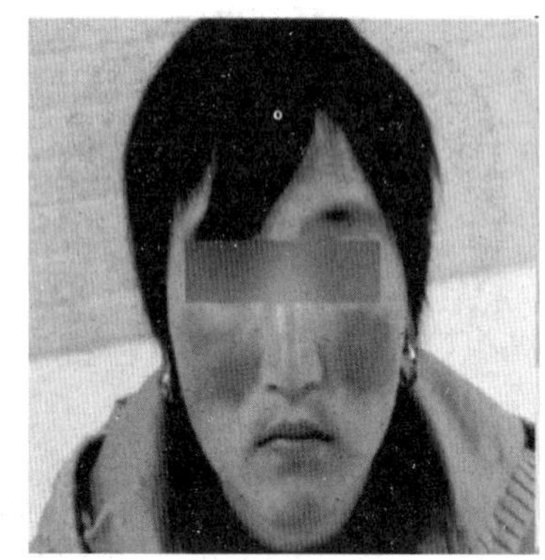

A. 主动脉瓣狭窄
B. 主动脉瓣关闭不全
C. 二尖瓣狭窄
D. 二尖瓣关闭不全
E. 三尖瓣关闭不全

19. 患者男，28 岁。因近日来上腹不适、嗳气、反酸。经内镜检查诊断为慢性浅表性胃炎，Hp（+），该患者需要进行根除幽门螺杆菌三联治疗。治疗用药不包括

A. 枸橼酸铋钾
B. 阿莫西林
C. 左旋奥美拉唑
D. 克拉霉素
E. 头孢曲松钠

20. 患者男，28 岁。1 小时前上腹部汽车撞伤后出现上腹部剧痛，急诊入院，查体：腹部饱胀。腹肌紧张，拒按，肠鸣音消失，在诊断尚未明确时，护士应采取的措施不包括

A. 给患者灌肠做手术准备
B. 嘱患者禁食
C. 监测生命体征
D. 严禁擅自使用哌替啶缓解疼痛
E. 建立通畅静脉输液通道

21. 患者女，70 岁。外伤入院后诉右下肢疼痛，不能站立，并呈现如图所示畸形体征。该患者发生骨折的部位是

A. 右踝部骨折
B. 右胫骨骨折
C. 右股骨颈骨折
D. 右侧骨盆骨折
E. 右股骨干骨折

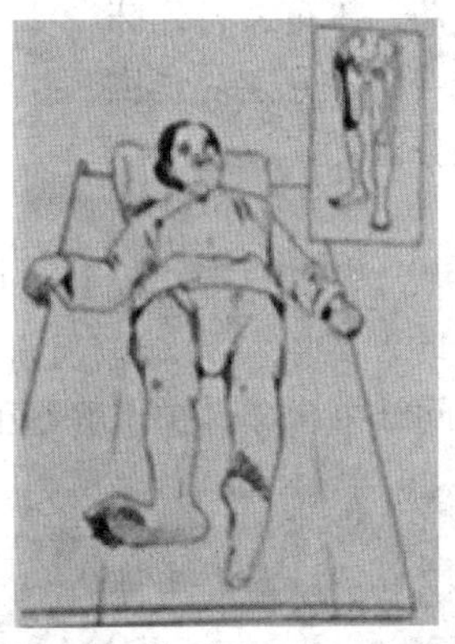

22. 患者男，18 岁。因突发剑突下钻顶样疼痛 2 小时入院，诊断为“胆道蛔虫”病，逆行纤维十二指肠镜取虫术，除术前禁食 12h 外，检查前 3 天应选择的饮食是

A. 高纤维饮食
B. 富含维生素饮食
C. 高脂饮食
D. 低脂饮食
E. 流质饮食

23. 肠梗阻患者术后腹腔引流管周围流出液体带有粪臭味，考虑可能是

A. 腹腔内感染
B. 引流管折叠，引流不畅
C. 肠粘连
D. 引流管滑出
E. 肠蠕动恢复，可以进食

24. COPD 患者急性发作期的护理重点是

A. 提供足够的营养
B. 保持呼吸道通畅
C. 注意观察生命体征
D. 保持舒适体位
E. 注意观察用药反应

25. 患者男，28 岁，反复中上腹疼痛 2 年余。疼痛呈烧灼感，在饥饿时或夜间出现，进餐后缓解。护士提供的饮食指导，错误的是

A. 应以面食为主食
B. 戒酒
C. 随身携带糖果，痛时食用
D. 避免粗糙、刺激性食物
E. 避免暴饮暴食

26. 患者男，48 岁，因反复上腹胀痛不适 3 月余入院，入院后诊断为肝硬化，腹水，予螺内酯及呋塞米口服治疗，现即将出院。护士对该患者进行出院用药指导，错误的是

A. 尽可能白天服药
B. 定期检测血钾浓度
C. 单独口服呋塞米时不需补钾
D. 定期监测体重
E. 定期监测腹围

27. 患者女，26 岁。心悸、气短 2 年。夜间喘半年，下肢水肿 3 个月。查体，心脏大，心音低钝，肝大，下肢水肿。诊断为肥厚型心肌病。在治疗过程中，护士应注意

A. 嘱患者随身携带硝酸酯类药物
B. 严格控制滴液量及滴速
C. 心衰时及时应用洋地黄
D. 予患者持续低流量吸氧 1~2L/min
E. 嘱患者白天加大活动量可改善睡眠

28. 患者女，28 岁。因乳腺癌入院行根治术，术后护士指导其功能锻炼正确的是

A. 术后 24 小时内，开始活动手部及腕部
B. 术后 1~3 天，用患侧手洗脸

C. 术后 2 天，可以外展肩关节
D. 术后 3 天，练习用患侧肢体支撑身体
E. 术后 4~7 天，自行梳理头发

29. 肝硬化肝门静脉高压患者临床表现中最有特征性的是
A. 肝大
B. 肝掌
C. 肝病面容
D. 紫癜
E. 腹水

30. 孕妇，28 岁，孕 33 周。因"无诱因、无痛性、阴道少量出血 2 次"入院行期待疗法治疗，其孕后子宫变化如图，护士应告知患者最佳的休息体位是

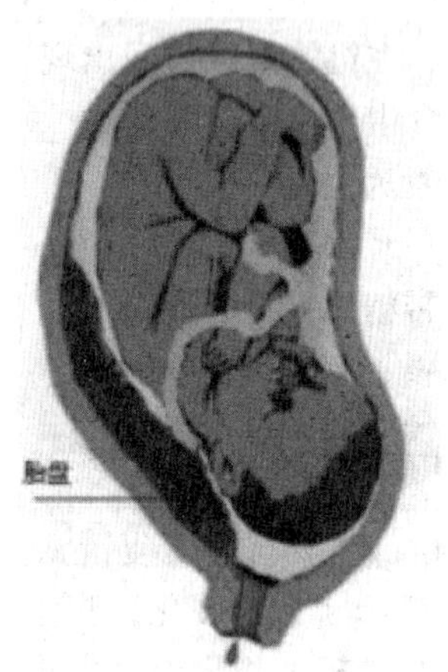

A. 平卧位
B. 臀高位
C. 中凹位
D. 右侧卧位
E. 左侧卧位

31. 甲型病毒性肝炎的主要传播途径是
A. 粪－口传播
B. 母婴传播
C. 接触传播
D. 呼吸道传播
E. 血液传播

32. 患者女，72 岁。患慢性阻塞性肺疾病 20 余年，护士指导其进行呼吸功能锻炼时，正确的是
A. 加强胸式呼吸，用鼻吸气，经口用力快速呼气
B. 加强腹式呼吸，用鼻深吸，经口缓呼，呼气时口唇收拢
C. 加强腹式呼吸，用鼻呼气，经口快速吸气
D. 加强胸式呼吸，经鼻用力呼气
E. 同时加强胸式和腹式呼吸

33. 疱疹性口腔炎患儿的隔离方式是
A. 严密隔离
B. 消化道隔离
C. 呼吸道隔离
D. 血液体液隔离
E. 接触性隔离

34. 与扩张型心肌病关系最为密切的是
A. 柯萨奇病毒 B
B. A 族乙型溶血性链球菌
C. 金黄色葡萄球菌
D. 大肠埃希菌
E. 轮状病毒

35. 感染性心内膜炎最常见的症状是
A. 发热
B. 胸痛
C. 心悸
D. 呼吸困难
E. 水肿

36. 患者女，25 岁，癫痫患者，因婚后欲怀孕，自行停药导致癫痫复发入院，护士对其进行健康教育时，应强调
A. 癫痫患者不能怀孕
B. 减少外出活动
C. 按时服药，不可自行停药
D. 劳逸结合，注意避免诱因
E. 减少家务活动

37. 患者男，28 岁，因"发热、咳嗽、体重下降 2 个月"入院。入院后行结核菌素试验，结果如下图，患者询问结果含义，护士解答正确的是

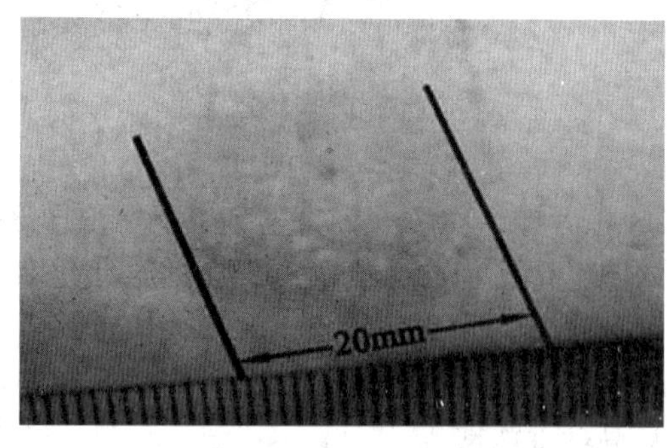

A. 强阳性，提示体内有结核菌素抗体
B. 强阳性，提示机体对结核菌素过敏
C. 强阳性，提示活动性结核病
D. 强阳性，提示曾有结核菌感染

E. 强阳性，提示肺结核有空洞

38. 患者女，30岁，产后第3天出现低热，下腹痛，恶露增多伴臭味，查体：子宫体软，子宫体脐上一指。患者应采取的卧位是

A. 肘膝卧位
B. 截石位
C. 侧卧位
D. 半卧位
E. 头低足高位

39. 患者女，55岁，患风湿性心脏瓣膜病，平时一般活动无明显症状，今晨突然出现言语不清，肢体活动受限，入院治疗，护士在评估时，应特别注意评估患者的

A. 呼吸
B. 心率
C. 血压
D. 脉搏
E. 肌力、肌张力

40. 患者女，67岁，患糖尿病多年，口服降糖药血糖控制不理想，予以胰岛素注射，护士告知患者下列部位中可注射胰岛素的是

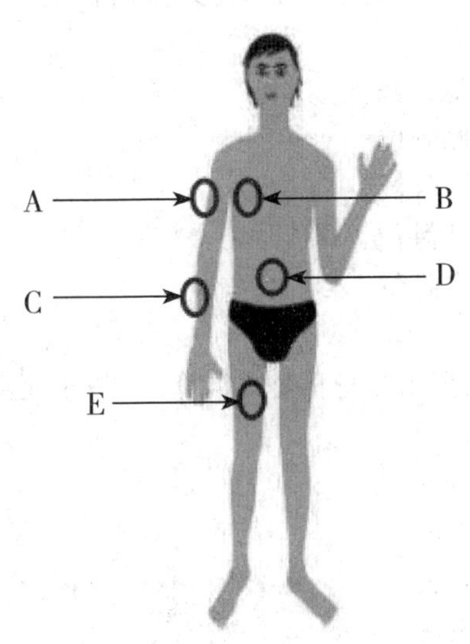

A. A
B. B
C. C
D. D
E. E

41. 如图所示，最常见的胎位异常是

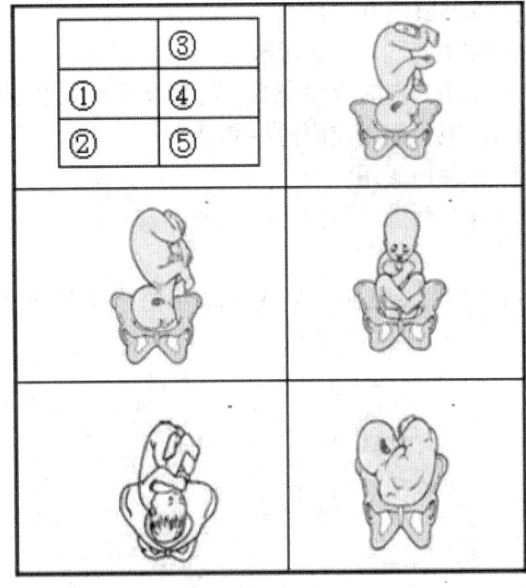

A. ①
B. ②
C. ③
D. ④
E. ⑤

42. 患者男，17岁，右手中指指头炎，出现肿胀、发红、疼痛剧烈，切开减压引流后，下列护理措施中不正确的是

A. 密切观察患者体温变化
B. 及时更换敷料
C. 注意保持引流通畅
D. 遵医嘱合理应用抗生素
E. 尽量放低并患指制动

43. 患者男，35岁，车祸后瘫痪导致尿失禁，护士在对病人护理过程中错误的是

A. 控制饮水，减少尿量
B. 让其听流水声
C. 保持会阴部清洁干燥
D. 指导病人锻炼盆底部肌肉
E. 给予留置导尿

44. 患者男，45岁。因心前区压榨样疼痛4小时，伴冷汗，濒死感来院就诊。目前该患者需要立即进行的检查是

A. 肺功能
B. 血常规
C. 心电图
D. 超声心动图
E. CT

45. 缺铁性贫血患者口服铁剂治疗，护士应告知

患者正确的服用方法是

A. 与牛奶同服促进吸收

B. 服用铁剂时大便变黑，需警惕胃肠道出血

C. 用吸管服用或服药后漱口

D. 在睡前服用

E. 起始剂量应加倍

46. 急性心肌梗死早期（24 小时内）出现下列何种心电图时应高度警惕

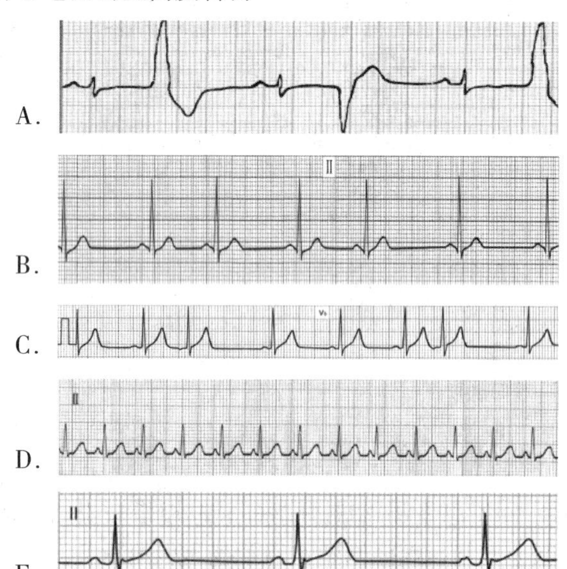

47. 疖最常见的致病菌是

A. 溶血性链球菌

B. 金黄色葡萄球菌

C. 大肠埃希菌

D. 肺炎链球菌

E. 破伤风杆菌

48. 患儿男，9 个月，因“剧烈哭闹后口唇紫绀”入院，诊断为“先天性心脏病，室间隔缺损”，入院后行室间隔缺损修补术，术后进行监护，给予呼吸机辅助呼吸，护士术后应重点观察患者的

A. 呼吸

B. 意识

C. 心率

D. 血压

E. 体温

49. 患者，男，35 岁。因亚急性感染性心内膜炎首诊入院，之前未予诊治。入院后需作血培养检查，护士正确的采血方式是

A. 入院后 3 小时内，每隔 1 小时 1 次，共取 3 个血标本

B. 每次取静脉血 2ml

C. 分别在空腹、早餐后 2 小时，睡前采血

D. 第一日三餐前半小时采血

E. 第一日每次间隔 1 小时采血 1 次，共 3 次

50. 高血压患者发生心力衰竭，最常见的类型是

A. 左心房功能衰竭

B. 右心房功能衰竭

C. 左心室功能衰竭

D. 右心室功能衰竭

E. 全心衰

51. 下列病因中不会导致呼吸衰竭的是

A. 重症哮喘

B. 慢性阻塞性肺疾病

C. 脑血管病变

D. 冠心病

E. 弥漫性肺纤维化

52. 患者女，48 岁，反复咳嗽、咳痰 3 年余，医生检查后考虑可能发生了气流受限，为明确诊断，应进行的最有价值的辅助检查是

A. 肺功能

B. X 线

C. B 超

D. 心电图

E. 血气分析

53. 患者女，28 岁，已婚，因“阴道分泌物增多，下腹痛伴发热 3 天”就诊，入院后护士指导病人正确的体位是

A. 头低足高位

B. 左侧卧位

C. 中凹卧位

D. 右侧卧位

E. 半坐卧位

54. 根据小儿身长公式推算，7 岁小儿身长约为

A. 91cm

B. 102cm

C. 113cm

D. 124cm

E. 135cm

55. 患者女，28 岁，已婚，以“停经 50 天，右下腹隐痛伴阴道少量出血 1 天”就诊，入院诊断为“右侧输卵管妊娠”，护士在护理过程中，发现患者出现何种症状提示病情加重

A. 腹痛加剧

B. 腹泻

C. 食欲减退
D. 脱发
E. 药物性皮炎

56. 妊娠滋养细胞疾病患者的心理护理内容不包括
A. 介绍病友、医护人员、减轻陌生感
B. 解答患者的疑虑
C. 帮助患者分析可利用的支持系统
D. 向患者提供有关化学药物治疗的信息
E. 告知患者记录阴道出血量的方法

57. 抑郁症的核心症状是
A. 焦虑和烦躁
B. 心境或情绪低落、兴趣缺乏以及乐趣丧失
C. 自杀观念和行为
D. 绝望、无助与无用感
E. 情绪低落

58. 患者女，24 岁，妊娠 24 周，子宫明显大于孕周，体重剧增，胎动部位不固定且频繁，孕妇怀疑自己是双胞胎，咨询护士应做何种检查，护士应告知其确诊最有价值的是
A. 子宫明显大于孕周
B. 体重剧增
C. 胎动部位不固定且频繁
D. 患者年龄为 24 岁
E. B 超结果

59. 患者男，56 岁，肝硬化病史 2 年，加重 1 周，呕吐暗红色液体 300ml 一次入院，经抢救患者现生命体征平稳，为预防病情进一步发展，护士应重点评估患者的
A. 肢体活动情况
B. 腹围变化
C. 24 小时出入量
D. 有无精神行为异常
E. 有无腹部疼痛

60. 患儿男，3 岁。因口腔黏膜有异常来院就诊。查体可见口腔黏膜异常如图片所示，家长称不易拭去，考虑该患儿最可能是

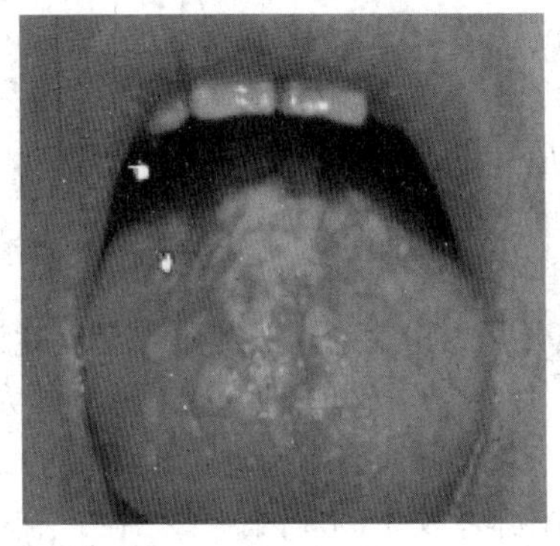

A. 疱疹性口腔炎
B. 溃疡性口腔炎
C. 口唇疱疹
D. 舌乳头萎缩
E. 鹅口疮

61. 左心功能不全的体征不包括
A. 肝颈静脉回流征阳性
B. 左心室扩大
C. 交替脉
D. 舒张早期奔马律
E. 舒张晚期奔马律

62. 患者男，25 岁，工作中右脚拇指被电锯割断，立即将其送医院行断肢再植，其断指的保存应该是无菌纱布包好，放入干净的塑料袋后再置于
A. 生理盐水中
B. 苯扎溴铵中
C. 酒精中
D. 干燥冷藏容器中
E. 与冰块直接接触的加盖容器中

63. 患者女性，19 岁，因与人争吵后突然出现倒地，呼之不应，推之不移，入院查体，双目紧闭，眼睛颤动，四肢肌力对称，神经反射正常，诊断为“癔症性躯体障碍”。该患者首要的治疗措施是
A. 心理治疗
B. 输液治疗
C. 中医治疗
D. 药物治疗
E. 针灸治疗

64. 患者男，10 岁，因“今日突发呼吸困难 2 小时”来诊。经询问患儿既往有支气管哮喘病史 5 年，每次发作前均有流泪、鼻痒、喷嚏、流涕，查体：坐位，血压正常，额部出汗，双肺哮鸣音低钝，心率 110 次 / 分，律齐，无杂音，血气分析，血氧饱和度 89%，初步判断该患儿哮喘发作的严重程度属于
A. 轻度

B. 中度
C. 重度
D. 危重
E. 极重度

65. 患儿男，8 月龄。因发热、气促就诊。查体：T 38.2℃，P 155 次 / 分，听诊双肺可闻及湿啰音。入院时对该患儿家长健康指导，最重要的是
A. 介绍肺炎发生的原因
B. 说明保持患儿安静的重要性
C. 讲解肺炎的预防
D. 指导合理喂养知识
E. 讲解物理降温的重要性

66. 患者男，右上肢外伤出血，护士为其使用止血带止血要注意的是
A. 每隔 5~10 分钟放松止血带 1 次
B. 每隔 10~20 分钟放松止血带 1 次
C. 每隔 20~30 分钟放松止血带 1 次
D. 每隔 30~60 分钟放松止血带 1 次
E. 每隔 60~120 分钟放松止血带 1 次

67. ARDS 最早出现的症状是
A. 三凹征
B. 进行性呼吸窘迫
C. 二氧化碳潴留
D. 咳大量脓痰
E. X 线检查可见大片状浸润阴影

68. 对痛经患者的健康评估一般不包括
A. 月经的量
B. 月经的颜色
C. 体重
D. 伴随症状
E. 疼痛性质

69. 慢性肾小球肾炎临床表现不包括
A. 水肿
B. 蛋白尿
C. 血尿
D. 透明管型尿
E. 高血压

70. 膝关节单纯滑膜结核患者局部治疗首选的方法是
A. 膝关节加压融合术
B. 石膏固定
C. 穿刺抽脓，注入链霉素或异烟肼
D. 膝关节病灶清除术
E. 皮肤牵引

71. 肾结核的最主要临床表现是
A. 消瘦
B. 血尿
C. 盗汗
D. 膀胱刺激征
E. 夜尿

72. 下列疾病中不会出现咯血的是
A. 支气管扩张症
B. 高血压
C. 急性肺水肿
D. 肺癌
E. 肺结核

73. 针对猩红热患儿家长的健康指导，错误的说法是
A. 患者及带菌者都有传染性
B. 疹退后脱皮时不可强行剥离
C. 隔离患儿至咽拭子培养 3 次阴性
D. 皮肤接触也能传播猩红热
E. 发热期间给予半流质营养饮食

74. 患者女，35 岁，因情绪低落，自杀未遂而入院。问其自杀原因，她说自己对不起家人及领导，工作没有一点成绩，写信用过公家的信纸，要求处分，并希望到法院自首。入院后自觉罪大恶极，多次寻找机会自杀。此时护士为患者制定的短期目标应是
A. 患者应学会沟通的技巧
B. 患者应学会自我照顾的方法
C. 患者应学会促进放松的方法
D. 患者会主动参与讨论家庭关系
E. 患者在感到要自我伤害时能去找护士帮助

75. 患者女，28 岁，足月妊娠。孕 39 周时经阴道分娩。当胎儿娩出后，阴道出血量约为 500ml，色暗红，可凝。检查产道无裂伤。胎盘、胎膜完整，子宫体软，轮廓不清，血压 110/80mmHg。为明确其出血原因，应重点评估的是
A. 胎盘、胎膜娩出情况
B. 血压
C. 血液是否凝固
D. 软产道是否有裂伤
E. 子宫收缩情况

76. 患者女，60 岁。肾病综合征病史 4 年，因

双下肢水肿入院，遵医嘱应用呋塞米治疗。下列护理措施不正确的是

A. 每日观察体重变化
B. 观察意识状态，以防出现淡漠
C. 详细记录每天尿量
D. 观察电解质，以防出现低钾血症
E. 给予高蛋白饮食

77. 2 月龄健康小儿按计划进行儿童免疫，目前应接种的疫苗是

A. 乙脑减毒活疫苗
B. 乙肝疫苗
C. 卡介苗
D. 脊髓灰质炎疫苗
E. 百白破疫苗

78. 患者女，54 岁，胃癌根治术后 1 天，胃管流出 100ml 咖啡色液体，护士给予饮食指导正确的内容是

A. 禁食
B. 半流质饮食
C. 流质饮食
D. 忌生、冷、硬、刺激性食物
E. 少量多餐

79. 患者男，27 岁，近 2 日受凉后出现咽干、咽痛、喉痒、发热、头痛、全身不适。对该患者的健康指导，错误的内容是

A. 多喝水，注意休息
B. 生活规律、劳逸结合
C. 遇到流感流行时使用抗生素预防感染
D. 保持心情愉快
E. 坚持适度的运动，增强体质

80. 患儿男，3 个月。冬季在北方出生，现因“多汗、烦躁易惊、睡眠不安半月余”来诊，诊断为佝偻病初期。护士进行健康评估时，尤其应注意的是

A. 小儿睡眠情况
B. 小儿进食情况
C. 小儿户外活动情况
D. 小儿神志情况
E. 小儿有无哭闹

81. 患者女，45 岁，大便后出血 1 年余，血色鲜红，不与粪便相混，余无不适，近 1 个月便血加重，便后不适。为明确诊断，应立即进行的检查是

A. 大便隐血试验
B. 直肠指诊
C. 粪常规
D. 血常规
E. X 线钡剂灌肠

82. 患儿，男，3 个月，3 天前受凉后开始出现呼气性呼吸困难、呼气相延长伴喘息，查体：呼气相有哮鸣音，可闻及中细湿啰音，叩诊呈过清音。该患儿最可能出现了

A. 疱疹性咽峡炎
B. 急性感染性喉炎
C. 进行性细菌性扁桃体炎
D. 急性支气管炎
E. 毛细支气管炎

83. 患者女，56 岁，突发头痛，呕吐，左侧肢体不能动，诊断为脑出血，予以内科保守治疗，为预防患者出现应激性消化道出血，护士采取的措施正确的是

A. 观察呕吐物及大便的颜色及性质，及时留取标本，早期发现消化道出血倾向
B. 绝对卧床休息，床头抬高 45°，保持环境安静
C. 遵医嘱增加输入液体的量，以高渗液为主
D. 指导患者右侧卧位
E. 每 4 小时测体温一次

84. 某女士，49 岁，20 年前采用宫内节育器避孕，现患者准备取环，其正确的取环时间是

A. 绝经 1 年后，子宫尚未明显萎缩时
B. 绝经半年前，子宫尚未明显萎缩时
C. 绝经 2 年后，子宫萎缩时
D. 绝经 3 年后，子宫已明显萎缩时
E. 绝经 4 年后，子宫已明显萎缩时

85. 患者男，25 岁。因撞击导致肋骨骨折引起损伤性血胸，给予局部固定和胸腔闭式引流治疗，护士观察发现胸膜腔闭式引流出血量大于每小时 200ml，并持续 3 小时以上，考虑患者发生了

A. 张力性气胸
B. 骨折断端划破心包
C. 骨折伤口未固定
D. 胸腔闭式引流管脱落
E. 胸膜腔内活动性出血

86. 某初产妇，27 岁。自然分娩后第 2 天，行身体评估，下列指标正常的是

A. 呼吸 24 次 / 分
B. 出汗量多
C. 体温 39.2℃

D. 尿量 400ml/24h
E. 宫底脐上 3 指

87. 患者男，60 岁，因失眠服用地西泮 20mg 后不能被唤醒，大小便失禁，瞳孔对光反射消失，考虑为地西泮中毒，此时患者的意识为
A. 深昏迷
B. 昏睡
C. 浅昏迷
D. 嗜睡
E. 意识模糊

88. 患者男，25 岁，以“肛门不适 5 年，便血 3 年，加重 1 个月”就诊，5 年来患者经常大便出血，鲜血时见于大便表面，每日大便 1~2 次，偶有像草莓样肉团脱出肛外。直肠指检距肛门 5~6cm 处可触及葡萄状肿块，质软，指套有血迹，该患者最可能出现了
A. 直肠癌
B. 直肠脱垂
C. 肛乳头肥大
D. 直肠息肉
E. 内痔

89. 患者女，45 岁，慢性咳嗽、咳痰、气短 6 年。诊断为慢性支气管炎，为明确该患者是否患慢性阻塞性肺气肿，最有价值的一项指标是
A. $PaCO_2$ 高于正常
B. 第一秒用力呼气量 / 用力肺活量＜ 70%
C. 潮气量低于预计值的 80%
D. 残气量 / 肺总量＞ 40%
E. PaO_2 低于正常

90. 患者男，52 岁，上腹部胀痛 2 月余，持续并进行性加重，可放射至腰背部，同时伴有食欲不振，明显消瘦，今日因疼痛剧烈来院就诊，诊断为“胰腺癌”。入院后患者提出需要服用止痛药，护士正确的做法是
A. 告知是疾病的症状，无需处理
B. 说明镇痛会掩盖病情，劝患者忍耐
C. 待其他处置结束后报告医生
D. 报告医生，及时给予有效的镇痛
E. 观察疼痛的进展情况

91. 患者女，46 岁，教师，下肢静脉曲张 6 年，自诉患肢受碰撞后皮肤破溃、出血，护士告知此时的紧急处理措施是
A. 站立位弹力绷带包扎
B. 指压止血
C. 平卧抬腿加压包扎
D. 钳夹血管止血
E. 止血带止血

92. 患儿，男，生后 6 天。因惊厥入院，遵医嘱静脉补钙，在静脉注射过程中，患儿心率低于多少时应停用
A. 70 次 / 分
B. 75 次 / 分
C. 80 次 / 分
D. 85 次 / 分
E. 90 次 / 分

93. 患者女，56 岁。患高血压 5 年，最高血压为 160/100mmHg，无糖尿病、肺部疾病等。其降压目标为
A. ＜ 120/80mmHg
B. ≤ 130/80mmHg
C. ＜ 140/90mmHg
D. ＜ 150/90mmHg
E. ＜ 160/95mmHg

94. 患者男，21 岁，因“感冒后出现心悸，气促 10 天”入院治疗，入院诊断为病毒性心肌炎，实验室检查：ESR45mm/h，心肌酶谱增高，对该患者的健康宣教，正确的是
A. 绝对卧床休息 4 周以上，出院后继续休息 3~6 个月
B. 无症状时可进行慢跑锻炼身体
C. 进食低蛋白、高维生素饮食
D. 可适度饮酒，促进睡眠
E. 可在病区里散步或进行活动耐力以内的运动

95. 患者男性，48 岁，有肺结核病史 3 年，突然咯血 400ml，口唇紫绀，患者双目圆睁，双手乱抓。查体：神志清，心率 110 次 / 分，律齐，血压 110/80mmHg，右肺可闻及湿啰音。首先的抢救措施是
A. 头低脚高位，清理呼吸道血块
B. 呼吸机辅助呼吸
C. 立即使用呼吸兴奋剂
D. 吸氧
E 气管切开

二、以下提供若干个案例，每个案例下设若干个考题，请根据各考题题干所提供的信息，在每题下面 A、B、C、D、E 五个备选答案中选择一个最佳答

案，并在答题卡上将相应题号的相应字母所属的方框涂黑。

（96~97 题共用题干）

患者男，56 岁，不慎在家中被自己豢养的狗咬伤。

96. 为预防狂犬病，关键是

A. 及时检测狗是否携带狂犬病毒
B. 立即、就地、彻底冲洗伤口
C. 用干净纱布包扎伤口
D. 立即用酒精消毒伤口
E. 立即注射大剂量免疫球蛋白

97. 随后患者到医院注射狂犬病疫苗，护士健康教育正确的是

A. 共为 5 针，分别在第 0、3、7、14、28 天注射
B. 只需注射 1 针就可以
C. 共为 3 针，分别在 0、1、6 个月注射
D. 家犬不是野犬不用注射狂犬病疫苗
E. 待伤口结痂后再注射狂犬病疫苗

（98~99 题共用题干）

患者女性，28 岁，双胎妊娠，妊娠 38 周，因阴道分娩后子宫收缩乏力导致阴道流血不止。给予子宫按摩及使用宫缩剂，止血效果差，阴道流血达 1000ml。产妇面色苍白，四肢湿冷，心率 132 次 / 分，呼吸 36 次 / 分，血压 80/50mmHg，遵医嘱行宫腔填塞无菌纱布。

98. 无菌纱布条留置宫腔的时间是

A. 12 小时
B. 24 小时
C. 48 小时
D. 72 小时
E. 96 小时

99. 宫腔填塞无菌纱布条后应警惕的是

A. 宫内感染
B. 子宫收缩力持续下降
C. 子宫缩小
D. 纱布条脱出
E. 宫腔内继续出血，但阴道未见出血的止血假象

（100~101 题共用题干）

患者男，55 岁。午餐进食红烧肉后突发右上腹阵发性绞痛，向右肩部放射，伴恶心、呕吐，送至急诊。

100. 为判断患者病情，最有价值的辅助检查是

A. B 超
B. 腹部平片
C. 钡餐透视
D. CT
E. 经内镜逆行胰胆管造影

101. 经过检查，确诊为胆囊结石，入院行胆囊切除术、胆总管切开术，术中置管如图所示，放置该管的主要目的是。

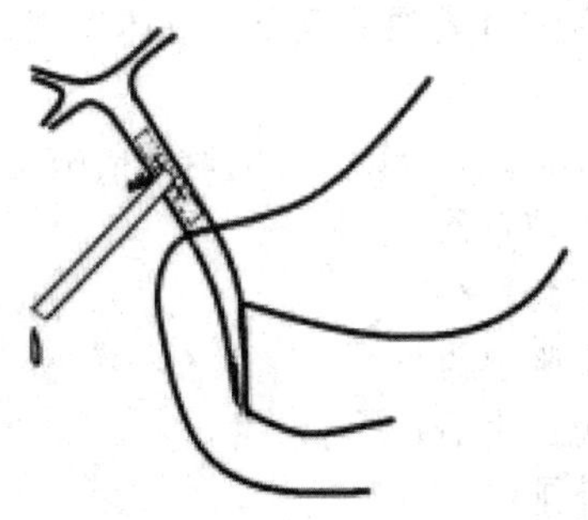

A. 使胆汁进入十二指肠的量减至最少
B. 促进伤口引流
C. 提供冲洗胆道的途径
D. 阻止胆汁进入腹膜腔
E. 引流胆汁和减压

（102~105 题共用题干）

患者女，28 岁。停经 13 周，腹痛、阴道出血，子宫增大如孕 3 个月大小，查体见宫口已开。

102. 考虑患者为

A. 先兆流产
B. 不全流产
C. 难免流产
D. 月经不调
E. 子宫肌瘤

103. 目前应采取的治疗措施是

A. 钳刮清宫
B. 保胎
C. 负压吸引术
D. 抗感染治疗
E. 行子宫内口缝扎术

104. 该患者行人工流产术后第 2 天出现高热、腹痛、下腹部压痛，阴道分泌物增加，最可能发生了

A. 宫颈粘连
B. 感染
C. 宫颈糜烂
D. 宫颈癌
E. 子宫穿孔

105. 对该患者的术后宣教，不正确的内容是
A. 术后休息 1 个月
B. 术后禁止性生活及盆浴 1 个月
C. 每日用温开水清洗会阴并更换内裤
D. 嘱患者观察阴道出血及腹痛情况
E. 卧床休息，保持外阴清洁

（106~107 题共用题干）
32 岁女士，二胎剖宫产术后 42 天，现来院复检，诉产后纯母乳喂养至今，查体发现该女士产后恢复好
106. 目前最适合该女士的避孕措施是
A. 宫内节育器
B. 阴茎套
C. 口服避孕药
D. 避免性生活
E. 体外排精

107. 该女士预放置宫内节育器，护士对其指导正确的是
A. 等下次月经干净后 3~7 天可以放置
B. 哺乳期不会怀孕，可不用放置
C. 剖宫产术后半年才可放置
D. 宫腔深度＞ 10cm 才可放置
E. 剖宫产后 42 天子宫恢复正常大小可以放置

（108~109 题共用题干）
孕妇，23 岁，首次妊娠，孕 39^{+3} 周。
108. 护士就分娩过程进行健康教育。孕妇以下陈述说明她掌握了相关知识的是
A.“出现不规律宫缩就是要生了”
B.“第一产程大概要 6~8 小时，”
C.“见红是分娩先兆
D. 能否经阴道分娩取决于宫腔深度
E. 临产前宫底升高

109. 孕妇临产时，对产妇进行胎心听诊应选择在
A. 宫缩刚开始时
B. 宫缩极期
C. 宫缩快结束时
D. 宫缩间歇期
E. 第二产程应 15~30 分钟听 1 次

（110~111 题共用题干）
患者男，45 岁，排便时有一组织团块脱出肛门，便后可自行回纳，伴无痛性出血
110. 对脱出肛门的组织团块进行视诊时，患者应采取的体位是
A. 右侧卧位
B. 左侧卧位
C. 膝胸位
D. 截石位
E. 蹲位

111. 该患者属于
A. Ⅰ期内痔
B. Ⅱ期内痔
C. Ⅲ期内痔
D. 前哨痔
E. 血栓性外痔

（112~115 题共用题干）
患者女，19 岁。以“发热、面部蝶形红斑，伴疲倦乏力、全身浮肿 2 周”为主诉就诊，患者诉不愿照镜子，经常从梦中惊醒。查体：BP125/75mmHg，腹水征（+）。实验室检查：尿蛋白（+++），尿沉渣红细胞 0~2/HP；血丙氨酸氨基转移酶 30U/L，血红蛋白 50g/L，胆固醇 9mmol/L，血尿素氮 10.5mmol/L，血 SCr 98μmol/L，抗核抗体（+），抗双链 DNA 抗体（+）。
112. 该患者最可能的诊断是
A. 慢性肾小球肾炎急性发作
B. 系统性红斑狼疮
C. 肾病综合征
D. 急进性肾炎
E. 急性肾小球肾病

113. 关于该病的叙述，不正确的是
A. 心律失常是病人死亡的常见原因
B. 暴露部位出现对称的皮疹
C. 大多数病人的首发症状是关节肿痛
D. 几乎所有的病人均有肾脏损害
E. 心肌可出现“洋葱皮样”改变

114. 在对该患者进行健康评估时，不正确的是
A. 注意了解起病的时间、病程及病情变化的情况
B. 注意评估患者的心理状态
C. 询问与本病有关的病因及诱因
D. 该病无遗传性，可不必询问家族史
E. 重点了解患者皮疹出现的时间及变化情况，关节和肌肉疼痛及部位、性质、特点等

115. 该患者目前主要的护理诊断是
A. 体液过多

B. 自我形象紊乱
C. 焦虑
D. 知识缺乏
E. 皮肤完整性受损

（116~117 题共用题干）
患者女，70 岁。既往无高血压病史。家属诉其记忆力下降 5 年，1 个月前因忘记关煤气而引起厨房失火，熟悉的物品说不出名称，甚至连家人的名字也叫不出来，并且出现行为紊乱。查体示肌力正常，无共济失调。头颅 CT 示有广泛脑萎缩。考虑为阿尔茨海默病。

116. 询问阿尔茨海默病患者今天午餐吃了什么，是评估患者的
A. 自知力
B. 记忆力
C. 思维
D. 智力
E. 注意力

117. 此患者的首选药物为
A. 利培酮
B. 氟西汀
C. 多奈哌齐
D. 阿普唑仑
E. 碳酸锂

（118~120 题共用题干）
患者男，18 岁。高三学生。前日傍晚打篮球后，夜里突起寒战、高热、咳嗽，呼吸困难伴右侧胸痛而急诊入院。查体：急性病容，面颊绯红，体温 39.5℃，脉搏 118 次 / 分。血压 110/70mmHg，右肺实变体征。给予青霉素抗感染治疗、扑热息痛对症治疗。今晨患者面色苍白，出冷汗，烦躁不安，呼吸 26 次 / 分，血压 85/55mmHg。

118. 患者最有可能发生了
A. 感染性休克
B. 呼吸衰竭
C. 肺脓肿
D. 肺水肿
E. 胸膜炎

119. 下列治疗最关键的是
A. 半坐位，给予吸氧
B. 维持水、电解质平衡
C. 加大青霉素剂量，继续抗感染治疗
D. 应用升压药，维持血压
E. 补充血容量，改善微循环

120. 为抢救患者，首选的药物是
A. 硝酸甘油
B. 多巴胺
C. 盐酸肾上腺素
D. 垂体加压素
E. 低分子右旋糖酐

全国护士（师）资格考试预测卷系列

2026

护士执业资格考试预测卷及人机对话模拟考场

预测卷（二）

王　冉　主编

中国健康传媒集团
中国医药科技出版社 ·北京

内 容 提 要

本套试卷包含专业实务和实践能力两个方面。试卷根据最新考试大纲要求，通过分析历年考试真题，并在研究命题规律的基础上精心编写而成，具有针对性和应试性。可供考生进行模拟自测，梳理对知识点的掌握程度。试卷中题型、题量及题目难易程度与考试真题保持高度一致，本书适合所有参加护士执业资格考试的考生使用。

图书在版编目（CIP）数据

2026 护士执业资格考试预测卷及人机对话模拟考场 / 王冉主编 . -- 北京 : 中国医药科技出版社 , 2025. 8.
(全国护士（师）资格考试预测卷系列). -- ISBN 978-7-5214-5413-0

Ⅰ . R192.6-44

中国国家版本馆 CIP 数据核字第 2025H0P285 号

美术编辑 陈君杞
版式设计 也 在

出版 **中国健康传媒集团** | 中国医药科技出版社
地址 北京市海淀区文慧园北路甲 22 号
邮编 100082
电话 发行：010-62227427 邮购：010-62236938
网址 www.cmstp.com
规格 880 × 1230 mm $^{1}/_{16}$
印张 19 $^{1}/_{4}$
字数 681 千字
版次 2025 年 8 月第 1 版
印次 2025 年 8 月第 1 次印刷
印刷 北京印刷集团有限责任公司
经销 全国各地新华书店
书号 ISBN 978-7-5214-5413-0
定价 49.00 元

获取新书信息、投稿、为图书纠错，请扫码联系我们。

编 委 会

主　编　王　冉

副主编　陈　寒　刘　飞　阳　军　叶　峰

编　者（以姓氏笔画为序）

王　冉　王　冰　王　涛　王春妮
叶　峰　叶琪双　田志成　冯　旗
成晓霞　刘　飞　阳　军　吴良红
余　凡　张　璐　张立君　陈　寒
范国正　罗先武　季　诚　周维春
常菊群　程明文　焦平丽　曾　芍
谢　萍　路　兰　蔡秋霞　谭花凡
谭丽娇

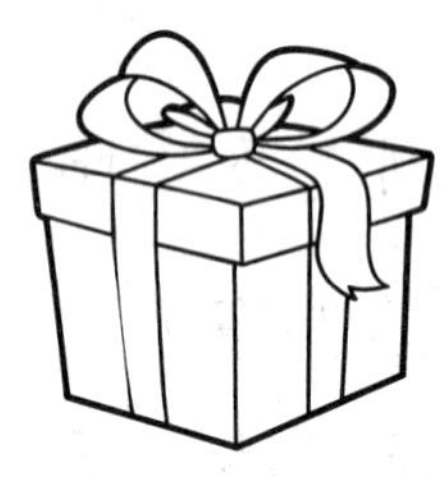

免费赠送数字资源（10 月份左右上线）

获取方式见封底

专业实务

一、以下每一道考题下面有 A、B、C、D、E 五个备选答案，请从中选择一个最佳答案，并在答题卡上将相应题号的相应字母所属方框涂黑。

1. 图片中的图 3 属于哪种类型的乳房脓肿

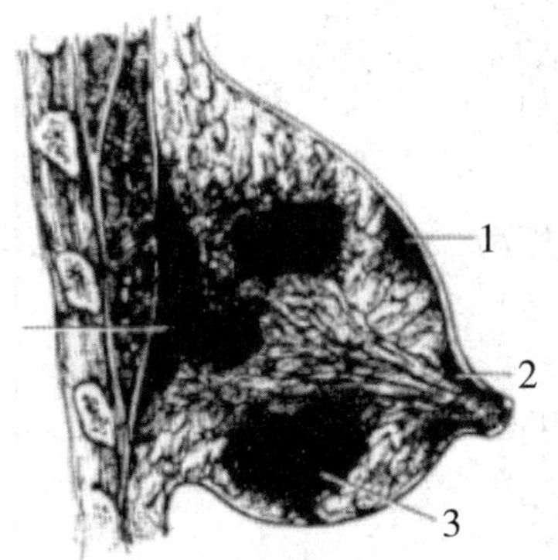

A. 乳房下脓肿
B. 乳房后脓肿
C. 浅部脓肿
D. 深部脓肿
E. 乳晕下脓肿

2. 直肠肛管周围脓肿患者高锰酸钾坐浴，浓度是
A. 1：1000
B. 1：2000
C. 1：3000
D. 1：4000
E. 1：5000

3. 确诊二尖瓣狭窄最可靠的辅助检查方法是
A. 心电图
B. 胸部 X 线片
C. 超声心动图
D. 心导管检查
E. CT

4. 甲状腺激素包括
A. T_3
B. T_4
C. T_3 和 T_4
D. TSH
E. TRH

5. 血栓闭塞性脉管炎主要累及
A. 四肢中小动静脉
B. 四肢中小静脉
C. 下肢大隐静脉
D. 下肢末梢神经
E. 四肢交感神经

6. 不属于心室肌细胞生理特征的
A. 兴奋性
B. 自律性
C. 传导性
D. 收缩性
E. 应激性

7. 患者男性，44 岁，间断发作下腹部疼痛伴腹泻 2 年，每天排便 3~4 次，为脓血便，常感里急后重，排便后疼痛缓解。该患者粪便检查不会出现
A. 红细胞
B. 黏液
C. 血小板
D. 白细胞
E. 脓血

8. 关于无菌操作原则的叙述，错误的是
A. 无菌物品与非无菌物品分别放置
B. 取无菌物品必须用无菌持物钳
C. 无菌包外标明物品名称、灭菌日期
D. 怀疑被污染则不可使用
E. 一套无菌物品未用完，可以给其他患者使用

9. 患者，女，52 岁。肛周肿痛 3 天，肛门左侧皮肤发红伴疼痛，以坐时及排便时明显。2 天前加剧并局部肿胀，无畏寒，发热。查体：胸膝位肛门 11 点处局部肿胀约 2cm × 2cm，有脓头，周围皮肤发红，波动感（+）。临床诊断直肠肛管周围脓肿，引起该病最常见的病原菌是
A. 外伤合并细菌感染
B. 肛周皮肤金黄色葡萄球菌感染
C. 肛腺大肠埃希菌感染
D. 痔合并细菌感染
E. 肛管直肠损伤后感染

10. 急性淋巴结炎最常见的致病菌是
A. 真菌

B. 铜绿假单胞菌
C. 金黄色葡萄球菌
D. 大肠埃希菌
E. 厌氧菌

11. 患者男性，28 岁。中午进食油腻食物后突发上腹部疼痛，伴呕吐前来就诊，考虑为急性胰腺炎。最有诊断意义的实验室指标是
A. 尿淀粉酶
B. 血常规
C. 血清淀粉酶
D. 血清脂肪酶
E. 血清钙

12. 患者女，30 岁，因车祸大出血急诊入院，经抢救无效死亡，其家属无法接受事实，悲痛至极。此时，护士应采取
A. 干预
B. 沉默
C. 追问
D. 制止
E. 核实

13. 患者女性，51 岁，因寒战、高热、咳嗽、胸痛，来院急诊。胸透右上肺有云絮状阴影，查痰肺炎球菌（+），该病人血常规检查结果会出现
A. 嗜酸性粒细胞增加
B. 淋巴细胞增加
C. 中性粒细胞增加
D. 大单核细胞增加
E. 嗜碱性粒细胞增加

14. 慢性阻塞性肺疾病病变的主要部位是
A. 气管
B. 上呼吸道
C. 支气管
D. 肺间质
E. 小细支气管

15. 患者男性，58 岁，患肺心病 20 年，患大叶性肺炎，咳嗽、咳痰 2 周，自服抗生素未见明显效果。今日感呼吸困难、烦躁，神志恍惚。查体：口唇发绀，颈静脉充盈，两肺底闻及细湿啰音，体温 37.4℃，脉搏 110 次 / 分，血压 98/68mmHg，双下肢水肿，尿蛋白阳性，大便隐血阳性。患者最可能出现的并发症是
A. 呼吸衰竭
B. 急性脑出血
C. 急性心力衰竭
D. 上消化道出血
E. 肾功能衰竭

16. 患者男，45 岁，膀胱镜检确诊膀胱癌后情绪发生改变，经常乱发脾气，对护士及家人百般刁难，训斥甚至无理取闹，护士对其心理状态所属时期分析，认为目前患者心理反应是
A. 沮丧期
B. 协议期
C. 否认期
D. 接收期
E. 愤怒期

17. 妊娠满 28 周不满 37 周终止妊娠者，称为
A. 流产
B. 早产
C. 足月产
D. 过期产
E. 难产

18. 患者男，50 岁，因胸闷、心慌入院。查体：脉率 68 次 / 分，心率 78 次 / 分，此现象为
A. 洪脉
B. 水冲脉
C. 间歇脉
D. 脉搏短绌
E. 丝脉

19. 妊娠合并心脏病产妇，在分娩时出现“胎儿窘迫”，其原因是
A. 胎儿畸形
B. 胎儿先天性心脏病
C. 母体血氧含量不足
D. 胎盘功能减退
E. 脐带血运受阻

20. 患者女，28 岁，高热 1 周，以肺炎收入院。入院后神志清楚，仍有高热，胸片示右上肺纹理明显增粗，护士遵医嘱抽取血标本做血培养。最佳的抽取时间是
A. 待体温降至正常范围后
B. 患者起床后 1 小时内
C. 即刻
D. 在患者应用抗生素前
E. 清晨空腹时

21. 早产儿主要的护理诊断不包括

A. 体温调节无效
B. 婴儿喂养无效
C. 有感染的危险
D. 不能维持自主呼吸
E. 体液不足

22. 引起直肠肛周脓肿发病的病原微生物是
A. 真菌
B. 衣原体
C. 寄生虫
D. 细菌
E. 支原体

23. 患者男性，58 岁，排尿淋漓不尽、夜尿增多，检查前列腺体积较大、较硬，应做下列哪项检查以排除前列腺癌
A. 血清甲胎蛋白（AFP）
B. 血清癌胚抗原（CEA）
C. 血清前列腺特异抗原（PSA）
D. 直肠指检
E. B 超

24. 患者男，38 岁，胃溃疡入院治疗，护士为其静脉输液时，适宜的滴速是
A. 10~20 滴 / 分
B. 20~40 滴 / 分
C. 40~60 滴 / 分
D. 60~80 滴 / 分
E. 80~100 滴 / 分

25. 患者，男性，31 岁。大面积烧伤后 3 小时入院。心率 120 次 / 分、血压 70/50mmHg，尿少。发生上述情况最可能的原因是
A. 大量红细胞丧失造成肺换气障碍
B. 大量水分蒸发造成脱水
C. 疼痛导致的生理反应
D. 大量体液从血管内渗出引起低血容量休克
E. 创面细菌感染造成感染性休克

26. 病理学上区分内痔与外痔的分界线为
A. 直肠肛门移行带
B. 内括约肌
C. 齿状线
D. 白线
E. 肛垫

27. 颈椎病的基本原因是
A. 先天性椎管狭窄
B. 颈椎间盘退行性变
C. 颈部急慢性损伤
D. 颈椎骨折或脱位
E. 颈椎间盘突出

28. 长期可应用抑制小儿骨骼生长的药物是
A. 吡拉西坦
B. 胰岛素
C. 泼尼松
D. 氨苄西林
E. 地西泮

29. 甲状腺癌最常见的病理类型是
A. 乳头状瘤
B. 未分化癌
C. 滤泡状癌
D. 髓样癌
E. 内分泌细胞瘤

30. 胰腺癌最常见的组织类型是
A. 腺泡细胞癌
B. 黏液癌
C. 未分化癌
D. 黏液性囊腺癌
E. 导管细胞腺癌

31. 患者女性，69 岁，无明显诱因出现血尿。经膀胱镜检查确诊为膀胱癌，其血尿的特点为
A. 先有尿频、尿急、尿痛，后有血尿
B. 全程肉眼血尿并于终末加重
C. 排尿困难伴血尿
D. 镜下血尿
E. 疼痛伴血尿

32. 患者男，48 岁，因呼吸衰竭行气管切开术，接呼吸机辅助呼吸，对该患者的护理措施错误的是
A. 检查呼吸机各管路连接是否紧密
B. 每周更换呼吸机各管道和螺纹管
C. 呼吸机频率应与患者自主呼吸同步
D. 每天更换湿化液
E. 病室空气每天用紫外线照射

33. 患者男，47 岁。清晨测血压 130/70mmHg，脉搏 95 次 / 分，判断其甲状腺功能属于
A. 低于正常
B. 正常
C. 轻度甲亢
D. 中度甲亢

E. 重度甲亢

34. 患者男，55 岁，诊断为晚期胃癌，因家境贫困，患者向护士要求自动出院，该案例主要涉及患者的

A. 自主选择权
B. 基本医疗权
C. 隐私保护权
D. 请求回避权
E. 知情同意权

35. 正常排卵时间一般为下次月经来潮前第

A. 3 天左右
B. 5 天左右
C. 7 天左右
D. 10 天左右
E. 14 天左右

36. 口服别嘌呤醇治疗纯尿酸肾结石的机制是

A. 限制肠道对磷的吸收
B. 减少尿酸形成
C. 促进结石溶解
D. 减轻患者疼痛
E. 促进结石排出

37. 老年人虽然死记硬背能力减退，但理解能力变化不大，因此保持比较好的记忆是

A. 近期记忆
B. 远期记忆
C. 机械记忆
D. 逻辑记忆
E. 次级记忆

38. 患者男，66 岁，肺结核 14 年，突然咯血，颜面青紫，应首先考虑患者发生了

A. 肺结核扩散
B. 肺不张
C. 继发感染
D. 窒息
E. 失血性休克

39. 用于限制患者坐起的约束方法是

A. 约束手腕
B. 约束踝部
C. 固定肩部
D. 固定一侧肢体
E. 固定双膝

40. 患者女，38 岁。患胆石症，于今日上午行手术取石，为减轻患者术后伤口疼痛，医嘱，哌替啶 50mg，im，q6h，prn，该医嘱属于

A. 临时备用医嘱
B. 临时医嘱
C. 长期备用医嘱
D. 即刻执行医嘱
E. 长期医嘱

41. 适宜于黏膜和创面消毒的是

A. 过氧化氢
B. 戊二醛
C. 碘酊
D. 碘伏
E. 乙醇

42. 患者女，48 岁。腹外疝修补术后 2 天，患者主诉伤口疼痛。无其他不适，应给予患者的护理级别是

A. 特级护理
B. 二级护理
C. 三级护理
D. 四级护理
E. 一级护理

43. 检查体温计准确性的正确方法是将体温计的水银柱甩至 35℃以下，同一时间放入 40℃以下的温水内

A. 1 分钟后取出检视，读数相差上下 0.2℃以上的不能使用
B. 1 分钟后取出检视，读数相差上下 0.1℃以上的不能使用
C. 3 分钟后取出检视，读数相差上下 0.2℃以上的不能使用
D. 3 分钟后取出检视，读数相差上下 0.1℃以上的不能使用
E. 如用体温计检测仪，则一支一支检测，误差大于 0.1℃的弃去

44. 患者女，25 岁。宫外孕破裂出血，住院手术治疗，护士看到患者伤心流泪，应采取的沟通措施

A. 坐在患者身边，轻轻地给她纸巾
B. 不打扰患者，默默离开
C. 制止患者哭泣
D. 告诉患者宫外孕不是大病，没什么大不了
E. 患者情况告诉医生

45. 胆囊造影前一日晚餐应给予
A. 高脂肪、高蛋白饮食
B. 高热量、高蛋白饮食
C. 高热量、低蛋白饮食
D. 无脂肪、低蛋白饮食
E. 低蛋白、低糖饮食

46. 患者男，68 岁。因脑出血昏迷住院，现需鼻饲饮食，在插管时，患者出现呛咳，呼吸困难，发绀等情况，最可能出现了
A. 胃管盘在口腔
B. 肺部发生感染
C. 胃管误入气道
D. 食管黏膜被损伤
E. 患者病情恶化

47. 子宫全切术后 3 日，病人出现腹胀、便秘，最佳的灌肠方法是
A. 甘油 50ml 加等量温开水灌肠
B. 大量不保留灌肠
C. 清洁灌肠
D. 保留灌肠
E. 服导泻药

48. 患者女，63 岁，因肺心病发生Ⅱ型呼吸衰竭，急诊入院，急诊室给予输液、吸氧。现准备用平车送入病房，护送途中护士应
A. 暂停吸氧，继续输液
B. 拔管暂停输液、吸氧
C. 暂停输液，急需吸氧
D. 站在患者足侧，随时观察病情
E. 继续输液，吸氧，避免中断

49. 为稀释病人痰液做氧气雾化吸入，首选的药物是
A. 卡那霉素
B. 地塞米松
C. α－糜蛋白酶
D. 氨茶碱
E. 舒喘灵

50. 某护士申请外出学习，其依据是《护士条例》中的哪项权利
A. 依法获得卫生防护的权利
B. 依法自由选择的权利
C. 依法获得危险工作津贴的权利
D. 依法获得福利待遇的权利
E. 依法获得培训进修的权利

51. 为了改善病人微循环，应选用的溶液是
A. 5% 葡萄糖溶液
B. 0.9% 氯化钠溶液
C. 低分子右旋糖酐
D. 10% 葡萄糖溶液
E. 5% 碳酸氢钠溶液

52. 患者女，37 岁，急性肺炎入院，5 天体温持续 39℃以上，需做血培养以明确诊断，血培养的采集量应是
A. 1ml
B. 2ml
C. 3ml
D. 4ml
E. 5ml

53. 检查痰中癌细胞，固定标本的溶液宜选
A. 0.1% 苯扎溴铵
B. 10% 草酸钾
C. 5% 石碳酸
D. 95% 乙醇
E. 40% 甲醛

54. 某六个月正常发育的男婴，尚未接种的疫苗是
A. 白喉类毒素
B. 麻疹疫苗
C. 百日咳疫苗
D. 脊髓灰质炎疫苗
E. 破伤风类毒素

55. 使用人工呼吸机时，应调节适宜的通气量，若通气过度，病人会出现
A. 皮肤潮红
B. 烦躁不安
C. 血压升高
D. 抽搐
E. 表浅静脉充盈

56. 为患者测量血压时，若袖带太宽可使测量值
A. 收缩压高
B. 舒张压高
C. 偏低
D. 无影响
E. 偏高

57. 高渗性脱水早期的主要表现是
A. 尿量减少

B. 血压下降
C. 口渴
D. 神志淡漠
E. 烦躁

58. 对预防肾癌转移有一定疗效的药物是
A. α－干扰素
B. 甲氨蝶呤
C. 氟尿嘧啶
D. 顺铂
E. 阿霉素

59. 医嘱：去痛片 0.5g po q6h prn，下述处理错误的是
A. 抄写在长期医嘱栏内
B. 每次执行即在临时医嘱栏内记录
C. 两次使用间隔可小于 6h
D. 需用停止医嘱方可取消
E. 停止医嘱时应写明停止日期

60. 某患者需输入 1000ml 液体，每分钟滴数为 50 滴，所用输液器点滴系数为 15，估计输完液体所用时间是
A. 2 小时
B. 3 小时
C. 4 小时
D. 5 小时
E. 6 小时

61. 中药的四气是指
A. 中药的四种特殊气味
B. 寒凉药具有散寒、助阳的作用
C. 中药的寒、热、温、凉四种药性
D. 中药的辛、咸、甘、苦四种味道
E. 温热药具有清热、解毒的作用

62. 患者男，56 岁。胃癌行胃大部分切除术后 1 天，突然发现从胃管内引流出大量鲜红色血性液体，此时应重点观察患者的
A. 意识
B. 呼吸
C. 体温
D. 脉搏
E. 血压

63. 护士小王因故被吊销执业证书，当其申请再次执业注册时至少应从被吊销执业证书之日起满
A. 半年
B. 一年
C. 二年
D. 三年
E. 五年

64. 在护患交谈中，护士移情是指
A. 怜悯患者
B. 理解患者感情
C. 表达自我感情
D. 鼓励患者
E. 同情患者

65. 患者女性，21 岁，右下腹疼痛难忍就诊。入院后诊断为急性阑尾炎，随对其实施阑尾切除术。手术情况正常，但拆线时发现伤口愈合欠佳，有淡黄色液体渗出。手术医师告知此系缝合切口的羊肠线不为患者人体组织吸收所致，在临床中少见。经过近 1 个月的继续治疗，该患者痊愈。依据《医疗事故处理条例》的规定，患者被拖延近 1 个月后才得以痊愈这一客观后果，应当属于
A. 因患者体质特殊而发生的医疗意外
B. 因不可抗力而造成的不良后果
C. 二级医疗事故
D. 三级医疗事故
E. 四级医疗事故

66. 除腹痛外，高位小肠梗阻最主要的症状是
A. 停止排便、排气
B. 肠腔积气
C. 腹胀明显
D. 肠蠕动亢进
E. 呕吐频繁

67. 关于护理质量标准要求的叙述，错误的是
A. 无菌手术感染率小于 0.5%
B. 各项无菌物品灭菌合格率 100%
C. 急救物品及药品、物品完好，完整无缺处于备用状态
D. 执行医嘱时间准确，单人签名
E. 三类切口感染有追踪登记制度

68. 由厌氧菌所致的蜂窝织炎做创面清洁时，最常用的清洁液是
A. 0.1% 碘伏
B. 0.2% 过氧化氢
C. 外用生理盐水
D. 3% 过氧化氢
E. 75% 乙醇

69. 护士执业注册管理办法规定的健康标准不包括

A. 乙肝表面抗原阳性但肝功能正常者

B. 双耳听力障碍

C. 色弱

D. 色盲

E. 精神病史

70. 护士的标准防护措施中，不包括

A. 戴口罩

B. 穿隔离衣

C. 进行免疫接种

D. 戴手套

E. 洗手

71. 在护理工作中，可加深积极的情感体验，减弱消极的情感体验，指的是沟通的哪项作用

A. 连接作用

B. 精神作用

C. 物质作用

D. 思想作用

E. 调节作用

72. 病房发生护理差错后，护士长应及时上报护理部，上报时间不超过

A. 2h

B. 6h

C. 12h

D. 24h

E. 48h

73. “人以类聚”揭示了人际关系影响因素中的

A. 相貌

B. 服饰

C. 风度

D. 相似性

E. 互补性

74. 护士使用劳动保护用品的正确方法是

A. 协助轻患者翻身时采用辅助器材

B. 工作时常规佩戴护腕

C. 尽量不用弹力袜或绑弹力绷带

D. 工作时佩戴腰围，休息时解下

E. 夏天穿软底鞋，冬天穿硬底鞋

75. 沟通技巧中可以给对方提供思考与调适机会的是

A. 沉默

B. 微笑

C. 抚摸

D. 倾听

E. 提问

76. 患者男，46 岁，因坠落致颅脑损伤，病情危急入院，家属痛不欲生，一度晕厥，以下沟通内容最合理的是

A. “请不要影响到其他患者休息”

B. “请您尽量保持镇静，您的配合也会帮助我们对患者的抢救和治疗”

C. “您这样哭是没有用的，请坚强一点”

D. 让其自己发泄内心的情绪，不予过多理睬

E. “我们一定能救活他，您别着急”

77. 属于礼仪的核心原则是

A. 平等原则

B. 从俗原则

C. 真诚原则

D. 宽容原则

E. 敬人原则

78. 患者男，22 岁，在田间喷洒有机磷农药时防护不当造成中毒，其瞳孔可见

A. 双侧散大

B. 双侧同向偏斜

C. 单侧散大固定

D. 双侧缩小

E. 双侧瞳孔大小不等

79. 属于高效化学消毒剂的是

A. 酒精

B. 过氧乙酸

C. 碘伏

D. 氯己定

E. 季铵盐类

80. 患者男，77 岁，吸气困难，吸气时间延长，伴有明显的三凹征，患者最可能的疾病为

A. 重症肺炎

B. 喉头水肿

C. 阻塞性肺气肿

D. 广泛性肺纤维化

E. 支气管哮喘

81. 颈外静脉穿刺时其正确的进针角度、持穿刺针与皮肤呈

A. 45° 进针，入皮后呈 25° 穿刺

B. 25° 进针，入皮后呈 45° 穿刺
C. 60° 进针，入皮后呈 15° 进针
D. 15° 进针，入皮后呈 60° 进针
E. 30° 进针，入皮后呈 30° 进针

82. 患者女，25岁，拟行早孕诊断试验，留取尿标本最适宜的时间是
A. 即刻
B. 下午
C. 临睡前
D. 晨起
E. 中午

83. 不属于“三查七对”的内容是
A. 床号、姓名
B. 药名、浓度
C. 剂量、方法、时间
D. 用药后反应
E. 操作前查、操作中查

84. 患者男，48岁，右上肺肿瘤切除术，术中生命体征正常，术后安返病房，前置胸腔引流管、尿管，该患者的护理级别是
A. 特级护理
B. 三级护理
C. 一级护理
D. 专人护理
E. 二级护理

85. 患者女性，36岁，因食入烙饼，食管静脉破裂出血约1000ml，输入大量库存血后，出现心率缓慢、手足抽搐，血压下降、伤口渗血。出现以上症状的有关因素是
A. 血钾升高
B. 血钾降低
C. 血钙升高
D. 血钙降低
E. 血钠降低

86. 关于口服避孕药的避孕原理，以下不恰当的是
A. 抑制排卵
B. 改变输卵管功能
C. 抑制子宫内膜增生
D. 改变子宫黏液性状
E. 改变阴道分泌物性状

87. 做血液气体分析的血标本采集后应密封放置于
A. 清洁试管中
B. 草酸钾抗凝试管中
C. 无菌试管中
D. 枸橼酸钠试管中
E. 肝素抗凝注射器中

88. 某患者因牙痛到医院就医，医生诊断后为其拔除了牙齿。术后患者仍感患处肿痛，再次就诊发现医生拔错了牙齿。遂将医院告上法庭。法院经调查发现医院存在过失，负全部责任，该事件属于
A. 一级医疗事故
B. 二级医疗事故
C. 三级医疗事故
D. 不构成医疗事故
E. 四级医疗事故

89. 患者女性，23岁，因脑震荡急诊入院已3天。病人呈睡眠状态，可以唤醒，可以回答问题但有时不正确，很快又入睡。请判断病人的意识状态是
A. 浅昏迷
B. 昏睡
C. 嗜睡
D. 意识模糊
E. 谵妄

90. 在抢救病人中，关于医生、护士合作的描述，正确完整的是
A. 在抢救病人中，护士应执行医生的口头医嘱，但必须复述一遍无误后方可执行，且在抢救完成6小时内补写书面医嘱
B. 在抢救病人中，护士可以考虑执行医生的口头医嘱
C. 在抢救病人中，护士应执行医生的口头医嘱，但必须复述二遍无误后方可执行
D. 在抢救病人中，护士应拒绝医生口头医嘱
E. 在抢救病人中，护士应执行医生的口头医嘱，但必须复述一遍无误后方可执行，且在抢救完成1小时以内补写书面医嘱

91. 急性心肌梗死病人由急诊室送到心电监护室应采用的方式是
A. 由护士陪同步行
B. 由担架车护送
C. 病人自己快步行进
D. 病人自己慢步行进
E. 由家人搀扶步行

92. 患者男，76 岁。因慢性阻塞性肺气肿入院。护士发现患者有明显的呼吸困难及口唇发绀，血气分析 PaO_2 29mmHg，SaO_2 55%，该患者程度为
A. 重度缺氧
B. 中度缺氧
C. 极重度缺氧
D. 极轻度缺氧
E. 轻度缺氧

93. 某病人肝炎后肝硬化，近日食欲欠佳，腹胀，体检腹部有移动性浊音，提示
A. 腹水
B. 肠胀气
C. 腹膜炎
D. 胆囊结石
E. 胰管梗塞

94. 患者女，32 岁，患风心病二尖瓣狭窄，近日出现发热，疑为亚急性感染性心内膜炎。护士应告知患者抗生素的正确使用方法是
A. 用抑菌抗生素治疗
B. 早期、大剂量抗生素长期治疗
C. 症状缓解后停用抗生素
D. 体温下降后应用抗生素
E. 细菌培养阳性后再使用抗生素

二、以下提供若干个案例，每个案例下设若干个考题，请根据各考题题干所提供的信息，在每题下面 A、B、C、D、E 五个备选答案中选择一个最佳答案，并在答题卡上将相应题号的相应字母所属的方框涂黑。

（95~96 题共用题干）
某医院将组织全院党团员义务献血活动，急诊科年轻护士甲、乙、丙均积极报名参加。
95. 献血错误的准备是
A. 适当休息
B. 不能饮酒
C. 保证充足睡眠
D. 进食高脂食物
E. 不能服药

96. 顺利完成自愿献血后的正确做法是
A. 献血完毕按住止血棉球 1 分钟以免皮下血肿
B. 采血侧肢体可以抬举重物
C. 绝对卧床休息 1 周
D. 保护穿刺部位，至少 8 小时内勿被水浸湿
E. 可以正常工作，避免通宵娱乐和剧烈运动

（97~98 题共用题干）
患儿男，1 岁。咳嗽流涕 1 天，夜起发热来院。体温 39℃，神志清楚。
97. 护士应采取适宜降温措施是
A. 冷湿敷
B. 化学制冷袋
C. 温水拭浴
D. 乙醇拭浴
E. 冰袋

98. 操作中的注意事项，不正确的是
A. 胸前区、腹部和足底等处禁用冷疗
B. 腋窝、腹股沟等处适当延长用冷时间
C. 冷疗后 30min 复测体温并记录
D. 冷疗时间应 30~40min
E. 随时观察患儿情况

（99~100 题共用题干）
患者男性，45 岁，有慢性风湿性心脏病病史。近日轻度活动即感心悸、气促。
99. 根据病人表现，病人心功能等级为
A. 一级
B. 二级
C. 三级
D. 四级
E. 五级

100. 风心病病人并发心律失常时最常见的类型为
A. 室性期前收缩
B. 房性期前收缩
C. 阵发性心动过速
D. 心房颤动
E. 房室传导阻滞

（101~102 题共用题干）
患者女，28 岁，上呼吸道感染，T39.6℃，P120 次 / 分，R24 次 / 分，BP110/70mmHg，医嘱给予口服磺胺药。
101. 该患者的体温属于
A. 正常
B. 中度热
C. 地热
D. 高热
E. 超高热

102. 对患者的给药指导，正确的是
A. 服药后加盖棉被
B. 服药后立即测体温

C. 服药后多喝水
D. 用茶水送服
E. 宜饭前服用

（103~105 题共用题干）

患者男性，急性阑尾炎合并穿孔，急诊在硬膜外麻醉下行阑尾切除术，术中顺利，术后血压稳定，病情平稳，安返病房。

103. 病房护士为患者安置的体位是
A. 仰卧屈膝位 6 小时
B. 平卧 6 小时
C. 侧卧位 6 小时
D. 中凹卧位 6 小时
E. 头高足低位 6 小时

104. 术后第 2 天患者体温 38.2℃，并诉切口疼痛，此时护士应为患者安置的体位是
A. 头高足低位
B. 仰卧屈膝位
C. 右侧卧位
D. 半坐卧位
E. 端坐位

105. 安置上述卧位的目的是
A. 减少局部出血
B. 有利于增进食欲，为进食作准备
C. 有利于减少回心血量，减轻心脏负担
D. 有利于减轻肺部淤血，减少肺部并发症
E. 减轻缝合处张力，促进切口愈合

（106~107 题共用题干）

患者男，38 岁。主诉反复寒战，发热 1 周。体温骤降，最高达 39.5℃，很快降至正常，隔日发作一次，今晨再次出现高热急诊入院。疑似疟疾。护士为其监测体温。

106. 该患者用过的体温计正确的处理方式是
A. 过氧乙酸浸泡
B. 84 消毒液擦拭
C. 紫外线照射
D. 乙醇擦拭
E. 碘酊擦拭

107. 为该患者采取的隔离措施是
A. 接触性隔离
B. 肠道隔离
C. 呼吸道隔离
D. 昆虫隔离
E. 严密隔离

（108~110 题共用题干）

患者女，34 岁。发热待查。体温最高可达 39℃，护士要求患者在对侧腋窝再测一次，患者犹豫了一下，告诉护士自己为了多休假在测体温前先在腋窝放置热水袋再测体温，希望护士为其保密，护士答应替她暂时保守这个秘密，但是要求她尽快出院。

108. 护士的这种做法
A. 基本是对的
B. 完全是正确的
C. 符合护理职业的要求
D. 应该得到表扬，因为她很好地处理了矛盾
E. 是错误的

109. 对于这个患者的这个保密要求，护士的正确做法是
A. 介绍她去别的医院
B. 应该拒绝保密的同时，拒绝给她治疗
C. 替患者保密的同时，把她留在医院治疗
D. 替患者保密，等主治医生自己发现
E. 不能保密，及时告诉主治医师

110. 对尊重患者自主权的正确理解是
A. 此准则适用于所有患者
B. 患者在获取足够医疗信息后有权做出理性决定
C. 护士的任何干预都是不道德的
D. 此准则适用于患者的所有自我决定
E. 医生的任何干预都是不道德的

（111~114 题共用题干）

患者女，45 岁。因上腹部钝痛，伴腹胀，反酸，嗳气半年，近期出现消瘦，乏力入院。

111. 为明确诊断，医嘱行大便隐血试验，其目的是
A. 检查粪便中有无寄生虫
B. 检查粪便中有无异常代谢物
C. 检查粪便中有无微量血液
D. 检查粪便性状
E. 检查粪便中有无致病菌

112. 实验前正确的饮食是
A. 进食富含铁剂的食物，纠正机体贫血
B. 进食高脂肪饮食，以刺激胆囊收缩排空
C. 进食牛奶，豆制品及大白菜等清淡饮食
D. 进食新鲜绿色蔬菜，补充维生素
E. 进食动物高蛋白饮食，补充机体营养

113. 护士应告知患者留便的时间为入院后

A. 第 1 天
B. 第 2 天
C. 第 3 天
D. 第 4 天
E. 第 5 天

114. 经检查确诊为慢性胃溃疡，护士的饮食指导正确的是
A. 食用易消化，富含热量、蛋白质及维生素的食物
B. 多喝牛奶，可修复受损组织，促进溃疡愈合
C. 多食粗纤维的食品，促进胃肠消化
D. 甜品可补充能量，宜多食
E. 根据口味可食用辛辣食物，促进食欲

（115~116 题共用题干）
患者女，49 岁，子宫肌瘤切除术后第 5 天，手术切口疼痛、红肿，体温 38.3℃，考虑该患者出现了院内感染。
115. 该患者的院内感染类型是
A. 化脓性感染
B. 切口真菌感染
C. 自身感染
D. 外源性感染
E. 内源性感染

116. 此型感染最有利的预防措施是
A. 勤换敷料
B. 建议患者转院
C. 提高机体抵抗力
D. 使用抗生素
E. 健全医院感染监测制度

（117~118 题共用题干）
患者女，30 岁，已婚，因车祸行双下肢截肢手术。
117. 术后第 1 天早上，责任护士进行查房时发现患者躺在床上默默流泪，此时，该护士的最佳沟通方式是
A. 询问同室患者
B. 告诉患者保存生命是最重要的
C. 在床旁陪伴患者，给予安慰
D. 规劝患者身残志坚
E. 试着让患者说出伤心的原因，要求患者和家属多沟通

118. 午餐时病房的其他护士在食堂围绕着“患者截肢了，今后的生活该怎么办”一事议论纷纷，面对这个状况，责任护士的恰当做法是
A. 回避病房的护士们
B. 告诉护士长这一情况
C. 不做任何表示
D. 劝阻大家不要议论病人隐私
E. 加入讨论

（119~120 题共用题干）
患儿，男，3 岁。平时活动耐力低下，诊断为先天性心脏病，其心脏的血流动力学如图所示。

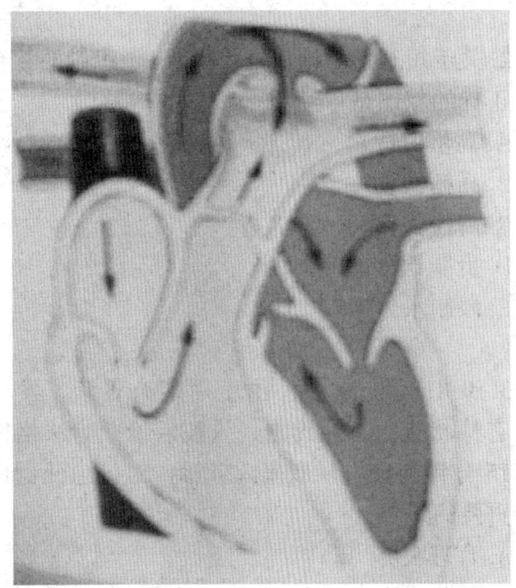

119. 根据上述血流动力学特点，考虑该患儿为
A. 房间隔缺损
B. 室间隔缺损
C. 法洛四联症
D. 动脉导管未闭
E. 主动脉瓣关闭不全

120. 该患儿的心脏杂音特点是
A. 舒张期隆隆样
B. 收缩期泼水样
C. 收缩期吹风样
D. 舒张期吹风样
E. 连续性机器样

实践能力

一、以下每一道考题下面有 A、B、C、D、E 五个备选答案。请从中选择一个最佳答案，并在答题卡上将相应题号的相应字母所属的方框涂黑。

1. 洋地黄类药物使用的禁忌证是
A. 充血性心力衰竭
B. 三度房室传导阻滞
C. 心房颤动
D. 室上性心动过速
E. 心房扑动

2. 关于短暂性脑缺血发作（TIA）患者的饮食指导，正确的叙述是
A. 高蛋白饮食
B. 高糖饮食
C. 高盐饮食
D. 低脂饮食
E. 限制水分摄入

3. 患儿，女，4 岁。出生后即有青紫，发育落后，有杵状指，喜欢蹲踞，入院后诊断为法洛四联症，15 分钟前突发晕厥来院就诊。对该患儿健康指导最重要的是
A. 合理喂养
B. 预防呼吸道感染
C. 介绍本病的最佳手术年龄
D. 预防心力衰竭
E. 按时预防接种

4. 护士在护理泌尿系损伤患者的各种引流管时，护理措施中错误的是
A. 避免导管扭曲折叠，阻碍外流
B. 保持引流管引流通畅
C. 引流管不能高于导管引出的皮肤水平
D. 限制饮水量以避免尿瘘和皮炎
E. 了解各种引流管在体内的部位

5. 患者女性，62 岁。有间歇性头痛、头晕、血压偏高病史，昨日出现剧烈头痛、心悸、多汗、视物模糊、面色苍白，血压 220/122mmHg，心率 120 次 / 分。下列护理措施中错误的是
A. 监测心电、血压、呼吸、神志和肢体运动状况
B. 绝对卧床休息
C. 保持呼吸道通畅
D. 静脉滴注硝普钠
E. 平卧位

6. 确诊慢性胃炎最重要的检查是
A. 粪便隐血试验
B. 钡餐造影
C. 胃液分析
D. 胃镜
E. 幽门螺杆菌检测

7. 患者女性，53 岁。高血压、糖尿病病史 5 年，既往无心绞痛病史。近来出现发作性胸闷、胸痛，以胸骨后明显。医生嘱其胸痛发作时可舌下含服硝酸甘油，护士告知此药起效时间是
A. 3~5 分钟
B. 5~10 分钟
C. 15~20 分钟
D. 20~30 分钟
E. 30~60 分钟

8. 系统性红斑狼疮最常见的受损器官是
A. 脾
B. 肺
C. 肾
D. 肝
E. 心

9. 患者男，学生，17 岁，平素体健，体检时心率 96 次 / 分，律齐，心尖区闻及舒张期隆隆样杂音，心界增大不明显。恰当的保健指导是
A. 避免重体力活动，防止感染，坚持随访
B. 及早洋地黄治疗
C. 宜口服利尿剂
D. 保持卧床休息
E. 住院进行治疗

10. 慢性粒细胞白血病慢性期最突出的体征是
A. 胸骨下段压痛
B. 脾大
C. 发热
D. 骨关节痛
E. 贫血

11. 心包炎患者做出下列哪项表述时，护士应对其加强饮食教育

A.“医院的饭菜太淡，我自己带了几个咸鸭蛋。”

B.“我的身体正在恢复，要每天吃点肉和鱼。”

C.“每天饭菜量必须足够，不能饿着。”

D.“我每天都要吃一些新鲜水果。”

E.“要多吃蔬菜，不然会便秘。”

12. 不属于肺心病代偿期特征的临床表现是

A. 发绀

B. 呼吸困难

C. 颈静脉充盈

D. 肺部叩诊呈过清音

E. 主动脉瓣第一心音亢进

13. 患者女，51 岁，患冠心病 20 年，突发心跳呼吸骤停，经抢救已脱离危险。接下来最重要的处理是

A. 纠正酸中毒

B. 应用抗生素

C. 强心利尿

D. 防治脑缺氧和脑水肿

E. 持续心电监护

14. 患儿男，胎龄 36 周，生后 20 小时即出现黄疸。查母血型为 Rh（-），患儿血型为 Rh（+），患儿生后 36 小时出现嗜睡，尖声哭叫、肌张力下降，胆红素上升至 342μmol/L。该患儿最可能

A. 新生儿胆红素脑病

B. 新生儿低钙血症

C. 新生儿颅内出血

D. 新生儿化脓性脑膜炎

E. 新生儿低血糖

15. 患者男性，32 岁，因消化性溃疡医嘱给予口服碱性药物，该药服用时间是

A. 餐前 1 小时

B. 餐前 2 小时

C. 餐中

D. 餐后 1 小时

E. 餐后 2 小时

16. 患儿男，5 岁。体温 39.4℃，发热 3 天后于耳后出现淡紫色、充血性斑丘疹，拟诊断为“麻疹”。此时患儿首要的护理问题是

A. 有皮肤完整性受损的危险

B. 有传播感染的危险

C. 有体液不足的危险

D. 体温过高

E. 潜在并发症：支气管肺炎

17. 患者男，42 岁，因急性肠梗阻频繁呕吐，出现口渴、尿少、脱水征、血压下降。进行液体疗法时应首先静脉滴注

A. 5% 葡萄糖液

B. 右旋糖酐

C. 5% 葡萄糖盐水

D. 复方氯化钠

E. 0.3% 氯化钾

18. 患者男，60 岁。拟诊断为“心瓣膜病，二尖瓣关闭不全并发感染性心内膜炎”收入院。关键的治疗措施是

A. 降温

B. 适当应用激素

C. 抗生素的合理利用

D. 加强营养

E. 预防心律失常

19. 患儿女，5 个月，因哭闹时脐部隆起就诊，诊断为脐疝。患儿家长担心患儿病情。护士对家长的健康教育，不妥的是

A. 解释脐疝发病原因及特点

B. 保持患儿大便通畅，防止便秘

C. 定期来院复查

D. 建议尽早手术

E. 疝块还纳后局部用大于脐环并外包纱布的硬币压迫

20. 患儿男，3 岁。上腹部汽车撞伤 2 小时入院，腹腔诊断性穿刺（-），诊断为腹壁挫伤。伤后 8 小时腹部逐渐饱胀。腹部触诊时哭闹，腹肌紧张，肠鸣音消失，在诊断尚未明确时，正确的措施是

A. 不可使用哌替啶缓解疼痛

B. 输血

C. 嘱家属卧床休息

D. 让患儿进食，保证营养

E. 插导尿管，观察尿量

21. 患者女性，49 岁，肝硬化伴腹水 1 个月。下列护理措施中错误的是

A. 食盐摄入每天不超过 2g

B. 定期测量腹围和体重

C. 每天饮水 1500ml 以上

D. 观察电解质及酸碱平衡情况

E. 记录每天出入液量

22. 患者男，22 岁。因胆道蛔虫采用纤维十二指肠镜取虫术，除术前禁食 12h 外，检查前 3 天应选择的饮食是
A. 低脂饮食
B. 禁食
C. 高脂饮食
D. 半流质饮食
E. 流质饮食

23. 患儿女，11 岁。以“胆道蛔虫病”入院治疗，经解痉止痛后病情缓解，给予驱虫药哌嗪治疗，护士指导患儿正确服用驱虫药的时间是
A. 清晨空腹或晚上临睡前
B. 进餐时服用
C. 餐前半小时
D. 餐后 1 小时
E. 腹痛时

24. 老年急性支气管炎的护理重点是
A. 提供足够的营养
B. 促进排痰
C. 注意观察生命体征
D. 保持舒适体位
E. 注意观察用药反应

25. 患者女，43 岁。转移性右下腹痛伴右下腹麦氏点固定压痛。此压痛属于
A. 内脏性疼痛
B. 躯体性疼痛
C. 牵涉性疼痛
D. 弥散性疼痛
E. 迟钝性疼痛

26. 患者男，58 岁，酒精性肝硬化。B 超显示门静脉增宽，有少量腹水，该患者口服螺内酯及呋塞米，即将出院。责任护士对该患者进行出院用药指导，错误的是
A. 呋塞米适宜睡前口服
B. 定期检测血钾浓度
C. 单独口服螺内酯时不需补钾
D. 定期监测体重
E. 定期监测腹围

27. 患者男性，32 岁，因大叶性肺炎入院，请问此病人肺炎实变体征不包括
A. 患侧呼吸运动减弱
B. 可听到支气管呼吸音及湿啰音
C. 叩诊呈浊音
D. 语颤增强
E. 呼气音延长

28. 患者女，40 岁。完全性葡萄胎清宫术后 1 周，无阴道出血。护士行健康教育时告知患者出院后定期监测血、尿 HCG，其主要目的是
A. 及早发现恶变
B. 指导避孕方法
C. 了解子宫复旧情况
D. 了解卵巢黄素囊肿变化
E. 及早发现妊娠

29. 支气管扩张患者大咯血时出现胸闷、气急、发绀、烦躁、大汗淋漓等症状，此时应协助病人取
A. 半坐卧位
B. 中凹卧位
C. 平卧位
D. 头低足高位
E. 头高足低位

30. 孕妇，28 岁，G3P0，孕 38 周。今突感剧烈腹痛伴有少量阴道流血，查体，血压 150/110mmHg，子宫似足月妊娠大小，硬如木板，有压痛，胎心率 90 次 / 分，胎位不清，其最可能发生了
A. 临产
B. 先兆子宫破裂
C. 早产
D. 胎盘早期剥离
E. 前置胎盘

31. 患者男性，58 岁。因肺气肿入院，患者呼气费力，烦躁不安。针对该患者的护理措施，错误的是
A. 经常巡视病房、满足病人安全需要
B. 病室内多摆放绿色植物，使人心情愉快
C. 多陪伴病人，疏导其不良情绪
D. 协助患者取舒适体位
E. 必要时给予吸痰和吸氧

32. 患者女，72 岁。因“间断咳嗽，咳痰 10 余年，症状加重，伴下肢水肿 1 周”入院，入院判断为“肺心病”。护士在进行健康评估时，哪项资料有助于判断本次症状加重的可能因素
A. 食物过敏史
B. 家族成员中有无同类疾病史
C. 有无受凉
D. 吸烟史
E. 是否坚持呼吸功能锻炼

33. 某新生儿，出生4天，面部黄染，血清胆红素5mg/dl，吃奶好，大小便正常，家属询问出现黄疸的原因，护士正确的回答是

A. 生理性黄疸
B. 新生儿胆道闭锁
C. 新生儿败血症
D. 新生儿溶血症
E. 新生儿肝炎

34. 急性上呼吸道感染患者在恢复期出现胸闷心悸，提示患者可能并发了

A. 心肌炎
B. 心律失常
C. 心包炎
D. 肺性脑病
E. 心力衰竭

35. 患者男，27岁，双下肢挤压伤，经初步抗休克处理后出现吸气性呼吸困难，吸纯氧未能改善呼吸。检查：无紫绀，肺部无啰音，胸透无异常发现。改善病人缺氧的最佳措施是

A. 持续高流量吸氧
B. 按时使用有效抗生素
C. 呼气终末正压通气
D. 避免输液过量过快
E. 鼓励深呼吸和排痰

36. 患者男，58岁，渐发双上肢震颤、活动不利半年，诊断为帕金森病，给予左旋多巴等药物治疗，症状缓解，护士给该患者进行健康指导，正确的内容是

A. 坚持主动运动
B. 减少外交活动
C. 症状缓解后停药
D. 限制进餐时间
E. 减少家务活动

37. 患者男，37岁，因"乏力、食欲减退5天，尿黄1天"来诊，经实验室检查诊断为急性病毒性肝炎（甲型），患者非常担心5岁的女儿被传染上，护士对其女儿的预防指导正确的是

A. 暂时消化道隔离，消除紧张心理
B. 预防性服用抗病毒药
C. 密切接触者可在10天内注射人血清免疫球蛋白
D. 进行相关检查，若未感染可不做处理
E. 立即接种甲肝疫苗

38. 患者女，30岁，停经7周，阴道流血3天伴高热2天来院就诊，诊断为"流产合并感染"。目前最佳的治疗原则是

A. 立即清宫
B. 保胎治疗
C. 密切监测病情变化
D. 积极控制感染
E. 无需特殊处理

39. 患儿男，4岁，高热1天出疹，颈胸部皮肤鲜红，散在针尖大小充血样丘疹。查体：T39℃，咽部有脓性分泌物，"口周苍白圈"。针对患儿皮疹的护理，错误的是

A. 忌穿绒布或化纤内衣裤
B. 有皮肤脱屑，应任其自然脱落
C. 有瘙痒感涂炉甘石洗剂
D. 每天肥皂水擦洗皮肤
E. 用剪刀剪掉半脱的皮肤

40. 患者女，67岁，患糖尿病多年，遵医嘱服用二甲双胍治疗，血糖基本能控制在正常范围内，对其糖尿病的治疗目标，错误的认识是

A. 消除糖尿病及其相关症状
B. 彻底治愈
C. 维持较好的健康和劳动能力
D. 纠正代谢紊乱
E. 防止或延缓并发症的发生

41. 孕妇，22岁，第1胎39周阴道分娩，新生儿出生后，四肢青紫，吸痰器清理呼吸道时有恶心表现，四肢稍屈，心率90次/分，呼吸浅慢、不规则，Apgar评分为

A. 2分
B. 3分
C. 4分
D. 6分
E. 8分

42. 患者女，20岁，左手手指指头炎，尚未形成脓肿，下列护理措施中不正确的是

A. 密切观察患者疼痛变化
B. 局部给予热敷
C. 注意观察患者指有无明显肿胀
D. 遵医嘱合理应用抗生素
E. 尽量放低并患指制动

43. 患者女性，37岁，孕3产0，3次均在孕12周左右自然流产，此次停经8周，诊断为早期妊娠。

为防止再次流产应特别指导孕妇

A. 绝对卧床休息
B. 适当进行锻炼
C. 保持精神愉快
D. 减轻劳动强度
E. 加强饮食营养

44. 患者男，56 岁，口服农药 30 分钟后送急诊抢救，诊断为有机磷农药中毒，首选解毒药是

A. 地西泮
B. 阿托品
C. 卡托普利
D. 吗啡
E. 毛果云香碱

45. 针对子痫患者的护理措施，错误的是

A. 专人护理
B. 安置病人在单人房间
C. 防止损伤
D. 保持呼吸道通畅
E. 病房光线宜亮

46. 急性心肌梗死早期（24 小时内）的主要死亡原因是

A. 心律失常
B. 心室壁瘤
C. 心脏破裂
D. 心源性休克
E. 心力衰竭

47. 孕妇，31 岁，孕 33 周，因“无痛性阴道流血 2 次”入院，接受期待疗法。护士应指导病人取

A. 平卧位
B. 臀高位
C. 中凹位
D. 右侧卧位
E. 左侧卧位

48. 患者男，8 个月，因“体检发现心脏杂音”入院，诊断为“先天性心脏病，室间隔缺损”。患者入院后行室间隔缺损修补术，术后进行监护，给予呼吸机辅助呼吸，护士术后进行健康评估的重点是

A. 呼吸
B. 血压
C. 心率
D. 尿量
E. 体温

49. 孕妇 31 岁，第 2 胎妊娠 36 周，突感液体自阴道流出，入院后诊断为胎膜早破，此时阴道液的 pH 值是

A. $\leqslant 4.5$
B. 4.0~4.9
C. 5.0~5.9
D. 6.0~6.4
E. $\geqslant 6.5$

50. 肺心病患者发生心力衰竭，最常见的类型是

A. 左心衰竭继而右心衰竭
B. 右心衰竭继而左心衰竭
C. 右心衰竭
D. 左心衰竭
E. 全心衰

51. 孕妇 21 岁，初产妇，孕 40 周。临产后宫缩强，宫口开大 9cm 时自然破膜。不久产妇出现呛咳、呼吸困难、发绀，血压 80/60mmHg。应首先采取的急救措施是

A. 平卧位，头偏向一侧
B. 绝对卧床，抬高床尾
C. 左侧卧位
D. 半卧位
E. 加压给氧

52. 患者女，68 岁，胰腺癌术后 5 天，医生检查后考虑可能发生了急性呼吸窘迫综合征，为明确诊断，应进行的最有价值的辅助检查是

A. 血气分析
B. X 线检查
C. B 超检查
D. 心电图检查
E. 呼吸功能监测

53. 某糖尿病晚期患者并发肾病综合征，请问对肾病综合征的健康教育指导，错误的是

A. 自我检测尿蛋白，自行增减药物
B. 避免感冒
C. 适当活动，防止血栓形成
D. 树立治疗信心
E. 水肿时限盐

54. 根据小儿身长公式推算，5 岁小儿身长约为

A. 90cm
B. 95cm
C. 105cm
D. 110cm

E. 115cm

55. 患者女性，52 岁，患慢性肾小球肾炎 10 年，近 2 天尿少，血压 190/110mmHg，血钾 6.3mmol/L。该患者应饮用
A. 橘子汁
B. 红枣汤
C. 白菜、萝卜
D. 牛肉末汤
E. 葡萄糖液

56. 不属于妊娠滋养细胞疾病患者心理护理内容的是
A. 介绍病友、医护人员、减轻陌生感
B. 解答患者的疑虑
C. 帮助患者分析可利用的支持系统
D. 向患者提供有关化学药物治疗的信息
E. 告知患者记录阴道出血量的方法

57. 门诊护士对就诊的女性生殖道炎症患者进行指导，不宜用酸性溶液灌洗的是
A. 老年性阴道炎
B. 念珠菌性阴道炎
C. 幼女性外阴炎
D. 滴虫阴道炎
E. 慢性宫颈炎

58. 患者女，25 岁，早孕反应较重，现妊娠 23 周，子宫明显大于孕周，体重剧增，胎动部位不固定且频繁，B 超显示两个胎头光环，评估该孕妇的情况，最有价值的依据是
A. 子宫大小
B. B 超结果
C. 胎动
D. 早孕反应情况
E. 体重

59. 患者女性，23 岁。右乳肿痛 8 天，伴高热。体格检查：右乳外上象限红肿，压痛明显，有波动感，穿刺抽出 5ml 黄白色黏稠脓液，切开引流时的最佳切口是
A. 以乳头为中心做放射状切口
B. 在波动明显处做切口
C. “十字形”切口
D. 乳晕边缘做弧形切口
E. 沿乳房下缘做弧形切口

60. 某患儿在家长带领下到内分泌科门诊就诊，外貌如图所示，该患儿最可能的诊断是

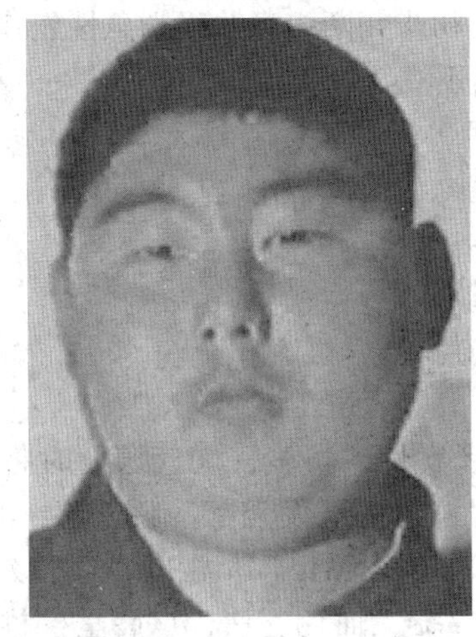

A. 单纯性肥胖
B. Cushing 综合征
C. 糖尿病
D. 高脂血症
E. 甲状腺功能减退症

61. 患者女性，39 岁，因房屋倒塌长时间压迫肢体导致严重挤压伤。对其护理时应特别注意观察
A. 体温、脉搏
B. 精神状态
C. 局部疼痛情况
D. 肢端的温度
E. 尿量和尿色

62. 患者男，38 岁，工作中右手食指被电锯割断，立即将其送到医院行断肢再植，其断指的保存应该是无菌纱布包好，放入干净的塑料袋后再置于
A. 生理盐水中
B. 新洁尔灭中
C. 酒精中
D. 干燥冷藏容器中
E. 与冰块直接接触的加盖容器中

63. 患者女，28 岁，因火灾全身重度烧伤，不能经口进食，需要补充营养，医嘱给予要素饮食，采用连续滴入的方式补充，下列做法错误的是
A. 速度从 40~60 滴 / 分开始，逐渐增加
B. 要素饮食的温度为 50℃ ~60℃
C. 要素饮食最大浓度不能超过 25%
D. 要素饮食期间应定期检查血糖和尿糖
E. 要素饮食应保证在无菌条件下配制

64. 患者男，16 岁，因“今日突发呼吸困难，发作前有鼻痒、喷嚏流涕、干咳”来诊，查体：坐位，血压正常，额部出汗，双肺哮鸣音响亮而弥散，心

率 110 次 / 分，律齐，无杂音，血气分析，血氧饱和度 92%，初步判断该患儿哮喘急性发作的严重程度的分级属于

A. 轻度
B. 中度
C. 重度
D. 危重
E. 无法判断

65. 患者女性，46 岁，天气寒冷时将火炉移入卧室取暖，清晨邻居发现其昏睡不醒，急送医院，查体：血压 90/50mmHg，体温 39℃，呼吸 28 次 / 分，心率 112 次 / 分，面色苍白，口唇呈樱桃红色。针对该患者的护理措施，错误的是

A. 遵医嘱及时给予甘露醇
B. 密切观察神志变化
C. 给予物理降温
D. 及时采血测定碳氧血红蛋白
E. 持续低流量吸氧

66. 肢体出血时使用止血带止血要注意的是

A. 每隔 10 分钟放松止血带 1 次
B. 每隔 20 分钟放松止血带 1 次
C. 每隔 30 分钟放松止血带 1 次
D. 每隔 40 分钟放松止血带 1 次
E. 每隔 60 分钟放松止血带 1 次

67. 患者男性，45 岁，民工，夏日在工地作业后出现高热、头痛、剧烈呕吐，随即出现昏迷。入院后诊断为热射病，请问此病人物理降温时肛温应降至多少应暂停降温

A. 36℃
B. 36.5℃
C. 37℃
D. 37.5℃
E. 38℃

68. 对痛经患者的健康评估一般不包括

A. 年龄
B. 心理状况
C. 饮食状况
D. 伴随症状
E. 疼痛性质

69. 患儿女，3 岁，玩耍时突然剧咳、面色青紫，遂来院就诊。查体：听诊闻及似金属声的“拍击音”，急查胸片未见异物。护士对患儿家长进行健康指导，不正确的是

A. 养成良好的进食习惯
B. 教育儿童不要口含物品玩耍
C. 婴幼儿应避免吮食果冻
D. 进食时家长不打骂孩子
E. 2 岁以上儿童可以进食花生米

70. 膝关节单纯滑膜结核患者除全身治疗外，局部治疗首选的方法是

A. 膝关节加压融合术
B. 石膏固定
C. 穿刺抽脓，注入链霉素或异烟肼
D. 膝关节病灶清除术
E. 皮肤牵引

71. 为了解肋骨骨折病人骨折愈合情况，复查 X 线片的时间应选择在伤后

A. 15 天
B. 1 个月
C. 3 个月
D. 6 个月
E. 1 年

72. 通常不会导致咯血症状的疾病是

A. 支气管扩张症
B. 高血压
C. 急性肺水肿
D. 肺癌
E. 肺结核

73. 某女性患者因全身关节痛，面部蝶形红斑入院，查血抗 Sm 抗体（+），确诊为系统性红斑狼疮。请问系统性红斑狼疮的护理措施，错误的是

A. 床单清洁干燥
B. 居室阳光充足
C. 病室空气流通
D. 病室内温度 18℃~20℃
E. 病室内湿度 50%~60%

74. 患者女，30 岁，教师，诊断为抑郁症。入院后临床主要表现为情绪低落，少语、自责、多卧床，有时哭泣，进食差伴早醒。责任护士在健康评估中，应首先关注的是

A. 体重减轻
B. 进食量少
C. 活动量少
D. 不良心境引起的轻生观念
E. 睡眠障碍

75. 患者女性，49 岁。肝区疼痛伴肝大，入院后诊断为原发性肝癌。行肝动脉栓塞术，术后护理措施，不正确的是

A. 栓塞术后 1 周补充葡萄糖和蛋白质
B. 可注射哌替啶以缓解腹痛
C. 中等度发热不需特殊处理
D. 密切观察有无肝性脑病前驱症状
E. 术后给予流质饮食

76. 某采用胰岛素治疗的糖尿病患者准备在注射胰岛素半小时后进行爬山运动，此时适宜的注射部位是

A. 大腿外侧
B. 腹部
C. 前臂
D. 上臂
E. 臀部

77. 患者男性，24 岁，以慢性粒细胞性白血病收入院治疗。请问慢性粒细胞性白血病最突出的体征是

A. 高热
B. 肝脏肿大
C. 脾大
D. 淋巴结肿大
E. 胸骨中下段压痛

78. 患者男，60 岁，胃癌根治术后 1 天，胃管流出 100ml 咖啡色液体，护士给予饮食指导正确的内容是

A. 禁食
B. 面条
C. 少量饮水或米汤
D. 忌生、冷、硬、刺激性食物
E. 少量多餐

79. 血友病中主要缺乏的凝血因子

A. 凝血因子Ⅷ
B. 凝血因子Ⅸ
C. 凝血因子Ⅴ
D. 凝血因子Ⅵ
E. 凝血因子Ⅶ

80. 患儿男，5 个月。“因反复惊厥 3 次”来诊，诊断为维生素 D 缺乏性手足抽搐症，家长情绪紧张，担心惊厥再次发生，护士进行健康评估时，尤其应注意的是

A. 家长居住环境
B. 家长的学历程度
C. 家长对疾病的了解程度
D. 家庭的经济状况
E. 家庭成员的职业

81. 患者女性，32 岁，产前检查尿糖（++），血糖 9.8mmol/L，糖耐量减退，胰岛素释放延迟，无三多一少症状，产后血糖持续偏高、糖耐量减退。目前主要的保健指导是

A. 绝对卧床休息，保证充足睡眠
B. 观察低血糖反应与酮症酸中毒
C. 学会尿糖测定
D. 学会胰岛素注射
E. 注意饮食控制

82. 患者男，18 岁，3 天前开始出现咳嗽，咽干，继而出现喷嚏、流清水样鼻涕，伴轻度头痛，低热，无明显咳嗽，查体：鼻黏膜充血。该患者最可能出现了

A. 疱疹性咽峡炎
B. 急性感染性喉炎
C. 进行性细菌性扁桃体炎
D. 急性支气管炎
E. 流行性感冒

83. 患儿女，3 岁 5 个月。出现头痛、发热、呕吐及烦躁，诊断为化脓性脑膜炎，针对该患儿的护理措施，正确的是

A. 患儿体温超过 37.5℃时在 30 分钟内使体温降至正常
B. 为减少干扰，避免频繁为患儿翻身
C. 鼓励增加探视与陪护人员
D. 为防止呕吐，禁食禁饮
E. 不需记录 24 小时出入量

84. 某 50 岁女士，20 年前生育一女，采用宫内节育器避孕，现月经稀少 1 年，周期由原来的 28 天变为 21 天，自觉已进入更年期。其正确的取环时间是

A. 绝经半年后
B. 绝经 1 年后
C. 绝经 2 年后
D. 绝经 3 年后
E. 绝经 5 年后

85. 对青少年痤疮的护理措施，不恰当的是

A. 多吃清淡食物
B. 不吸烟、不饮酒
C. 保持乐观情绪
D. 保持皮肤清洁
E. 挤净痤疮内容物

86. 某初产妇，27 岁。自然分娩后第 2 天，行身体评估，下列指标正常的是
A. 呼吸 24 次 / 分
B. 出汗量多
C. 体温 39.2℃
D. 尿量 400ml/24h
E. 宫底脐上 3 指

87. 最常见也最需要干预的老年人情绪状态是
A. 焦虑和抑郁
B. 害怕和紧张
C. 拒绝和孤独
D. 失望和消极
E. 孤独和消极

88. 患儿女，8 岁，经常大便出血，鲜血时见于大便表面，每日大便 1~2 次，偶有像草莓样肉团脱出肛外。直肠指检距肛门 5~6cm 处可触及葡萄状肿块，质软，指套有血迹，该患儿最可能出现了
A. 直肠癌
B. 直肠脱垂
C. 肛乳头肥大
D. 直肠息肉
E. 内痔

89. 关于产褥感染的护理措施，不妥的是
A. 防止交叉感染，进行床边隔离
B. 产妇平卧，臀部抬高
C. 体温超过 38℃应停止哺乳
D. 保证营养摄入
E. 保持外阴清洁

90. 患者女，40 岁，上腹部胀痛 1 月余，持续并进行性加重，可放射至腰背部，同时伴有食欲不振，明显消瘦，今日因疼痛剧烈来院就诊，诊断为"胰腺癌"。入院后患者提出需要服用止痛药，护士正确的做法是
A. 报告医生，即时给予有效的镇痛
B. 说明镇痛会掩盖病情，劝患者忍耐
C. 待其他处置结束后报告医生
D. 告知是疾病的症状，无需处理
E. 观察疼痛的进展情况

91. 患者男，34 岁，下肢静脉曲张 6 年，自诉患肢受碰撞后皮肤破溃，出血，护士告知此时的紧急处理措施是
A. 指压止血
B. 站立位弹力绷带包扎
C. 平卧抬腿加压包扎
D. 钳夹血管止血
E. 止血带止血

92. 患儿女，生后 8 天。因惊厥入院，遵医嘱静脉补钙，在静脉注射过程中，患儿心率低于多少时应停用
A. 70 次 / 分
B. 80 次 / 分
C. 90 次 / 分
D. 100 次 / 分
E. 110 次 / 分

93. 护士在给患者做心电图时，V4 导联正确的放置位置是
A. 胸骨左缘第 4 肋间
B. 左腋窝前线第 5 肋间
C. 左锁骨中线第 5 肋间
D. 左腋前线第 4 肋间
E. 左锁骨中线第 4 肋间

94. 患者女，18 岁，因"受感冒后出现心悸，气促 7 天"入院，入院诊断为病毒性心肌炎，实验室检查：ESR40mm/h，心肌酶谱增高，对该患者的健康宣教，正确的是
A. 可在病区里散步或进行活动耐力以内的运动
B. 无症状时可进行轻体力劳动
C. 进食低蛋白，高维生素饮食
D. 可适度饮酒，促进睡眠
E. 绝对卧床休息 4 周以上，出院后继续休息 3~6 个月

95. 患者男性，38 岁，有肺结核病史 2 年，突然咯血 300ml，口唇紫绀。查体：神志清，心率 100 次 / 分，律齐，血压 105/85mmHg，右肺可闻及湿啰音。首先的抢救措施是
A. 气管切开
B. 呼吸机辅助呼吸
C. 立即使用呼吸兴奋剂
D. 吸氧
E. 头低脚高位，清理呼吸道血块

二、以下提供若干个案例，每个案例下设若干个考题，请根据各考题题干所提供的信息，在每题下面 A、B、C、D、E 五个备选答案中选择一个最佳答案，并在答题卡上将相应题号的相应字母所属的方框涂黑。

（96~97 题共用题干）

孕 38 周孕妇，因先兆子痫入院，3 天前患者轻

微头疼，尿蛋白（++）。

96. 给予硫酸镁治疗时，需停药的情况是

A. 呼吸 18 次 / 分

B. 膝反射消失

C. 头痛缓解

D. 血压 130/90mmHg

E. 尿量 100ml/24h

97. 硫酸镁中毒时应给予哪种药物解毒

A. 5% 葡萄糖静脉滴注

B. 肌内注射莨菪碱

C. 静脉注射 50% 葡萄糖溶液

D. 静脉注射 10% 葡萄糖酸钙

E. 静脉注射低分子右旋糖酐

（98~99 题共用题干）

38 岁经产妇，妊娠 39 周，因阴道分娩后子宫收缩乏力导致阴道流血不止。给予子宫按摩及使用宫缩剂，止血效果差，阴道流血达 1000ml。产妇贫血貌，四肢湿冷，心率 130 次 / 分，呼吸 36 次 / 分，血压 80/50mmHg，遵医嘱行宫腔填塞无菌纱布。

98. 无菌纱布条留置宫腔的时间是

A. 8 小时

B. 12 小时

C. 16 小时

D. 24 小时

E. 72 小时

99. 宫腔填塞无菌纱布条后应警惕的是

A. 宫底高度下降

B. 宫腔内继续出血，但阴道未见出血的止血假象

C. 子宫缩小

D. 纱布条脱出

E. 感染

（100~101 题共用题干）

患者男，75 岁。平时喜欢饮浓茶，今晨进食 2 个油煎荷包蛋后突发右上腹阵发性绞痛，向右肩部放射，伴全身冷汗，送至急诊。

100. 为判断患者病情，最有价值的辅助检查是

A. B 超

B. X 线

C. 经内镜逆行胰胆管造影

D. CT

E. 经皮肝穿刺胆管造影

101. 经过检查，确诊为胆囊结石，入院在腹腔镜下行胆囊摘除术，患者术后恢复良好，出院前护士给患者进行健康宣教，建议患者的饮食应该

A. 低蛋白、低脂饮食、高维生素饮食

B. 低糖、低盐、低脂饮食

C. 低盐、低蛋白、低脂饮食

D. 高蛋白、低脂、高维生素饮食

E. 高蛋白、低盐、低脂饮食

（102~105 题共用题干）

患者女，23 岁。停经 13 周，腹痛，阴道出血比月经多，子宫增大如孕 3 个月大小，宫口有胎囊膨出，诊断为难免流产。

102. 目前应采取的治疗措施是

A. 水囊引产

B. 利凡诺引产

C. 药物流产

D. 负压吸引术

E. 钳刮术

103. 对该患者的术后宣教，不正确的内容是

A. 术后休息 2 周

B. 术后禁止性生活及盆浴 1 个月

C. 每日用温开水清洗并更换内裤

D. 嘱患者观察阴道出血及腹痛情况

E. 卧床休息，保持外阴清洁

104. 该患者行人工流产术后第 3 天出现高热、腹痛、下腹部压痛，最可能发生了

A. 宫颈粘连

B. 羊水栓塞

C. 人工流产综合征

D. 感染

E. 子宫穿孔

105. 该患者准备下个星期月经后放置宫内节育器，最适宜的时间是

A. 月经干净后 10~14 天

B. 月经第 1 天

C. 月经干净后 3~7 天

D. 月经干净后 7~10 天

E. 月经干净后 1~3 天

（106~107 题共用题干）

28 岁女士，剖宫产术后 42 天，今日返院复查，自诉产后坚持纯母乳喂养，现经查体，产后恢复好，可以开始性生活。

106. 护士应指导其产后坚持纯母乳喂养的时间是

A. 2 个月

B. 4 个月
C. 6 个月
D. 8 个月
E. 10 个月

107. 目前最适合该女士的避孕措施是
A. 口服避孕药
B. 宫内节育器
C. 安全套
D. 紧急避孕
E. 体外排精

（108~109 题共用题干）
孕妇，33 岁，孕 36^{+3} 周。
108. 护士就孕妇自我计数胎动计划进行健康教育。孕妇以下陈述说明她掌握了相关知识的是
A.“12 小时胎动计数少于 10 次说明胎儿在睡觉”
B.“胎动是胎儿在子宫内情况欠佳的表现”
C.“正常胎动每小时 3~5 次”
D. 胎动减少之后不会出现胎心的异常改变
E.“胎动对了解胎儿宫内情况无益”

109. 孕妇临产 2h 后，出现胎儿窘迫，护士向其家属解释发生的最可能原因是
A. 胎儿的先露部下降
B. 母体血氧含量不足
C. 胎儿先天发育异常
D. 母体胎盘已经老化
E. 子宫收缩逐渐增强

（110~111 题共用题干）
患者男，42 岁，排便时有一组织团块脱出肛门，便后可自行回纳，伴无痛性出血
110. 对脱出肛门的组织团块进行视诊时，患者应采取的体位是
A. 右侧卧位
B. 左侧卧位
C. 蹲位
D. 截石位
E. 膝胸位

111. 该患者属于
A. Ⅲ期内痔
B. Ⅱ期内痔
C. 前哨痔
D. Ⅰ期内痔
E. 血栓性外痔

（112~115 题共用题干）
患者男性，43 岁。1 周来晨起眼睑水肿，排尿不适，血尿，血压偏高，疑为急性肾小球肾炎，需留 12 小时尿作艾迪计数。
112. 为了防止尿液久放变质，应在尿液中加入
A. 甲醛
B. 稀盐酸
C. 浓盐酸
D. 已烯雌酚
E. 乙醛

113. 留取尿液的正确方法是
A. 晨 7 时开始留尿，至晚 7 时弃去最后 1 次尿
B. 晨 7 时排空膀胱，弃去尿液，开始留尿，至晚 7 时留取最后 1 次尿
C. 晚 7 时开始留尿，至晨 7 时弃去最后 1 次尿
D. 晚 7 时排空膀胱，弃去尿液，开始留尿，至晨 7 时留取最后 1 次尿
E. 任意取连续的 12 小时尿均可

114. 留尿过程中患者出现头晕、视物模糊，应采取的措施是
A. 协助患者饮水
B. 协助患者进食
C. 让患者自由活动
D. 协助患者休息，预防摔伤
E. 报告医生

115. 进一步明确肾功能情况，需采血查尿素氮。正确的做法是
A. 采集量一般为 10ml
B. 用干燥试管
C. 从输液针头处取血
D. 采集后直接注入采血管
E. 采血前需禁食

（116~117 题共用题干）
患者女，69 岁，退休干部，2 年前开始出现记忆力下降，近半年记忆力下降逐渐明显，2 个月前出去散步，找不到回家的路。过去注意仪表，病后却生活懒散，与人交往被动，情感反应淡漠，CT 显示皮质性脑萎缩和脑室扩大，诊断为阿尔茨海默病。
116. 此病早期的核心症状是
A. 人格改变
B. 情感淡漠
C. 记忆障碍
D. 失认和失用
E. 言语障碍

117. 此病适宜的治疗原则是
A. 应用抗焦虑药
B. 应用抗精神病药
C. 使用抗癫痫药
D. 使用改善认知功能药物
E. 应用抗抑郁药

（118~120 题共用题干）
患者女性，25 岁。平素体健，淋雨后发热，咳嗽、咳痰 2 天，右上腹痛伴气急、恶心 1 天。
118. 根据上述表现，初步考虑为
A. 肺炎链球菌肺炎
B. 自发性气胸
C. 膈神经麻痹
D. 肺梗死
E. 肺结核

119. 为明确诊断，应进行的检查是
A. 血常规
B. 血细胞涂片
C. 血气分析
D. 痰涂片或培养
E. 肺功能测定

120. 如诊断为肺炎链球菌肺炎，首选的治疗药物是
A. 头孢他啶
B. 青霉素
C. 解热镇痛药
D. 胃肠道解痉剂
E. 庆大霉素

全国护士（师）资格考试预测卷系列

2026

护士执业资格考试预测卷及人机对话模拟考场

预测卷（三）

王　冉　主编

中国健康传媒集团
中国医药科技出版社 · 北京

内 容 提 要

本套试卷包含专业实务和实践能力两个方面。试卷根据最新考试大纲要求，通过分析历年考试真题，并在研究命题规律的基础上精心编写而成，具有针对性和应试性。可供考生进行模拟自测，梳理对知识点的掌握程度。试卷中题型、题量及题目难易程度与考试真题保持高度一致，本书适合所有参加护士执业资格考试的考生使用。

图书在版编目（CIP）数据

2026 护士执业资格考试预测卷及人机对话模拟考场 / 王冉主编 . -- 北京 : 中国医药科技出版社 , 2025. 8.
(全国护士（师）资格考试预测卷系列). -- ISBN 978-7-5214-5413-0

Ⅰ. R192.6-44

中国国家版本馆 CIP 数据核字第 2025H0P285 号

美术编辑 陈君杞
版式设计 也 在

出版 **中国健康传媒集团** | 中国医药科技出版社
地址 北京市海淀区文慧园北路甲 22 号
邮编 100082
电话 发行：010-62227427 邮购：010-62236938
网址 www.cmstp.com
规格 880 × 1230mm 1/16
印张 19 1/4
字数 681 千字
版次 2025 年 8 月第 1 版
印次 2025 年 8 月第 1 次印刷
印刷 北京印刷集团有限责任公司
经销 全国各地新华书店
书号 ISBN 978-7-5214-5413-0
定价 49.00 元

编 委 会

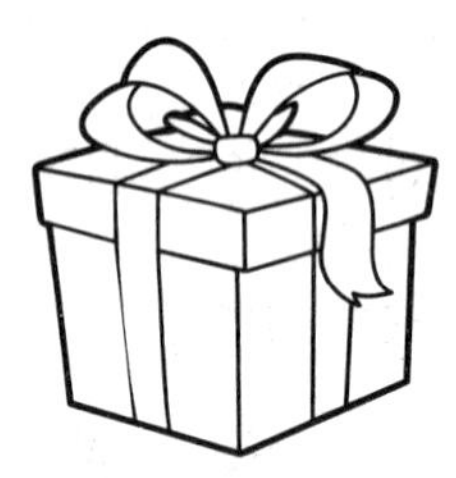

免费赠送数字资源（10 月份左右上线）

获取方式见封底

专业实务

一、以下每一道考题下面有 A、B、C、D、E 五个备选答案。请从中选择一个最佳答案，并在答题卡上将所选答案写在对应的方框内。

1. 面部危险三角区是指

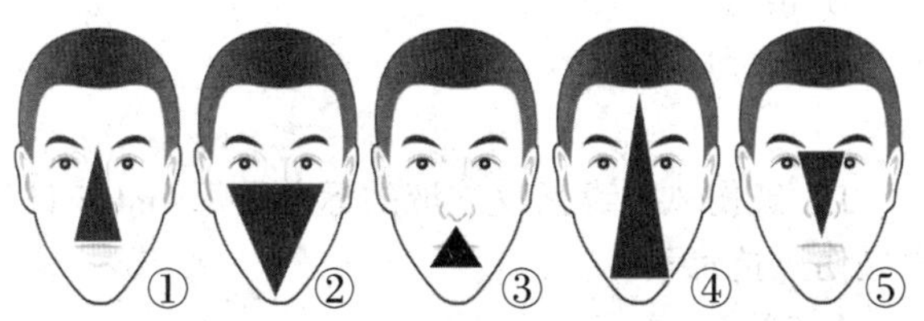

A. ①
B. ②
C. ③
D. ④
E. ⑤

2. 患者，男性，50 岁。现需输入 1000ml 液体，每分钟滴数为 50 滴，所用输液器的点滴系数为 15，估计输完液体所用的时间是
A. 2 小时
B. 4 小时
C. 5 小时
D. 3 小时
E. 6 小时

3. 为乙肝患者更换伤口敷料时，患者血液溅入护士眼睛，这种损伤属于
A. 物理性损伤
B. 机械性损伤
C. 心理性损伤
D. 生物性损伤
E. 化学性损伤

4. 患者女，29 岁。患泌尿系感染。拟采集中段尿做细菌学培养，错误的操作是
A. 取无菌试管，留取尿量＜ 5ml
B. 温水清洗外阴
C. 0.1% 苯扎溴铵消毒尿道口
D. 排尿不中断
E. 弃前、弃后、留中段尿

5. 患者女，34 岁，临床诊断破伤风，神志清楚，全身肌肉阵发性痉挛、抽搐，所住病室环境下列哪项不符合病情要求
A. 室温 18℃ ~20℃
B. 相对湿度 50%~60%
C. 门、椅脚钉橡皮垫
D. 保持病室光线充足
E. 开门、关门动作轻

6. 患者女，40 岁，因支气管哮喘收住院。护士在准备病室环境时，不妥的是
A. 室温 20℃左右
B. 室内放置鲜花
C. 病室湿度 60%
D. 病室光线明亮
E. 定时开窗通风

7. 出院患者床单位处理错误的是
A. 污被服撤下，送洗
B. 被褥暴晒 6 小时
C. 床、床旁桌椅用洗涤剂擦洗
D. 脸盆、痰杯用消毒液浸泡
E. 铺备用床

8. 护士在日常工作中使用口罩时应注意
A. 口罩用后应取下，将污染面向外对折
B. 一次性口罩使用时间不超过 8 小时
C. 纱布口罩应每 24 小时更换 1 次
D. 每次接触严密隔离的传染病患者后应立即更换
E. 口罩不戴的时候可以将污染面向内挂在胸前

9. 患者男，30 岁，身高 170 厘米，体重 56 千克，双下肢瘫痪，护士于 6 时 40 分为其翻身，检查见全身皮肤状况良好。该患者下一次翻身时间是
A. 8 时 40 分
B. 10 时 40 分
C. 9 时 40 分
D. 10 时 10 分
E. 9 时 10 分

10. 危重患者抢救中的护理道德不包括
A. 果断与审慎
B. 理解和任怨
C. 机警与敏捷
D. 热情与关怀

E. 慎独与协作

11. 某护士使用臭氧灭菌对空气进行消毒，消毒结束后，间隔时间多久人员方可进入

A. 30min

B. 60min

C. 45min

D. 90min

E. 20min

12. 患者女，24 岁。患休克型肺炎。经抢救病情稳定，医嘱：10% 葡萄糖注射液 400ml+ 多巴胺 20mg，静脉滴注。若滴速 20 滴 / 分，滴系数为 15 滴 /ml，则告诉家长输液可维持的时间是

A. 1 小时

B. 2 小时

C. 3 小时

D. 5 小时

E. 6 小时

13. 采用燃烧法灭菌搪瓷类物品时，可加入乙醇的浓度是

A. 35%

B. 50%

C. 65%

D. 75%

E. 95%

14. 患者男，50 岁。患慢性鼻窦炎。鼻部手术后以口呼吸，患者主诉心前区不适，拟采用面罩吸氧，其氧流量应该为

A. 1L/min

B. 2~3L/min

C. 4~5L/min

D. 6~8L/min

E. ＜ 9L/min

15. 患者女，72 岁，因脑梗死入院治疗，护士为其进行口腔护理前义齿应如何处理

A. 放入盛有 30% 乙醇的杯子里

B. 放入盛有 75% 乙醇的杯子里

C. 放入干燥的密封盒内

D. 放入盛有热水的杯子里

E. 放入盛有冷水的杯子里

16. 患者女，45 岁。体检 B 超发现子宫浆膜下肌瘤，询问护士该肌瘤最常见的临床表现，护士告知

A. 下腹部包块

B. 不孕

C. 腰酸

D. 月经量过多

E. 白带增多

17. 患者女，32 岁，医嘱行 ^{131}I 甲状腺功能测定，护士指导患者在试验期间应忌食的食物是

A. 芹菜

B. 紫菜

C. 花菜

D. 黄瓜

E. 西红柿

18. 破伤风抗毒素皮试液的标准是每 1ml 皮试液含破伤风抗毒素

A. 50IU

B. 100IU

C. 150IU

D. 1500IU

E. 15000IU

19. 为休克患者留置导尿管，最主要的目的是

A. 保持床单位清洁干燥，使患者舒适

B. 引流尿液，促进有毒物质排出

C. 收集尿标本，作细菌培养

D. 避免尿液潴留在膀胱内

E. 测尿量和尿比重，了解肾血流灌注情况

20. 关于申请护士执业注册应当具备条件的描述，错误的是

A. 具有完全民事行为能力

B. 在中等职业学校、高等学校完成教育部和卫生部规定的普通全日制学习，并取得相应学历证书

C. 通过国务院卫生主管部门组织的护士执业资格考试

D. 获得经省级以上卫生行政部门确认免考资格的普通中等卫生（护士）学校护理专业毕业文凭者，可以免于护士执业资格考试

E. 符合国务院卫生主管部门规定的健康标准

21. 患者男，26 岁。因上呼吸道感染，遵医嘱服用磺胺类药物，护士嘱其多饮水的主要目的是

A. 降低药物毒性

B. 减少对胃的刺激

C. 减少对肾脏损害

D. 提高疗效

E. 减少对肝脏损害

22. 以下应填写在体温单底栏的是
A. 尿量
B. 体温
C. 心率
D. 脉搏
E. 入院日期

23. 药效发挥最快的途径是
A. 皮内注射
B. 皮下注射
C. 肌内注射
D. 静脉注射
E. 舌下含服

24. 做尿糖定性检查时，应留取的尿液是
A. 任意时间尿
B. 24 小时尿
C. 中段尿
D. 餐前半小时尿
E. 晨尿

25. 患者女，28 岁。车祸后急诊入院，初步诊断为骨盆骨折合并腹膜后出血。静脉通路宜建立在
A. 上肢或下肢
B. 下肢或颈部
C. 上肢或颈部
D. 左下肢
E. 右下肢

26. 对于食滞所致的腹泻，不仅不能用止泻药，反而需要消导泻药以去其积滞，称之为
A. 塞因塞用
B. 通因通用
C. 热因热用
D. 寒因寒用
E. 阴中求阳

27. 一般儿童患者输液速度为每分钟
A. 10~15 滴
B. 20~40 滴
C. 40~50 滴
D. 50~60 滴
E. 60~80 滴

28. 腰椎间盘突出最易发生的部位是
A. 胸 12~ 腰 1
B. 腰 1~2
C. 腰 2~3
D. 腰 3~4
E. 腰 4~5

29. 患者女，60 岁。确诊为急性呼吸窘迫综合征，给予面罩吸氧。为了使吸入氧能够达到 53% 需将氧流量调到
A. 10L/min
B. 6L/min
C. 4L/min
D. 8L/min
E. 2L/min

30. 患者，女，65 岁。因心悸，气短 5 年，突然咳粉红色泡沫样痰 2 小时来诊。查体：血压 150/90mmHg，心率 100 次 / 分，心律不齐，心尖部可闻及舒张期隆隆样杂音，肺动脉瓣区第二心音亢进，双肺可闻及湿啰音。下列药物中，应首先选用的是
A. 螺内酯
B. 氨茶碱
C. 酚磺乙胺（止血敏）
D. 美托洛尔
E. 毛花苷丙

31. 口服补液盐加入葡萄糖的主要作用是
A. 补充电解质
B. 降低血清钾浓度
C. 使口服补液盐具有一定的渗透压
D. 增加肠道对水钠吸收
E. 预防酮症酸中毒

32. 下列有关生物学死亡期的说法<u>不正确</u>的是
A. 生物学死亡期是死亡的最后阶段
B. 中枢神经系统出现不可逆变化
C. 若及时抢救，机体仍有可能复活
D. 会出现尸冷、尸斑和尸僵
E. 晚期可出现尸体腐败

33. 护士处理医嘱时，应首先执行的医嘱是
A. 长期医嘱
B. 临时医嘱
C. 临时备用医嘱
D. 长期备用医嘱
E. 停止医嘱

34. 每小时 1 次的外文缩写是
A. DC
B. pc

C. qh
D. st
E. ac

35. 某心脏病患者坚持自测脉搏并随时记录，但最近其在做出心电图后发现自己的心率与脉率不一致，心率 90 次 / 分，脉率为 75 次 / 分，患者出现该现象最可能的原因是
A. 颅内压过高
B. 发生了三度房室传导阻滞
C. 自测脉搏方法有误
D. 发生了心房颤动
E. 出现了洋地黄中毒

36. 根据人体器官移植相关规定，下列不属于活体器官接受者的是
A. 配偶
B. 儿子
C. 姑姑
D. 姐姐
E. 朋友

37. 亚急性感染性心内膜炎的患者抽取血培养标本，最合适的采血量是
A. 3~5ml
B. 10~15ml
C. 6~10ml
D. 20~25ml
E. 30~50ml

38. 原发性支气管肺癌的起源部位是
A. 毛细支气管
B. 主支气管
C. 支气管腺体或黏膜
D. 纵隔黏膜
E. 肺泡黏膜

39. 患者女，48 岁。双脚脚趾及脚背不慎被热油烫伤，可考虑为其选用的保护具是
A. 床档
B. 支被架
C. 肩部约束带
D. 膝部约束带
E. 踝部约束带

40. 按照《医疗事故处理条例》的规定，重大医疗事故应在多长时间内报告
A. 2 天
B. 12 小时
C. 1 天
D. 2 小时
E. 5 小时

41. 人体消化吸收的主要部位在
A. 食管
B. 小肠
C. 胃
D. 直肠
E. 大肠

42. 慢性胃炎患者应避免服用
A. 青霉素
B. 庆大霉素
C. 阿司匹林
D. 多潘立酮
E. 胃得乐

43. 患者男，30 岁。7 小时前行阑尾切除术，现患者主诉下腹胀痛，护士观察其下腹膀胱区隆起，该患者最主要的护理问题是
A. 便秘
B. 有感染的危险
C. 疼痛
D. 尿潴留
E. 体液过多

44. 细菌性肝脓肿最常见的早期症状为
A. 寒战高热
B. 肝区疼痛
C. 黄疸
D. 食欲减退
E. 乏力

45. 肝性脑病患者伴有肾脏损害，口服抗生素应选
A. 新霉素
B. 卡那霉素
C. 氨苄西林
D. 庆大霉素
E. 甲硝唑

46. 昏迷患者使用热水袋时水温不超过 50℃的原因是
A. 机体对热敏感度增加
B. 血管对热反应过敏
C. 局部感觉迟钝

D. 皮肤抵抗力下降
E. 可加深患者昏迷程度

47. 患者不宜长期使用流质饮食的原因是
A. 影响消化吸收
B. 影响营养供给
C. 影响食欲
D. 影响休息
E. 进食次数过多

48. 患者女，49 岁，严重烧伤后继发感染，积极治疗病情未得到有效控制，因感染性休克导致死亡。进行尸体护理时，对其口、鼻、耳、阴道等孔道堵塞时用
A. 棉花
B. 浸有 1% 氯胺溶液的棉球
C. 普通纱布
D. 油纱布
E. 浸有消毒液的棉球

49. 关于收集资料，下列说法错误的是
A. 收集资料是护理评估的第一步
B. 收集资料为做出护理诊断提供依据
C. 收集资料贯穿护理工作全过程
D. 收集资料是在患者刚入院时进行
E. 收集资料要准确、全面

50. 噪声强度达到多少分贝（dB），即能产生相当的干扰
A. 20~30dB
B. 30~40dB
C. 40~50dB
D. 50~60dB
E. 90~120dB

51. 预防小儿麻疹最有效的措施是
A. 注射干扰素
B. 输注丙种球蛋白
C. 输注血浆
D. 输注全血
E. 接种疫苗

52. 无症状 HIV 携带者进行免疫学检查的建议是
A. 每 2 年检查一次
B. 6~12 个月检查一次
C. 每年检查一次
D. 2 年检查一次
E. 3~6 个月检查一次

53. 乙型脑炎患者常见的护理问题不包括
A. 皮肤完整性受损
B. 气体交换受损
C. 意识障碍
D. 体温过高
E. 有受伤的危险

54. 肾结核的原发病灶大多在
A. 骨
B. 肺
C. 肠
D. 肝
E. 脑

55. 患者女，26 岁，下肢急性淋巴管炎，查体见肢体肿胀明显，局部应擦拭药液是
A. 0.1% 碘伏
B. 50% 硫酸镁
C. 外用生理盐水
D. 3% 过氧化氢
E. 75% 酒精

56. 卵巢动、静脉通过的韧带是
A. 卵巢固有韧带
B. 子宫圆韧带
C. 宫骶韧带
D. 卵巢悬韧带
E. 主韧带

57. 初乳是指
A. 产后 4~5 天分泌的乳汁
B. 产后 10 天内分泌的乳汁
C. 产后 5~14 天分泌的乳汁
D. 产后 7~14 天分泌的乳汁
E. 产后 14~28 天分泌的乳汁

58. 以下现病史符合新生儿病理性黄疸的是
A. 血清总胆红素逐渐加重，每日上升 2mg/dl
B. 生后 24 小时内出现黄疸
C. 黄疸持续时间足月儿＞ 1 周
D. 母亲血型 A 型，患儿血型 B 型
E. 母亲血型 A 型，患儿血型 O 型

59. 为防猝死，急性肾衰竭少尿期的患者应密切监测的指标是
A. 尿量
B. 血压
C. 血肌酐

D. 血钙
E. 血钾

60. 患者女，18 岁，经期持续 10 天，量较多，诊断为功能失调性子宫出血，给予口服剂量已烯雌酚治疗。患者询问用药的目的，正确的解释是
A. 促进女性生殖器官全面发育而止血
B. 促进子宫内膜迅速转化而止血
C. 促进子宫内膜呈分泌期而止血
D. 增强子宫平滑肌张力而减少出血
E. 短期内修复子宫内膜创面而止血

61. 患者男，46 岁，因发热待查住院。护士为其准备床单位时应
A. 按其要求准备床位
B. 根据病情准备
C. 将其安排在危重病房
D. 将其安排在隔离病房
E. 将其安排在办公室旁

62. 老年人活动能力的评估除外
A. 老年人现存的活动能力
B. 老年人的家族史
C. 基本的体格检查
D. 老年人的活动兴趣
E. 老年人对新活动的耐受力

63. 人工流产负压吸引术后禁止盆浴和性交的时间是
A. 1 周
B. 2 周
C. 3 周
D. 1 个月
E. 2 个月

64. 足月儿，男，生后 7 天。精神、食欲良好，出生时体重 3.4kg，目前体重 3.1kg。妈妈很担忧，下列有关护士的解释，正确的是
A. 正常体重下降，10 天内恢复
B. 异常体重下降，难以恢复
C. 异常体重下降，容易恢复
D. 正常体重下降，3 周内恢复
E. 正常体重下降，2 周内恢复

65. 患儿，女，2 岁。咳嗽、流涕 1 天，今起发热，来院途中突然抽搐，呈全身性，持续约 30 秒。既往有类似抽搐发作史。体温 39.8℃，脉搏 130 次 / 分，呼吸 28 次 / 分，神志清楚，咽部充血，其他无异常。首先应考虑
A. 高热惊厥
B. 化脓性脑膜炎
C. 病毒性脑膜炎
D. 中毒性脑病
E. 低钙惊厥

66. 患者男，70 岁。行 12 导联心电图检查，其中 V_1 导联电极的安放位置应为图中的

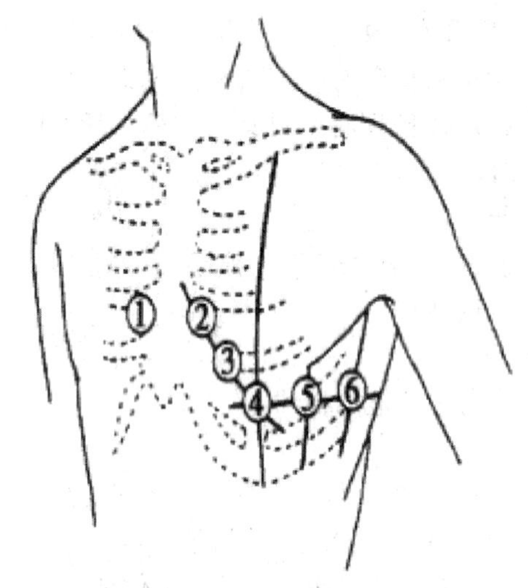

A. ①
B. ②
C. ③
D. ④
E. ⑤

67. 下列属于广谱抗菌的漱口溶液是
A. 0.2% 呋喃西林溶液
B. 0.1% 醋酸溶液
C. 0.02% 呋喃西林溶液
D. 1%~2% 碳酸氢钠溶液
E. 朵贝尔液（复方硼酸溶液）

68. 下列哪一组成年患者的生命体征数值在正常范围内
A. T37 ℃，P102 次 / 分，R22 次 / 分，BP120/75mmHg
B. T38 ℃，P98 次 / 分，R24 次 / 分，BP112/67mmHg
C. T36 ℃，P88 次 / 分，R20 次 / 分，BP127/82mmHg
D. T35.8 ℃，P58 次 / 分，R15 次 / 分，BP105/64mmHg
E. T36.5 ℃，P70 次 / 分，R18 次 / 分，BP142/97mmHg

69. 不属于大量不保留灌肠适应证的是
A. 为急腹症病人术前做肠道准备
B. 为结肠癌手术病人行肠道准备
C. 为高热病人降温
D. 为分娩者准备肠道
E. 为便秘者软化、清除粪便

70. 高位肛瘘的最佳治疗方法是
A. 瘘管切开术
B. 肛瘘挂线术
C. 填塞压迫
D. 切开引流
E. 缝合瘘管

71. 患儿男，5 岁，因“高热、头疼伴烦躁不安 3 天，时有抽搐发生”入院，查体：体温 41℃，呼吸 32 次 / 分，神志清，颈项强直。实验室检查：血白细胞 15×10^9/L，中性粒细胞 0.82，脑脊液：有核细胞数 100×10^9/L，蛋白 400mg/L，糖和氯化物正常，临床诊断为流行性乙型脑炎。目前首要的护理措施是
A. 使用脱水剂预防抽搐
B. 给氧以改善呼吸困难
C. 应用抗病毒药物
D. 静脉补液维持水和电解质平衡
E. 采用物理降温和退热药降低体温

72. 某女士正在口服避孕药进行避孕，服药期间出现哪种情况应该到医院检查
A. 体重增加
B. 闭经
C. 色素沉着
D. 头晕乏力
E. 经量减少

73. 下列哪项不属于围生期保健内容
A. 孕前期保健
B. 孕期保健
C. 分娩期保健
D. 产褥期保健
E. 月经期保健

74. 三岁小儿向妈妈执意表达自己的需求，其心理发展特性是
A. 明显自主性
B. 有集体意识
C. 客观看问题
D. 克服自卑感
E. 有抽象思维

75. 下列做法中不利于新生儿身心发展的是
A. 母乳喂养
B. 听音乐
C. 在母婴情况的允许下，鼓励母亲与新生儿尽早进行皮肤接触
D. 母婴同室
E. 将新生儿包裹为蜡烛包，以维持体温稳定

76. 护士发现医嘱可能违反法律、法规、规章或者诊疗技术规范规定时，以下哪项处理是错误的
A. 暂时延缓医嘱执行，待问题澄清，医嘱明确后再执行
B. 及时向开具医嘱的医师提出
C. 当开具医师不在时，护士可代为纠正医嘱
D. 必要时，应当向该医师所在科室的负责人报告
E. 必要时，可向该医疗卫生机构负责医疗服务管理的人员报告

77. 牛羊乳喂养的婴儿粪便颜色呈
A. 墨绿色
B. 浅黄色
C. 白陶土色
D. 黄绿色
E. 深黄色

78. 属于疫苗接种异常反应的是
A. 心因性反应
B. 偶合发病
C. 原有疾病加重
D. 一般反应
E. 变态反应

79. 患者女，60 岁，静脉输液过程中，主诉胸骨后疼痛，随即出现呼吸困难，严重发绀，心前区听诊可听到响亮、持续的“水泡音”，此时需立即停止输液，协助患者取
A. 端坐位，双腿下垂
B. 左侧卧位，头低足高位
C. 左侧卧位，头高足低位
D. 右侧卧位，头低足高位
E. 右侧卧位，头高足低位

80. 患者女，27 岁。急性胆囊炎，准备急症手术，患者表现害怕手术。护士首先给予
A. 术前用药

B. 严密观察病情变化
C. 心理护理
D. 备皮、皮试
E. 向患者解释手术基本过程

81. 患儿女，10 岁。发热 4 天，伴有咳嗽、全腹疼痛，查体：体温 38℃ ~39℃，右下肺有湿啰音，全腹轻度腹胀，腹肌紧张、压痛、反跳痛，肠鸣音减弱。腹腔穿刺抽出稀薄无臭味脓液，诊断为肺内感染合并原发性腹膜炎，该患儿腹腔脓液涂片镜检最可能检出的致病菌是
A. 金黄色葡萄球菌
B. 大肠埃希菌
C. 变形杆菌
D. 厌氧类杆菌
E. 溶血性链球菌

82. 以患者为中心，以护理计划为内容，有计划、有目的的护理工作模式为
A. 个案护理
B. 小组护理
C. 功能制护理
D. 责任制护理
E. 临床路径

83. 下图提示的呼吸类型是

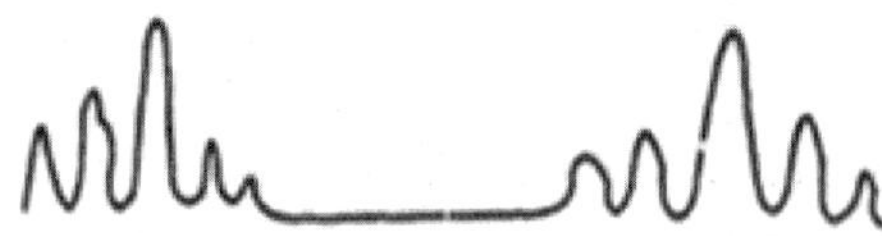

A. 间断呼吸
B. 潮式呼吸
C. 正常呼吸
D. 库斯莫呼吸
E. 呼吸过缓

84. 肝性脑病患者使用 L- 鸟氨酸的目的是
A. 促进尿素循环而降低血氨
B. 使肠内呈碱性，减少氨的吸收
C. 防止酸碱平衡紊乱
D. 改善肝功能
E. 抑制脑内神经递质的合成

85. 某孕妇，35 岁。妊娠 35^{+3} 周，因前置胎盘阴道流血 1 天，出血量约 500ml，拟急诊剖宫产。护士的首要处理应为
A. 用平车送入病区
B. 立即协助更换衣物
C. 协助家属办理入院手续
D. 评估阴道出血量
E. 清洗会阴，进行肛查

86. 毕Ⅱ式胃大部切除术，与残胃吻合的器官是
A. 空肠远端
B. 十二指肠
C. 回肠远端
D. 结肠远端
E. 空肠近端

87. 不属于抢救物品管理的“五定”的内容是
A. 定数量品种
B. 定点放置
C. 定期更换
D. 定期检查维修
E. 定人保管

88. 患者男，35 岁，车祸伤及小腿，发现创伤局部血肿较大，最佳处理措施是
A. 在无菌操作下穿刺抽吸并加压包扎
B. 冷敷
C. 热敷
D. 理疗
E. 功能锻炼

89. 患者女性，因煤气中毒 1 天后入院。患者处于浅昏迷状态、皮肤多汗、面色潮红、口唇呈樱桃红色。需急查 COHb，关于采集血标本，下列描述正确的是
A. 早期及时
B. 12h 后
C. 24h 后
D. 36h
E. 8h 后

90. 患者男，45 岁。患高血压，喜进咸食。护士通过收集资料了解到该患者存在知识缺乏，并为其制订护理计划，此时护士与患者处于护患关系发展时期的
A. 协作期
B. 开始期
C. 工作期
D. 解决期
E. 结束期

91. 肺炎患儿发热，医生跟家属说给予口服退热药，忘记下医嘱，护士未给患儿应用口服退热药，

受到家属的抱怨，护士因此指责该医生。导致这次医护关系冲突的原因是

A. 角色心理错位

B. 角色理解欠缺

C. 角色压力过重

D. 角色权利争议

E. 角色期望冲突

92. 申请护士执业注册。应具备“具有完全民事行为能力”条件。申请者年龄至少应在

A. 16 周岁以上

B. 17 周岁以上

C. 18 周岁以上

D. 19 周岁以上

E. 20 周岁以上

93. 患者沟通提问过程中，如果护士采用的是封闭式提问，其主要的优点是

A. 患者就可以更好地阐述自己的观点

B. 护士可以在短时间内获得需要的信息

C. 护士可以获得更多资料

D. 护士可以获得更加真实全面的资料

E. 患者可以更加全面地介绍自己的情况

94. 患者女，69 岁，癌症晚期，晨起空腹采血检查。护士第一次静脉穿刺失败，患者问：是看我要死了就拿我练手了是吗？此时护士恰当的做法是

A. 向患者道歉并争取谅解

B. 暂时离开患者，请其他护士前来处理

C. 向患者解释穿刺失败是患者自身原因造成的

D. 请患者给第二次机会，并保证这次穿刺一定成功

E. 不做解释，先执行其他患者的治疗

95. 带教老师在临床带教过程中为了给实习护士创造机会，有合适的静脉穿刺对象时就对患者说：“她虽然是个学生，但穿刺技术非常熟练，很多患者都是她穿刺的，而且每次都能成功，您能给她一次穿刺的机会吗？”在此护患沟通的过程中，带教老师使用的是

A. 劝说性语言

B. 安慰性语言

C. 指令性语言

D. 鼓励性语言

E. 积极的暗示语言

二、以下提供若干个案例，每个案例下设若干个考题，请根据各考题题干所提供的信息，在每题下面 A、B、C、D、E 五个备选答案中选择一个最佳答案，并在答题卡上将所选答案写在对应的方框内。

（96~97 题共用题干）

患者男，72 岁，下肢瘫痪长期卧床。

96. 下图患者的压疮分期为

A. 淤血红润期

B. 炎性浸润期

C. 浅度溃疡期

D. 重度溃疡期

E. 坏疽期

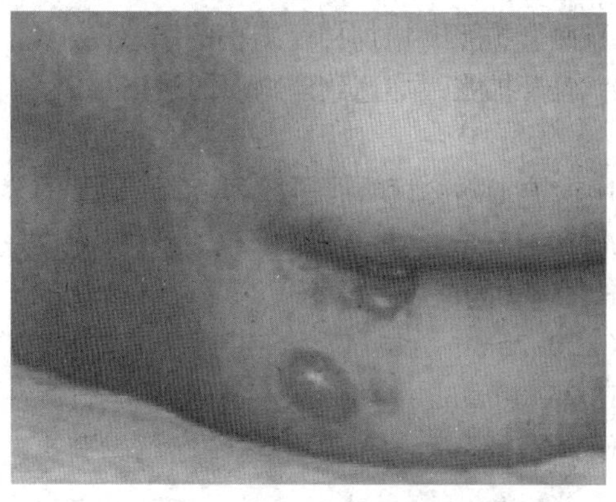

97. 水疱直径在 2cm 以下，应采取以下哪种处理措施

A. 自行吸收，减少摩擦

B. 剪去水疱表皮，并包扎

C. 用注射器抽吸水疱

D. 按外科无菌换药法处理

E. 3% 的过氧化氢溶液冲洗

（98~99 题共用题干）

患者女，60 岁，有高血压病史，1 周前因骨折入院。患者所住病房靠近马路，现马路正在施工，机器轰鸣。患者感觉烦恼、焦躁、失眠，心率加快，测量血压数值波动较大。

98. 该患者出现上述症状的主要原因是

A. 对新环境不适应

B. 入院后心情激动、兴奋

C. 室内通风不佳

D. 长期噪声的影响

E. 室内采光不佳

99. 针对患者的情况，护士在其住院期间病室安排上不必考虑的是

A. 病室噪音强度符合要求，并建立保持病室安静的制度

B. 安置患者到重危病房

C. 门轴、车轴经常滑润
D. 病室温度、湿度适宜
E. 工作人员做到“四轻”

（100~102 题共用题干）

患者男，30 岁，左上肢开水烫伤伴有剧烈疼痛 2 小时来门诊就诊，护士叮嘱其进行局部冷疗，以减轻疼痛。

100. 该患者用冷疗法减轻疼痛，其机制是
A. 血管收缩，降低神经末梢的敏感性
B. 血管收缩，增加神经末梢的敏感性
C. 血管扩张，降低神经末梢的敏感性
D. 血管扩张，增加神经末梢的敏感性
E. 血管扩张，加速致痛物质的运出

101. 护士嘱冷疗时间一般为
A. 10~15min
B. 15~30min
C. 20~25min
D. 25~30min
E. 30~35min

102. 冷疗时间过长可导致
A. 肌肉、肌腱和韧带等组织松弛
B. 使皮肤抵抗力减低
C. 增进局部免疫功能
D. 血液循环障碍以致组织坏死
E. 增加痛觉神经的兴奋性

（103~104 题共用题干）

患者女，25 岁。3 周前曾患感冒。最近患者出现胸闷、心悸。心电图示 V_3~V_5 导联 ST–T 压低，血清心肌酶升高，医生诊断为病毒性心肌炎。

103. 该患者心肌炎性病变的发生最可能是曾感染
A. 埃可病毒
B. 流感病毒
C. 禽流感病毒
D. 柯萨奇病毒 B
E. 柯萨奇病毒 A

104. 护士采取的护理措施中正确的是
A. 充分休息，保证丰富的营养
B. 小量应用糖皮质激素
C. 接种疫苗，预防感冒
D. 绝对卧床半年，低盐饮食
E. 加强锻炼，增强机体抵抗力

（105~106 题共用题干）

护士小刘带领实习护士小张护理了一位传染病患者，在离开传染病房时要按照要求刷手。

105. 她们刷手的顺序正确的是
A. 前臂、腕部、手背、手掌、手指、指缝、指甲
B. 手指、指甲、指缝、手背、手掌、腕部、前臂
C. 前臂、腕部、指甲、指缝、手指、手背、手掌
D. 手掌、腕部、手指、指甲、指缝、手背
E. 腕部、前臂、手掌、手背、手指、指甲

106. 小刘对小张说明下列注意事项，其中正确的是
A. 手刷 48h 高压消毒 1 次
B. 肥皂液每日更换 1 次
C. 刷手的时间为 4min
D. 刷洗的范围限于被污染的部位
E. 手刷放在刷手盆中

（107~109 题共用题干）

患者男，60 岁，因脑栓塞致肢体活动不灵入院。查体：中年女性，神志清，精神差，头发为长发、粗糙无光泽，被动卧位。

107. 每日给患者梳发，正确的方法是
A. 一手握住一股头发，一手持梳，由发根梳至发梢
B. 一手握住一股头发，一手持梳，由发梢梳至发根
C. 一手握住所有头发，一手持梳，由发根梳至发梢
D. 一手握住所有头发，一手持梳，由发梢梳至发根
E. 一手握住全部头发，一手持梳，由中间向两侧梳发

108. 在护理时发现患者有头虱，为其配制灭头虱液，下列哪组是正确的
A. 10g 百部、30% 乙醇 60ml
B. 20g 百部、40% 乙醇 80ml
C. 30g 百部、50% 乙醇 100ml
D. 40g 百部、60% 乙醇 120ml
E. 50g 百部、70% 乙醇 140ml

109. 为保持患者清洁舒适，根据个人习惯经常给予床上洗发，洗发时室内温度应为
A. 20℃
B. 22℃
C. 24℃
D. 26℃
E. 28℃

（110~111 题共用题干）

患者女，36 岁。唇痈 8 天，高热 3 小时。查体：体温 39.6℃；神志不清，左侧瞳孔散大，对光反应消失；唇周红肿，质地坚韧，界限不清，表面有多个脓栓；右侧肢体瘫痪。

110. 患者感染的致病菌可能是
A. 溶血性链球菌
B. 结核杆菌
C. 白色念珠菌
D. 拟杆菌
E. 金黄色葡萄球菌

111. 向家属解释此问题出现的可能原因是
A. 细菌毒力强
B. 未及时应用抗生素
C. 机体抵抗力下降
D. 应用镇静镇痛药
E. 挤压或说话多

（112~115 题共用题干）

患者男，63 岁，确诊慢性阻塞性肺病近 10 年，因呼吸困难一直需要家人护理和照顾起居。今晨起大便时突然气急显著加重，伴胸痛，送来急诊。

112. 采集病史时应特别注意询问
A. 胸痛部位、性质和伴随症状
B. 冠心病、心绞痛病史
C. 吸烟史
D. 近期胸部 X 线检查情况
E. 近期服药史如支气管舒张剂、抗生素等

113. 体检重点应是
A. 肺下界位置及肺下界移动度
B. 肺部啰音
C. 病理性支气管呼吸音
D. 胸部叩诊音及呼吸音的双侧比较
E. 颈动脉充盈

114. 确诊最有价值的辅助检查是
A. B 型超声显像
B. 心电图
C. X 线透视或摄片
D. MRI
E. 核素肺扫描

115.[假设信息] 经检查确诊肺气肿并发左侧自发性气胸，其治疗拟选择胸腔插管水封瓶引流。护士应向患者解释，引流的主要目的是
A. 维护已经严重受损的肺功能，防止呼吸衰竭
B. 缩短住院时间
C. 防止形成慢性气胸
D. 防止胸腔继发感染
E. 防止循环系统受扰和引起并发症

（116~117 题共用题干）

患者男，24 岁。因畏寒、发热、食欲缺乏、恶心、呕吐、乏力就诊。以甲型病毒性肝炎收入院治疗。

116. 对该患者宜采用的隔离方法是
A. 消化道隔离
B. 不需隔离，注意手卫生
C. 血液与体液隔离
D. 呼吸道隔离
E. 昆虫媒介传染隔离

117. 采取的隔离措施中，错误的是
A. 不同病种患者应分室居住
B. 探视患者时须穿隔离衣
C. 病室应设置有蚊帐、灭蝇器等防蝇设备
D. 不同病种的患者间允许借阅书报
E. 不同病种患者的食品不能混食

（118~120 题共用题干）

患者女，60 岁，退休，终日闷在家里，很少有感兴趣的活动，渐渐失去与朋友的联系，对各种社会活动不感兴趣，对子女的事情也不关心，近日感到浑身不适，驼背明显，入院就诊，诊断为骨质疏松症。

118. 患者采取的退休方式为
A. 离退型
B. 防御型
C. 冷漠型
D. 收缩型
E. 重组型

119. 患有骨质疏松症的老人，最常见的临床表现是
A. 腰背痛
B. 身长缩短
C. 驼背
D. 骨折
E. 胸闷

120. 若建议老人补钙治疗，预防骨质疏松症，每日钙的摄入量为
A. 1000~1200mg
B. 600~800mg
C. 800~1000mg
D. 1000~1500mg
E. 500~1000mg

实践能力

一、以下每一道考题下面有 A、B、C、D、E 五个备选答案。请从中选择一个最佳答案，并在答题卡上将所选答案涂黑。

1. 急性心肌梗死患者 24 小时内禁用的药物是
A. 利多卡因
B. 呋塞米
C. 尿激酶
D. 硝酸甘油
E. 洋地黄

2. 关于慢性宫颈炎的物理治疗，正确的是
A. 重度宫颈糜烂需要做宫颈刮片
B. 治疗时间一般选择在月经来潮前 5 日
C. 物理治疗可造成宫颈管狭窄、不孕，未孕妇女禁忌使用
D. 术后少数患者出现阴道分泌物增加
E. 创面愈合需要 4~8 周，期间应禁止性生活、盆浴和阴道冲洗

3. 针对心律失常患者的健康指导，不妥的是
A. 注意休息，劳逸结合
B. 治疗原发病，避免诱因
C. 遵医嘱服用抗心律失常药物
D. 可选择辛辣食物以促进食欲
E. 定期门诊复查

4. 患者女，45 岁，甲状腺肿大 20 年，下列症状与压迫邻近组织无关的是
A. 呼吸困难
B. 吞咽困难
C. 头面部淤血
D. 咳粉红色泡沫样痰
E. 声音嘶哑

5. 利多卡因治疗心律失常的主要机制是
A. 阻滞钾通道
B. 阻滞 β 受体
C. 阻滞钙通道
D. 阻滞 α 受体
E. 阻滞钠通道

6. 患者男，56 岁。患原发性高血压（2 级），并发心、肾等靶器官损害。2 小时前患者因情绪激动突然出现剧烈头痛、恶心、呕吐、抽搐，前来就诊。测量血压为 230/130mmHg，分诊护士考虑患者可能发生了
A. 高血压亚急症
B. 蛛网膜下隙出血
C. 高血压急症
D. 脑血栓
E. 脑出血

7. 女性排卵的时间一般在
A. 月经周期的第 7 天左右
B. 月经周期的第 14 天左右
C. 月经过后 14 天左右
D. 月经来潮前 7 天左右
E. 月经来潮前 14 天左右

8. 患者女，40 岁，混合痔行痔核切除术后，出院时护士针对该患者的健康指导，错误的是
A. 高纤维素饮食
B. 保持大便通畅
C. 大便干结时可口服缓泻药
D. 保持肛门周围清洁
E. 可适当进食辛辣食物

9. 患者男，60 岁。疑诊为急性心肌梗死。最有诊断价值的心电图特征是
A. T 波倒置
B. ST 段弓背向上抬高
C. P 波高尖
D. 出现小 Q 波
E. QRS 波群增宽

10. 患儿，男，6 个月。冬季出生，人工喂养，睡眠不安且多汗。近日气温回升，家长带患儿到户外活动时出现如图所示的情况。导致上述情况的主要原因是

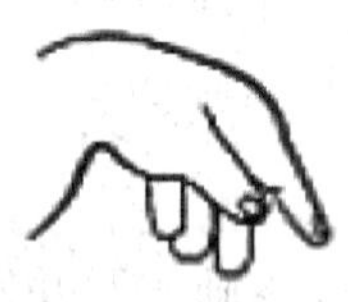
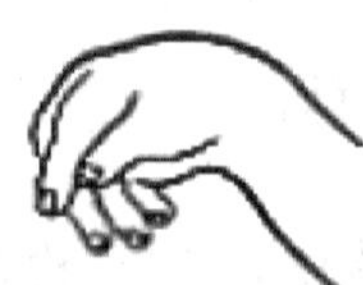

A. 自身免疫
B. 嘌呤代谢紊乱
C. 蛋白质缺乏

D. 肾上腺皮质激素分泌过多
E. 维生素 D 缺乏

11. 患者男，75 岁。突发呼吸困难，端坐呼吸，自诉胸闷、气促、烦躁不安。查体：血压 190/110mmHg，呼吸 30 次 / 分，脉搏 140 次 / 分，肺底部可闻及干、湿啰音，心律齐，双下肢未见水肿。最可能的诊断是
A. 高血压脑病
B. 右心衰竭
C. 左心衰竭
D. 呼吸衰竭
E. 全心衰竭

12. 夏柯（Charcot）三联征见于下列哪个疾病
A. 急性梗阻性化脓性胆管炎
B. 急性胆囊炎
C. 急性胰腺炎
D. 胆总管结石
E. 胆道蛔虫病

13. 某先天性动脉导管未闭患儿反复发生肺部感染，出现艾森门格综合征，符合该病情的病理生理特点是
A. 肺血流减少
B. 肺动脉压力异常增高
C. 水冲脉
D. 左心室肥大
E. 左心房肥大

14. 大量咯血是指 24 小时咯血量超过
A. 200ml
B. 300ml
C. 400ml
D. 500ml
E. 700ml

15. 患者男，56 岁，主诉活动后心前区疼痛一个月余。患者平时活动后即出现心前区压迫样疼痛，持续 3~5 分钟，休息后可以缓解，入院后治疗 5 天出院，遵医嘱继续服用硝苯地平，该药物属于
A. 血管紧张素转化酶抑制剂
B. 利尿剂
C. 钙通道阻滞剂
D. β 受体拮抗剂
E. 硝酸酯类

16. 护士对肺结核患者进行病情观察时，提示病情较重的情形是
A. 低热盗汗，颧部潮红
B. 软弱疲乏，精神不振
C. 食欲减退，体重减轻
D. 高热不退，脉搏快速
E. 胸闷不适，咳嗽咳痰

17. 能够减缓心室重构的药物是
A. 钙通道阻滞剂
B. 血管紧张素转化酶抑制剂
C. 洋地黄类
D. 硝酸酯类
E. β 受体阻滞剂

18. 主动脉瓣关闭不全的杂音听诊位置是

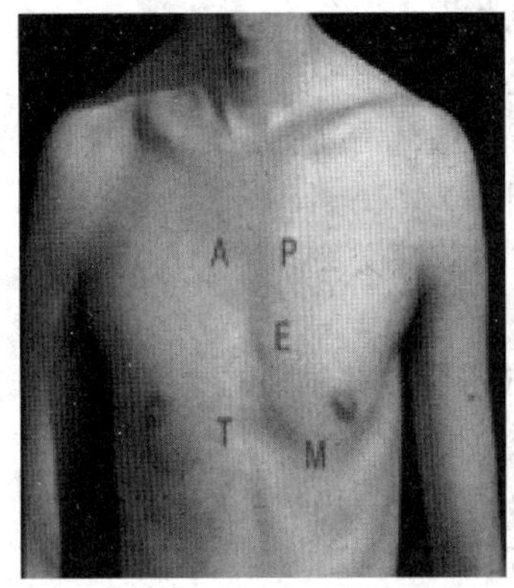

A. A
B. P
C. E
D. T
E. M

19. 患者男，33 岁，先天性主动脉瓣二叶式畸形致主动脉瓣狭窄，行主动脉瓣置换术后，引流液突然增多，每小时 > 150ml，色鲜红，患者血压下降，紧急处理措施<u>不包括</u>
A. 摇高床头 60°，取半坐卧位
B. 建立另一静脉通道
C. 立即报告医师
D. 准备升压药等急救药物
E. 严密观察并准确记录

20. 关于婴儿饮食中三大营养素所供热量的百分比，以下正确的是
A. 蛋白质（15%）、脂肪（35%）、碳水化合物（50%）
B. 蛋白质（15%）、脂肪（50%）、碳水化合物（35%）
C. 蛋白质（25%）、脂肪（40%）、碳水化合物（35%）

D. 蛋白质（25%）、脂肪（35%）、碳水化合物（40%）

E. 蛋白质（25%）、脂肪（25%）、碳水化合物（50%）

21. 引起病毒性心肌炎最常见的病毒是
A. 疱疹病毒
B. 柯萨奇病毒
C. 肝炎病毒
D. 流感病毒
E. 轮状病毒

22. 患者女，31 岁。下肢表浅静脉曲张，给予保守治疗。下列会加重病情的行为是
A. 避免久立
B. 防止便秘
C. 适当休息，抬高患肢
D. 戒烟
E. 坐位时双膝交叉

23. 下肢静脉曲张早期的主要症状是
A. 下肢沉重感
B. 曲张静脉破裂出血
C. 溃疡形成
D. 肢端坏疽
E. 血栓性静脉炎

24. 血栓闭塞性脉管炎营养障碍期的表现是
A. 游走性动脉血管炎
B. 反复性动脉血管闭塞
C. 复发性游走性动脉血管炎
D. 患肢动脉搏动消失
E. 复发性游走性静脉炎

25. 引起成人心搏骤停的最常见的心源性原因是
A. 冠心病
B. 心室停顿
C. 肥厚型梗阻性心肌病
D. 心律失常型心肌病
E. 严重缓慢性心律失常

26. 慢性支气管炎最典型的症状是
A. 桶状胸
B. 肺部啰音
C. 长期、反复咳嗽、咳痰
D. 胸痛
E. 缩唇呼气

27. 患者男，58 岁。长期伏案工作。近期自觉颈肩疼痛及僵硬，上肢麻木、无力，感觉过敏和放电样窜痛；咳嗽、打喷嚏，颈部活动时加重。查体：肌力下降，腱反射减弱，臂丛牵拉试验阳性，压头试验阳性。其颈椎病的类型是
A. 脊髓型
B. 椎动脉型
C. 交感神经型
D. 混合型
E. 脊神经根型

28. 尿毒症患者常见的水、电解质和酸碱紊乱为
A. 高血钠
B. 低血镁
C. 高钙、低磷
D. 易脱水和水肿
E. 碱中毒

29. 患者女，37 岁。被诊断为“焦虑症”，其核心症状是
A. 常烦恼
B. 易疲劳
C. 易激惹
D. 难集中
E. 难入睡

30. 某人冬季用煤球炉取暖，但因烟囱阻塞而发生煤气中毒。患者处于昏迷状态，大、小便失禁。抢救时首要的措施是
A. 急救车送医院
B. 立即吸氧
C. 移离现场
D. 就地人工呼吸
E. 输液

31. 患儿男，9 个月，呕吐、腹泻 3 天，尿量略少，皮肤弹性稍差，口唇微干，眼窝轻度凹陷，血清钠浓度为 140mmol/L。该患儿的失水量约占体重的
A. 0.04
B. 0.08
C. 0.1
D. 0.12
E. 0.14

32. 腹外疝患者因担心疝块反复突出影响工作和生活，最常产生的主要心理问题是
A. 自卑
B. 忧郁

C. 焦虑
D. 恐惧
E. 愤怒

33. 患者男，60 岁，搬举重物时严重腹痛，呕吐数次，腹胀不适。既往有右腹股沟斜疝病史，该患者最主要的护理问题是
A. 恐惧：与突发严重腹痛有关
B. 潜在并发症：休克
C. 营养失调：低于机体需要量，与呕吐有关
D. 体液不足：与呕吐有关
E. 疼痛：与腹股沟斜疝嵌顿有关

34. 患者男，45 岁。直肠肛管检查时取膝胸位，病变部位为 11 点，若患者改为截石位时，其病变部位是
A. 5 点
B. 11 点
C. 9 点
D. 7 点
E. 3 点

35. 治疗单纯高位肛瘘，能有效避免肛门失禁的方法是
A. 1：5000 高锰酸钾溶液坐浴
B. 挂线疗法
C. 局部换药治疗
D. 瘘管搔抓
E. 使用抗菌药物

36. 典型动脉导管未闭患儿心脏 X 线的改变是
A. 靴形心
B. 右心房、右心室增大
C. 左心房、左心室增大
D. 右心房、左心室增大
E. 左心房、左心室、右心室增大

37. 患者女，28 岁。已婚，近 1 年来出现月经异常。在护士的指导下患者记录其基础体温如图所示，应考虑为

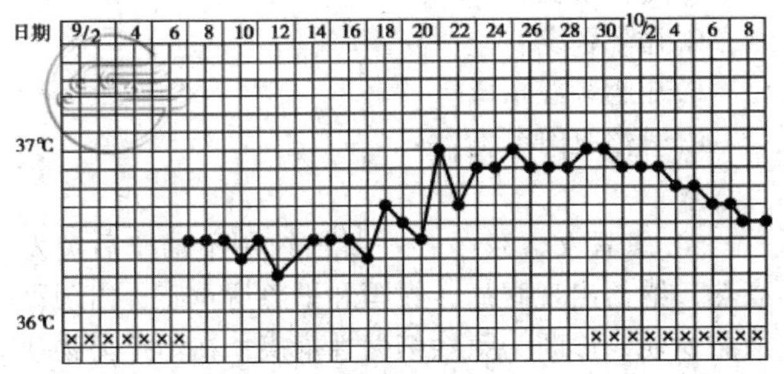

A. 无排卵
B. 子宫内膜不规则脱落
C. 黄体功能不足
D. 子宫肌瘤
E. 子宫内膜癌

38. 患者男，70 岁。怀疑为肺癌。行纤维支气管镜检查后，护士嘱其不宜立即饮水，向患者解释其目的是为了避免
A. 恶心
B. 喷嚏
C. 出血
D. 误吸
E. 腹胀

39. 膀胱癌患者血尿多表现为
A. 初始血尿，无痛
B. 终末血尿，无痛
C. 镜下血尿
D. 血红蛋白尿
E. 全程无痛性肉眼血尿

40. 患者男，25 岁。外伤性肱骨髁上骨折，骨折线从前下方斜向后上方。此骨折最易出现的并发症是
A. 尺神经损伤
B. 骨筋膜室综合征
C. 脂肪栓塞综合征
D. 肱动脉损伤
E. 创伤性关节炎

41. 患者女，48 岁。因胆石症出现右上腹阵发性绞痛、寒战、高热，医嘱：哌替啶 50mg，肌内注射；阿托品 0.5mg，肌内注射。该患者使用阿托品的主要作用
A. 扩散瞳孔
B. 兴奋呼吸中枢
C. 解除平滑肌痉挛
D. 解除迷走神经的抑制
E. 抑制腺体分泌

42. 胆道蛔虫病患者临床表现最重要的特点是
A. 发作时伴恶心、呕吐
B. 症状与体征不符
C. 症状可自行缓解
D. 多不伴黄疸
E. 疼痛呈反复、间歇发作

43. 关于预防骨盆骨折病人发生便秘的护理措施，错误的是
A. 嘱多进食新鲜水果、蔬菜
B. 鼓励多喝水
C. 给予腹部按摩
D. 每日灌肠通便
E. 有便意时及时排便

44. 患者男，38 岁。因急腹症手术治疗，术中见腹腔内少量稠厚腹水，有粪臭味，可能的致病菌是
A. 金黄色葡萄球菌
B. 溶血性链球菌
C. 变形杆菌
D. 铜绿假单胞菌
E. 大肠埃希菌与厌氧菌混合感染

45. 患者男，3 岁，因“寒战，高热伴咳嗽，声音嘶哑”入院，查体：咽部明显充血，扁桃体肿大，临床诊断为急性上呼吸道感染（急性扁桃体炎），正确的护理措施是
A. 进温度适宜饮食或流质饮食，多饮水
B. 每小时测量体温 1 次
C. 并发细菌感染时只给予对症治疗即可
D. 允许经常探视
E. 可以吃辛辣刺激的食物

46. 保证老人居家安全的照顾方法，正确的是
A. 冬季房间要减少通风时间，避免受凉感冒
B. 夜晚入睡点亮地灯，保证夜间入厕安全
C. 沐浴时，浴室温度以 20℃ ~22℃为宜
D. 老年人皮肤感觉下降，保暖热水袋水温提高
E. 家用通道两侧应多摆放家具，便于行走扶持

47. 慢性呼吸衰竭患者缺氧的典型表现是
A. 呼吸频率减慢
B. “三凹征”
C. 发绀
D. 头痛
E. 肺性脑病

48. 患者男，16 岁。因面部痤疮就诊，以下护理措施中错误的是
A. 多吃清淡的食物
B. 挤净痤疮内容物
C. 保证睡眠充足
D. 保持大便通畅
E. 保证皮肤清洁

49. 新生儿，胎龄 38 周，出生体重 3500g，身长 52cm，皮肤红润，胎毛少，足纹明显。助产护士估计该新生儿最可能是
A. 低出生体重儿
B. 微小儿
C. 早产儿
D. 足月儿
E. 过期产儿

50. 孕妇，34 岁。孕 1 产 0，单活胎，孕 39 周。于今晨 6:00 出现规律宫缩，当晚 21:00 在会阴常规消毒下自娩一体重 3800g 活女婴，流血不多，会阴 I 度裂伤，予以皮内缝合。责任护士对其进行健康宣教，不恰当的内容是
A. 产后 24 小时应卧床休息，以免伤口裂开和子宫脱垂
B. 产后第 2 日可以室内随意走动
C. 产后 2 周开始做膝胸卧位，预防子宫后倾
D. 注意子宫复旧及恶露情况，注意清洁卫生
E. 强调母乳喂养的重要性，产后 1 小时内开始哺乳

51. 患者男，65 岁。诊断慢性呼吸衰竭，经过积极治疗，病情好转。护士给其进行呼吸功能锻炼前，应该评估的是
A. 体温
B. 脉搏
C. 营养
D. 尿量
E. 活动能力

52. 传染病的基本特征，下列哪一项除外
A. 有病原体
B. 有感染性
C. 有遗传性
D. 有流行性
E. 有免疫性

53. 乙脑病毒主要侵犯的人体系统是
A. 免疫系统
B. 呼吸系统
C. 循环系统
D. 中枢神经系统
E. 骨骼肌肉系统

54. 患者女，32 岁，一日前饮用不洁水后突发高热，继而出现腹痛、腹泻和里急后重感，出现黏液脓血便，诊断为急性细菌性痢疾，在治疗药物使

用中不正确的是

A. 喹诺酮类药物是目前相对理想的药物

B. 青霉素为治疗首选药物

C. 应积极分离病原菌并行药物敏感试验

D. TMP-SMZ 耐药虽然增强，但对多数病人仍有效

E. 孕妇及儿童应慎用喹诺酮类药物

55. 患儿男，11 岁，以“流行性脑脊髓膜炎”入院治疗。查体：T39.6℃，P108 次 / 分，R20/ 分，BP110mmHg，神志清楚，呼吸规则，双侧瞳孔等大等圆，对光反射灵敏；手臂、脑、腹及下肢等处散在瘀点，颈强直（+），克氏征（-），该患儿目前所患疾病的临床类型是

A. 脑型

B. 轻型

C. 休克型

D. 普通型

E. 暴发型

56. 护士对肺结核患者进行病情观察时，发现下列何种情况提示病情较重

A. 低热盗汗，颧部潮红

B. 软弱疲乏，精神不振

C. 食欲减退，体重减轻

D. 高热不退，脉搏快速

E. 胸闷不适，咳嗽咳痰

57. 患儿男，16 岁。因患“痤疮”3 年入院，经实验室和影像学检查后首要的护理评估是

A. 心理状态

B. 营养状态

C. 皮肤黏膜状态

D. 意识状态

E. 心率、心律

58. 某孕妇，30 岁，孕 36 周，主诉近两天胎动时感腹痛明显，查体：胎位 LOA，头先露，胎心率 140 次，羊水指数 6cm，孕妇情绪紧张，担心会影响胎儿，护士首先要做的是

A. 安慰孕妇，向其讲解相关知识

B. 尽快协助医生完善各项检查

C. 教会孕妇自我检测胎儿宫内情况的方法

D. 密切关注 B 超，动态监测羊水量

E. 让孕妇回家取左侧卧位

59. 某社区妇幼保健院机构进行孕期检查，护士应指导孕妇正确进行产前检查的孕期是

A. 妊娠 13~19 周，每个月检查一次

B. 妊娠 20~36 周，每周检查一次

C. 妊娠 7~12 周，每周检查一次

D. 妊娠 32~37 周，每个月检查一次

E. 妊娠 32~34 周，每个月检查一次

60. 某产妇经阴道分娩后，主诉会阴切口处疼痛剧烈，有肛门坠胀感，应考虑其发生了

A. 切口水肿

B. 产后便秘

C. 胎盘残留

D. 尿潴留

E. 阴道后壁血肿

61. 患者女，45 岁。十二指肠溃疡。近 1 个月疼痛节律性消失，餐后腹痛伴呕吐，呕吐物为大量隔夜食物。此时护士采取的护理措施不包括

A. 术前每餐前洗胃

B. 暂禁食、禁水

C. 连续胃肠减压

D. 疼痛护理，缓解患者心理压力

E. 肠外营养

62. 胃大部切除术后 2 天内，除生命体征外应重点观察的是

A. 神志

B. 伤口敷料

C. 肠鸣音

D. 腹胀

E. 胃管引流液

63. 患者男，35 岁。1 周前受凉后出现发热，体温 37.8℃，咽痛，颌下淋巴结肿大，轻度心悸、气短，伴关节疼痛，以肩、肘、腕为主，血沉 85mm/h，血白细胞 10×10^9/L，免疫学检查异常，可能的诊断是

A. 风湿性心脏病

B. 风湿性关节炎

C. 系统性红斑狼疮

D. 风湿热

E. 类风湿关节炎

64. 患者男，28 岁。体重 60kg，被沸水烫伤颈部、左上肢、胸腹部、双小腿和双足，创面布满水疱，有剧痛，右大腿散在约 5 个手掌面积烧伤，创面焦痂如皮革样、不痛。目前患者并发低血容量性休克。伤后第一个 24 小时为患者补液的量应是

A. 3500ml

B. 6500ml
C. 4500ml
D. 5000ml
E. 5700ml

65. 患者男，52 岁。转移性右下腹痛 5 小时，伴恶心、呕吐、发热。最能提示该患者患有阑尾炎的体征是
A. 移动性浊音
B. 腹胀明显
C. 右下腹固定压痛
D. 肠鸣音减弱或消失
E. 腹肌紧张

66. 患者男，74 岁，患高血压 20 余年。突然剧烈头痛伴呕吐，继而昏迷，出现脑疝症状。在通知医生的同时，护士首先应该做好的准备是
A. 给予氧气吸入
B. 静脉滴注甘露醇
C. 静脉滴注 5% 葡萄糖液
D. 置于头高脚底位
E. 尽快准备辅助呼吸

67. 某孕妇产前检查时，B 超提示妊娠 24 周，宫底高度应位于如图所示中的

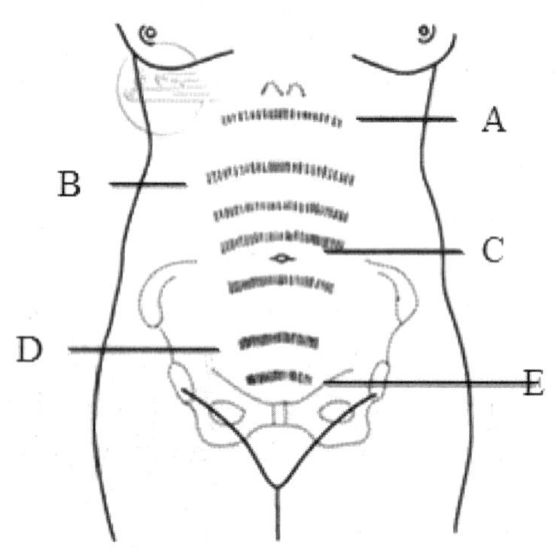

A. A
B. B
C. C
D. D
E. E

68. 患者男，32 岁。患慢性肾小球肾炎。为减轻肾小球高灌注、高压、高滤过状态，护士指导患者进
A. 低蛋白、低磷饮食
B. 高蛋白、低磷、低盐饮食
C. 低蛋白、低磷、低盐饮食
D. 高蛋白饮食
E. 高蛋白、低磷饮食

69. 正确预防滴虫阴道炎传播的措施是
A. 服用甲硝唑
B. 妇科检查时一人一巾
C. 伴侣不需要治疗
D. 患者可使用公共游泳池
E. 使用坐便器

70. 苯二氮䓬类药物中毒，可采用的特效解毒药是
A. 阿托品
B. 东莨菪碱
C. 氟马西尼
D. 苯海拉明
E. 1∶5000 高锰酸钾

71. 患者女，22 岁，与家属吵架后倒地翻滚，之后肢体抽动，四肢瘫痪，无法站立行走，下列护理评估中关于情感评估内容的是
A. 有无幻听、幻视
B. 有无冲动，易激惹
C. 有无自知力
D. 婚姻状况
E. 家庭关系

72. 患者女，29 岁。全身躯干、会阴、下肢深度烧伤入院，为防止休克，可输入
A. 甘露醇
B. 白蛋白
C. 葡萄糖
D. 维生素
E. 脂肪乳

73. 患者男，20 岁，因车祸撞伤右上腹部，表现有明显的腹膜刺激征，应首先考虑的是
A. 肝破裂
B. 脾破裂
C. 胆囊破裂
D. 胃破裂
E. 肾破裂

74. 血液 COHb 浓度达到下列哪项时，提示一氧化碳重度中毒
A. 5%~10%
B. 15%~20%
C. 25%~30%

D. 35%~40%
E. 50% 以上

75. 患儿男，3 岁，因进食花生时突然剧咳，面色发绀，内镜下取出异物，护士告诉家长该患儿可以进食的时间是
A. 24 小时后
B. 即刻
C. 12 小时后
D. 1 小时后
E. 4 小时后

76. 闭合性单处肋骨骨折最明显的症状是
A. 呼吸改变
B. 局部疼痛
C. 排痰困难
D. 休克
E. 发热

77. 患者男，45 岁，因“足底被生锈的铁钉刺伤”就诊，医嘱注射破伤风抗毒素，患者诉一周前使用过破伤风抗毒素（TAT），TAT 过敏试验阳性，引起该患者发生过敏的特异性抗体是
A. lgA
B. lgC
C. lgG
D. lgE
E. lgM

78. 患者男，30 岁。车祸伤及头部，出现右外耳道流出淡血性液体，右耳听力下降，CT 示颅内积气，拟诊为“颅中窝骨折”，伤后 3 天患者出现剧烈头痛、呕吐、厌食、反应迟钝、脉搏细弱、血压偏低，该患者最可能出现了
A. 颅内压过低
B. 颅内压增高
C. 低血糖
D. 颅内感染
E. 颅内出血

79. 患者女，35 岁，职员。因双肘、胸、手指近端指间关节肿痛 2 年。加重 2 周，以类风湿关节炎收入院，医嘱给予泼尼松、布洛芬和青霉胺等药物治疗。现患者诉恶心、反酸和胃部不适。护士向患者解释引起此症状的原因最可能是
A. 病情加重
B. 青霉胺的不良反应
C. 泼尼松的不良反应
D. 布洛芬的不良反应
E. 未按照医嘱服药

80. 患者女，23 岁，发热，并出现特征性皮肤损害为面部蝶形红斑，治疗本病的首选药物是
A. 环磷酰胺
B. 布洛芬
C. 阿司匹林
D. 吲哚美辛
E. 糖皮质激素

81. 患者女，62 岁。患结肠癌，拟行左结肠癌根治术，护士指导患者术前开始提前服用肠道消炎药的时间是
A. 1 天
B. 4 天
C. 3 天
D. 5 天
E. 6 天

82. 进餐时或餐后服用的降糖药是
A. 二甲双胍
B. 格列本脲
C. 甲苯磺丁脲
D. 格列齐特
E. 格列喹酮

83. 患者男，27 岁。右股骨上段闭合性骨折，行骨牵引复位固定。护士采取的可防止牵引过度的措施是
A. 将床尾抬高 15~30cm
B. 每天用 70% 乙醇消毒牵引针孔
C. 嘱患者及家属不可擅自改变体位和增减牵引重量
D. 定时测肢体长度
E. 保持牵引锤悬空、滑车灵活

84. 患者女，33 岁。行甲状腺大部切除术。术后患者出现误咽、呛咳，护士怀疑术中可能损伤了患者的
A. 喉头
B. 喉上神经外侧支
C. 单侧喉返神经
D. 声带
E. 喉上神经内侧支

85. 缺铁性贫血患者采用铁制剂治疗一段时间后，治疗有效最早出现的是

A. 网织红细胞数上升
B. 血红蛋白上升
C. 红细胞计数上升
D. 红细胞体积上升
E. 红细胞直径增大

86. 患儿女，4 个月。以肺炎入院。医嘱给予心电监护，安静状态下患儿生命体征如图所示。护士对监测结果判断正确的是

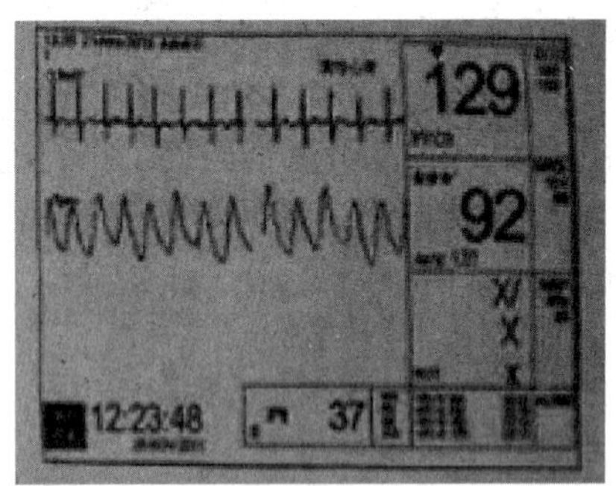

A. 心率、呼吸均正常
B. 心率正常，呼吸增快
C. 心率增快，呼吸增快
D. 心率减慢，呼吸减慢
E. 心率减慢，呼吸正常

87. 患儿男，8 岁。水痘痊愈 1 周后，下肢出现大小不等的瘀斑，压之不褪色，经检查诊断为原发免疫性血小板减少症。为预防颅内出血，护士最重要的观察项目是
A. 血小板计数
B. 嗜酸性粒细胞计数
C. 白细胞计数
D. 巨核细胞比例
E. 网织红细胞比例

88. 患者男，42 岁。感染性心内膜炎住院期间，突然胸痛、气急，随后出现咯血，口唇明显发绀。患者可能发生了
A. 肺栓塞
B. 肠系膜动脉栓塞
C. 脑栓塞
D. 外周动脉栓塞
E. 肾栓塞

89. 关于护理职业防护措施的描述，不妥的是
A. 视所有患者的血液、体液均具有传染性，充分利用各种防护设备
B. 养成操作后按规定程序与方法正确洗手的习惯
C. 做好各类物品的保管工作
D. 医疗废弃物应分类管理
E. 血渍污染后应立即用抹布或拖把清理

90. 患者女，44 岁。2 个月前丈夫意外去世，此后常入睡困难，多梦易醒，总是梦到丈夫，白天感觉非常倦怠。可能的诊断是
A. 睡眠 – 觉醒节律障碍
B. 睡行症
C. 夜惊症
D. 失眠症
E. 嗜睡症

91. 患者男，26 岁。民工，在作业中不慎从高空坠落、头痛、呕吐急诊入院，诊断为脑挫裂伤。为预防脑水肿，降低颅内压，应采取的体位是
A. 仰卧位
B. 头高脚低位
C. 半坐卧位
D. 端坐位
E. 俯卧位

92. 某患者因脑出血已在家卧床 2 个月，大小便失禁，不能自行翻身，近日骶尾部皮肤出现红肿，压之不褪色。为预防患者发生其他并发症，应着重指导家属学会的护理技术是
A. 更换敷料
B. 测量血压
C. 被动运动
D. 鼻饲营养
E. 皮下注射

93. 患者女，23 岁，有长期癫痫病史，来院前 6 小时内发作 2 次，到院后又有一次全身性大发作，历时 2 分钟，现处于发作后状态，宜采取的治疗是
A. 苯妥英钠 250mg 静脉滴注 5 分钟以上
B. 苯巴比妥（鲁米那）10mg 肌内注射
C. 吗啡静脉注射
D. 苯妥英钠 500mg 静脉注射
E. 呋塞米 10mg 静脉注射

94. 某 6 月龄婴儿，父母带其到儿童保健门诊进行预防接种，此时应给该患儿注射的疫苗是
A. 百白破疫苗
B. 乙肝疫苗
C. 卡介苗
D. 麻腮风疫苗
E. 脊髓灰质炎疫苗

95. 某女婴，18 个月，食欲减退 1 个多月，母亲带其到儿保门诊就诊，护士应首先测量

A. 上臂围

B. 前囟

C. 身高

D. 体重

E. 牙齿

二、以下提供若干个案例，每个案例下设若干个考题，请根据各考题题干所提供的信息，在每题下面 A、B、C、D、E 五个备选答案中选择一个最佳答案，并在答题卡上将所选答案写在对应的方框内。

（96~98 题共用题干）

患者男，50 岁。诊断为风湿性心脏病二尖瓣狭窄入院。

96. 该患者主诉活动无耐力最主要的相关因素是

A. 冠状动脉灌注不足致心肌收缩无力

B. 心排血量减少致组织缺血

C. 胃肠道缺血致营养不良

D. 体循环淤血致机体水肿

E. 肺淤血致呼吸困难

97. 住院期间护士遵医嘱给予患者心电监护，患者最易出现的是

A. 室性前期收缩

B. 二度Ⅱ型房室传导阻滞

C. 预激综合征

D. 阵发性室性心动过速

E. 心房颤动

98. 风湿性心脏瓣膜病的发生与哪种致病菌密切相关

A. 金黄色葡萄球菌

B. 肺炎球菌

C. A 群乙型溶血性链球菌

D. 大肠埃希菌

E. 铜绿假单胞菌

（99~103 题共用题干）

患者男，36 岁，平素体健，淋雨后发热，咳嗽、咳痰 2 天，右上腹痛伴气急、恶心 1 天。

99. 除考虑急腹症外，重点鉴别的疾病是

A. 肺炎链球菌感染

B. 自发性气胸

C. 膈神经麻痹

D. 肺梗死

E. 肺结核

100. 为明确诊断，应进行的检查是

A. 胸部 X 线片

B. 血细胞涂片

C. 血气分析

D. 痰涂片或培养

E. 肺功能测定

101. 首选的治疗药物是

A. 头孢他啶

B. 青霉素

C. 解热镇痛药

D. 胃肠道解痉剂

E. 庆大霉素

102. 如果病情进一步发展，体检：体温 37℃，脉搏 110 次 / 分，呼吸 28 次 / 分，血压 80/50mmHg，患者面色苍白，口唇发绀，右下肺叩诊音稍浊，听到少量湿啰音。应首先考虑的诊断是

A. 肺炎球菌肺炎

B. 休克型肺炎

C. 右侧胸膜炎

D. 右侧气胸

E. 肺脓肿

103. 为防止病情恶化，应特别注意观察

A. 血压变化

B. 体温变化

C. 肺部体征变化

D. 血白细胞变化

E. 呼吸系统症状变化

（104~105 题共用题干）

患儿，男，10 岁。全身浮肿半个月，血压 115/75mmHg，血红蛋白 110g/L，血清白蛋白 20g/L，尿检结果显示：尿蛋白（+++），透明管型 3~4 个 /HP，24 小时尿蛋白 4g。

104. 为明确该患儿的肾脏病变类型，最可靠的检查是

A. 肾活检病理检查

B. 尿液检查

C. 免疫学检查

D. 肾功能检查

E. 肾 CT 检查

105. 应用泼尼松和环磷酰胺治疗后，尿蛋白仍为（+++），水肿无减轻，最好采用

A. 加大泼尼松剂量

B. 加用环孢素 A

C. 加用双嘧达莫
D. 加用氢氯噻嗪
E. 输入白蛋白

（106~108 题共用题干）

患者男，62 岁，在田间劳动时突发心前区疼痛，伴胸闷憋气来院就诊，诊断为急性心肌梗死，收入院治疗。

106. 该患者首优的护理问题是
A. 恐惧
B. 疼痛
C. 自理缺陷
D. 知识缺乏
E. 有便秘的危险

107. 为患者进行心电监护，以防突发心律失常，心肌梗死患者预示室颤发生的心律失常是
A. 心房颤动
B. 室性心动过速
C. 室上性心动过速
D. 室性心动过缓
E. 一度房室传导阻滞

108. 为患者实施药物治疗时，应禁用
A. 硝酸甘油
B. 阿司匹林
C. 氯吡格雷
D. 西地兰
E. 吗啡

（109~110 题共用题干）

患者男，73 岁。患肺心病 20 年。2 周前因受凉出现咳嗽、咳痰，呼吸困难。今晨呼吸困难加重，烦躁不安，神志恍惚。查体：体温 37.8℃，脉搏 120 次 / 分，呼吸 38 次 / 分、节律不整，口唇发绀，两肺底闻及细湿啰音。

109. 为减轻患者呼吸困难，应采取的体位是
A. 平卧位
B. 侧卧位
C. 休克体位
D. 半坐卧位
E. 头低足高位

110. 此患者目前不宜采用的治疗是
A. 静脉补钾
B. 持续低流量吸氧
C. 给予镇静药
D. 给予呼吸兴奋药
E. 气管插管，呼吸机辅助呼吸

（111~113 题共用题干）

患者女，32 岁。发作性意识丧失伴四肢抽搐 3 年。今天凌晨发作 1 小时后意识一直未恢复，伴四肢抽搐发作 1 次。

111. 根据病情判断为
A. 癫痫大发作
B. 癫痫持续状态
C. 癫痫小发作
D. 单纯部分发作继全面性发作
E. 癫痫强直 - 阵挛发作

112. 首选的治疗药物是
A. 苯巴比妥（鲁米那）肌内注射
B. 水合氯醛灌肠
C. 地西泮静脉注射
D. 苯妥英钠肌内注射
E. 卡马西平口服

113. 发作控制后，维持治疗首选的药物是
A. 地西泮
B. 阿托品
C. 丙戊酸钠
D. 乙琥胺
E. 苯巴比妥（鲁米那）

（114~116 题共用题干）

患儿，男，胎龄 32 周，出生后哭声异常，阵发性青紫，肢体颤动，化验检查：血糖 1.7mmol/L，诊断为新生儿低血糖。

114. 上述情况常见于
A. 足月儿
B. 巨大儿
C. 足月小样儿
D. 早产儿
E. 过期新生儿

115. 如患儿需静脉补充葡萄糖，其速度为
A. 1~2mg/（kg · min）
B. 3~4mg/（kg · min）
C. 5~6mg/（kg · min）
D. 6~8mg/（kg · min）
E. 8~9mg/（kg · min）

116. 输入葡萄糖时
A. 给予高糖饮食
B. 给予高蛋白

C. 注意预防感染
D. 注意增加哺乳量
E. 注意监测血糖变化

（117~118 题共用题干）

孕妇，32岁，停经34周。近1周出现下肢水肿、头晕、视物模糊，血压 150/100mmHg，蛋白尿（+），听胎心音正常。

117. 首选的治疗原则是
A. 积极治疗至 38 周时终止妊娠
B. 积极治疗并等待自然分娩
C. 积极治疗 24~48 小时终止妊娠
D. 立即人工破膜并用缩宫素引产
E. 积极治疗同时立即剖宫产

118. 在健康评估过程中监测血压时要注意
A. 初测血压高应于休息 1 小时后重测
B. 左侧卧位测至平稳后仰卧 1 分钟再测
C. 左侧卧位测至平稳后仰卧 2 分钟再测
D. 左侧卧位测至平稳后仰卧 3 分钟再测
E. 左侧卧位测至平稳后仰卧 4 分钟再测

（119~120 题共用题干）

患者女，52 岁，反复发作腹痛、腹泻 2 年，多次行大便常规检查镜下可见红白细胞。诊断为溃疡性结肠炎，间断口服药物治疗，1 周前劳累后再次引发该病。

119. 关于溃疡性结肠炎以下说法不正确的是
A. 粪便呈黏液、脓血便
B. 有里急后重感
C. 腹痛位于右下腹
D. 排便后疼痛缓解
E. 轻度、中度腹痛

120. 针对该患者腹泻的护理，错误的是
A. 安排离卫生间近的病房
B. 室内留置便器
C. 便后禁用肥皂水清洗肛门
D. 手纸要柔软
E. 皮肤清洗晾干后涂护肤软膏

全国护士（师）资格考试预测卷系列

2026

护士执业资格考试预测卷及人机对话模拟考场

预测卷（四）

王 冉 主编

中国健康传媒集团
中国医药科技出版社 ·北京

内 容 提 要

本套试卷包含专业实务和实践能力两个方面。试卷根据最新考试大纲要求，通过分析历年考试真题，并在研究命题规律的基础上精心编写而成，具有针对性和应试性。可供考生进行模拟自测，梳理对知识点的掌握程度。试卷中题型、题量及题目难易程度与考试真题保持高度一致，本书适合所有参加护士执业资格考试的考生使用。

图书在版编目（CIP）数据

2026 护士执业资格考试预测卷及人机对话模拟考场 / 王冉主编 . -- 北京 : 中国医药科技出版社 , 2025. 8.
(全国护士（师）资格考试预测卷系列). -- ISBN 978-7-5214-5413-0

Ⅰ . R192.6-44

中国国家版本馆 CIP 数据核字第 2025H0P285 号

美术编辑 陈君杞
版式设计 也 在

出版 **中国健康传媒集团** | 中国医药科技出版社
地址 北京市海淀区文慧园北路甲 22 号
邮编 100082
电话 发行：010-62227427 邮购：010-62236938
网址 www.cmstp.com
规格 880 × 1230mm 1/16
印张 19 1/4
字数 681 千字
版次 2025 年 8 月第 1 版
印次 2025 年 8 月第 1 次印刷
印刷 北京印刷集团有限责任公司
经销 全国各地新华书店
书号 ISBN 978-7-5214-5413-0
定价 49.00 元

编 委 会

主　编　王　冉

副主编　陈　寒　刘　飞　阳　军　叶　峰

编　者（以姓氏笔画为序）

王　冉　王　冰　王　涛　王春妮
叶　峰　叶琪双　田志成　冯　旗
成晓霞　刘　飞　阳　军　吴良红
余　凡　张　璐　张立君　陈　寒
范国正　罗先武　季　诚　周维春
常菊群　程明文　焦平丽　曾　芎
谢　萍　路　兰　蔡秋霞　谭花凡
谭丽娇

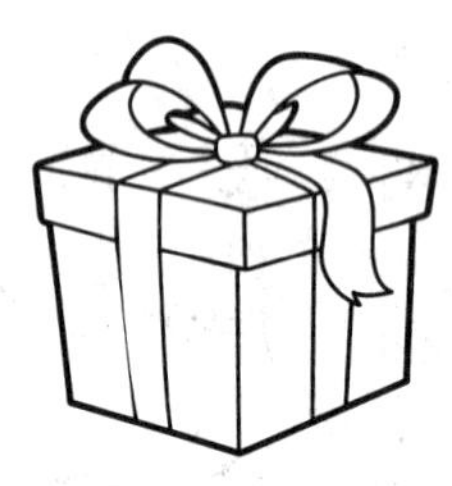

免费赠送数字资源（10月份左右上线）

获取方式见封底

专业实务

一、以下每一道考题下面有 A、B、C、D、E 五个备选答案，请从中选择一个最佳答案，并在答题卡上将相应题号的相应字母所属方框涂黑。

1. 输卵管峡部妊娠时，最易出现的病理结局是
A. 孕卵向宫腔生长
B. 陈旧性宫外孕
C. 继发性腹腔妊娠
D. 输卵管妊娠破裂
E. 输卵管妊娠流产

2. 患者女性，56 岁。有冠心病病史 4 年，近日出现胸部疼痛入院就诊。入院后诊断为心绞痛。护士应告知其心绞痛发作的典型部位是
A. 下段胸骨后
B. 剑突附近
C. 心前区
D. 心尖区
E. 胸骨体中上段

3. 一个出生为 3.5kg 的婴儿，5 个月时体重大约应为
A. 5kg
B. 7kg
C. 9kg
D. 11kg
E. 13kg

4. 扩张型心肌病病人心脏基本结构改变是
A. 右心室流出道梗阻
B. 室间隔肥厚
C. 单侧或双侧心腔扩大
D. 左心室肥厚
E. 心室容积减少

5. 患者男，67 岁，腹痛待查。于 2016 年 5 月 8 日下午 2 时 30 分入院。入院后护士为其准备了住院病历，并填写了体温单（图 1），请问体温单的书写哪项是错误的
A. 日期
B. 住院日数
C. 入院时间
D. 生命体征
E. 眉栏

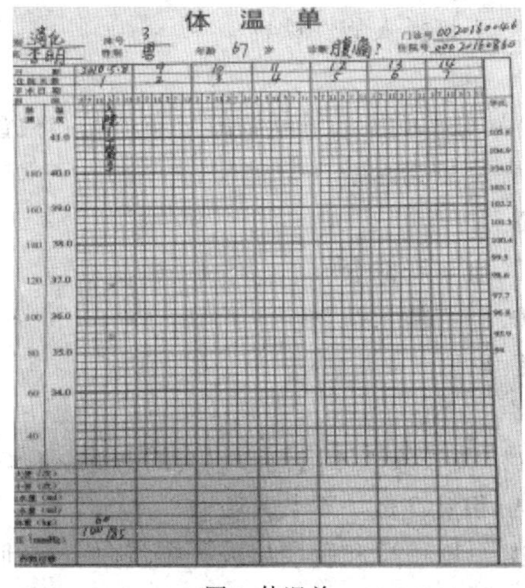

图 1 体温单

6. 患儿，3 岁。体温升高达 39℃，口唇及颊黏膜出现成簇小疱疹。入院后诊断为疱疹性口腔炎。疱疹性口腔炎黏膜损伤特点为
A. 黄白色纤维素性渗出物
B. 潮红、可有渗血
C. 有灰白色假膜
D. 白色片状物
E. 充血、红绒状

7. 患者男，45 岁。肝硬化门静脉高压症伴上消化道出血入院。给予三腔管压迫止血 12 小时后出血停止。患者主诉三腔管刺激不适，要求拔除，护士的做法错误的是
A. 加强与患者沟通，安抚患者情绪
B. 嘱其听音乐，看报纸等转移注意力，减轻不适感
C. 安慰鼓励患者，增强其带管的信心
D. 耐心解释三腔管的必要性及拔管可能造成的危害
E. 安慰患者并满足患者要求，轻柔正确拔出三腔管

8. 多见于儿童及青壮年男性的腹外疝是
A. 股疝
B. 腹股沟直疝
C. 腹股沟斜疝
D. 脐疝
E. 切口疝

9. 慢性萎缩性胃炎患者的饮食指导，错误的是

A. 避免过热、过硬饮食
B. 多食新鲜蔬菜、水果
C. 少吃腌制食物
D. 减少食盐摄入量
E. 不宜摄入酸性饮食

10. 可明确肛瘘管状物的分布情况的检查是
A. 直肠指诊
B. 肛门镜
C. 血常规检查
D. 碘油瘘管造影
E. B 超

11. 关于急性渗出性心包炎的叙述，错误的是
A. 积液在数周至数月吸收
B. 早期壁层和脏层出现纤维蛋白、白细胞渗出
C. 大量积液可引起心脏压塞
D. 渗液常为浆液性
E. 病变不累及心外膜下心肌

12. 婴幼儿易患呼吸道感染的免疫学特点是
A. 分泌性 IgA 缺乏
B. 血清中 IgM 缺乏
C. 血清中 IgG 缺乏
D. 细胞免疫功能低下
E. 血清中 IgA 缺乏

13. 破伤风阵发性痉挛最先累及的肌肉是
A. 四肢肌
B. 颈项肌
C. 咀嚼肌
D. 肋间肌
E. 背腹肌

14. 某支气管哮喘患者，严重发作，极度呼吸困难，一口气不能说完一句话，大汗淋漓，此类重症哮喘患者血气分析结果常提示
A. 呼吸性酸中毒伴代谢性酸中毒
B. 呼吸性酸中毒伴代谢性碱中毒
C. 呼吸性酸中毒
D. 呼吸性碱中毒
E. 代谢性酸中毒

15. 患者男，55 岁，诊断为胃癌晚期，因家境贫困，患者向护士要求自动出院。该案例主要涉及患者的
A. 自主选择权
B. 隐私保护权
C. 基本医疗权
D. 知情同意权
E. 请求回避权

16. 流行性腮腺炎的潜伏期平均为
A. 6 天
B. 9 天
C. 12 天
D. 15 天
E. 18 天

17. 患者男，27 岁，体检中发现感染艾滋病病毒。患者有责任将感染的事实及时告诉下列哪类人员
A. 与其共同学习者
B. 与其有性关系者
C. 与其共同居住者
D. 与其有合作关系者
E. 与其共同工作者

18. 胎盘早期剥离的主要病理变化是
A. 胎盘边缘血窦破裂
B. 胎盘血管痉挛
C. 包蜕膜出血
D. 底蜕膜出血
E. 真蜕膜出血

19. 患者男，45 岁。误服高浓度氢氧化钠溶液后被发现，立即送往医院，此时最佳的处理方法是
A. 碳酸氢钠洗胃
B. 高锰酸钾溶液洗胃
C. 盐水洗胃
D. 口服蛋清水
E. 口服稀盐酸

20. 孕妇 31 岁，宫内孕第一胎 37^{+5} 周临产，产程中腹部出现病理性缩复环，最常见的情况是
A. 子宫畸形
B. 子宫收缩乏力
C. 强直性子宫收缩
D. 骨盆出口狭窄
E. 臀位

21. 患者男，65 岁。因喉癌手术行气管切开，为其气管内吸痰时正确的操作是
A. 如痰液较多，可持续吸引至痰液吸尽
B. 用同一根吸痰管吸净口腔痰液后，再吸气管内痰液
C. 吸痰负压为 40.0~53.3kPa

D. 储液瓶内的吸出液应及时倾倒，一般不应超过瓶的 1/2
E. 由气管深部开始上下反复提拉吸痰

22. 新生儿在出生后 24 小时内出现黄疸者应首先考虑为
A. 新生儿生理性黄疸
B. 新生儿溶血病
C. 新生儿肝炎
D. 新生儿败血症
E. 胆道闭锁

23. 患者男，36 岁，左侧行血栓闭塞性脉管炎术后 1 天，自诉“左脚没有感觉”，护士观察时发现左侧足背动脉搏动消失，皮肤温度降低，提示患者可能
A. 组织缺氧
B. 血管痉挛
C. 动脉栓塞
D. 血管炎症
E. 静脉血栓

24. 患者女性，32 岁，已婚。近年来，月经周期 30~32 天，月经持续 10~15 天，经量时多时少。基础体温呈双相，为明确诊断需行刮宫术，时间应在
A. 月经来潮前 1 周
B. 月经来潮 2 小时内
C. 月经第 3 天
D. 月经第 5 天
E. 月经来潮 24 小时内

25. 患者男，25 岁，因肺炎收治入院。护士测得患者口温为 39.8℃，同时注意到患者口唇干燥脱皮。下面护理措施中不妥的是
A. 嘱患者卧床休息
B. 嘱患者多喝水
C. 加强体温的监测
D. 嘱患者注意口腔清洁卫生
E. 冰袋置腋窝，枕后降温

26. 患者男性，43 岁，饮酒史 20 余年，每天饮白酒约半斤，近日出现眼球震颤、步态不稳、精神错乱，考虑为慢性酒精中毒引起的
A. Wernicke 脑病
B. Korsakoff 综合征
C. 周围神经麻痹
D. 震颤谵妄反应
E. 酒精性幻觉反应

27. 患者女，32 岁，妊娠 30 周，休息时有胸闷、气急等症状。查体：脉搏 120 次 / 分，心界向左侧扩大，心尖区有Ⅱ级收缩期杂音，性质粗糙，肺底有湿啰音。关于该病对妊娠和分娩的影响，错误的是
A. 因心功能不良可致胎儿宫内窘迫
B. 分娩中第二产程心脏负担最重
C. 因心功能不良需增加休息时间
D. 产后 2~3 天心脏负担最快减轻
E. 因心功能不良可致早产

28. 患者男性，53 岁，诊断为类风湿关节炎，出现关节疼痛畸形，行走不便，请问类风湿关节炎主要侵犯的全身关节不包括
A. 踝关节
B. 颞颌关节
C. 肩关节
D. 颈椎关节
E. 膝关节

29. 分娩时持续性枕横位最早导致的母婴损伤是
A. 产后出血
B. 宫颈水肿
C. 胎膜早破
D. 脐带脱垂
E. 子宫破裂

30. 患者女性，51 岁。胃大部切除术后 2 周。患者进食 20 分钟后出现上腹饱胀、恶心、呕吐、头晕、心悸、出汗、腹泻等。首先应考虑
A. 吻合口破裂
B. 吻合口梗阻
C. 倾倒综合征
D. 术后胃出血
E. 代谢性酸中毒

31. 患者男，23 岁，胸部外伤致右侧第 5 肋骨骨折并发气胸，呼吸困难、发绀、出冷汗。查体：血压 90/60mmHg，气管向左侧移位，右胸部饱满，叩诊呈鼓音，呼吸音消失，颈胸部有广泛皮下气肿。造成该患者极度呼吸困难、发绀的主要原因是
A. 广泛皮下气肿
B. 健侧肺扩张受限
C. 伤侧胸腔内压力不断升高
D. 静脉血液回流受阻
E. 纵隔向健侧移位

32. 女，53 岁，因腹胀 2 个月，发现腹部肿块 1 天入院，腹部移动性浊音阳性，疑为卵巢癌。在收集的资料中，对诊断最有价值的评估资料是
A. 甲胎蛋白测定
B. 性激素测定
C. 绒毛膜促性腺激素测定
D. 腹部 X 线检查
E. 腹水细胞学检查

33. 患者女，内镜下诊断为慢性浅表性胃炎。医生治疗前建议患者行快速尿素酶试验，该试验可检测
A. 胃酸
B. 壁细胞抗体
C. 血氨
D. 胃泌素
E. 幽门螺杆菌

34. 患者男性，45 岁，诊断为 Graves 病，该病主要发病原因是
A. 自身免疫
B. 遗传因素
C. 感染
D. 精神刺激
E. 创伤

35. 正确脱隔离衣的步骤是
A. 解腰带，解领扣，刷手，解袖扣，脱衣袖
B. 解袖扣，刷手，解领扣，解腰带，脱衣袖
C. 解袖扣，刷手，解腰带，解领扣，脱衣袖
D. 解领扣，解袖口，解腰带，刷手，脱衣袖
E. 解腰带，解袖扣，刷手，解领扣，脱衣袖

36. 患者，女，58 岁。热爱书法经常练字，但近期情绪常激动，有时心情抑郁，出现不能独立洗澡、刷牙、上厕所等，练字时字越写越小。请问此症状是
A. 阿尔茨海默病
B. 抑郁症
C. 帕金森病
D. 痴呆症
E. 癔症

37. 患者男，55 岁，诊断为晚期胃癌，因家境贫困，患者向护士要求自动出院，该案例主要涉及患者的
A. 自主选择权
B. 基本医疗权
C. 隐私保护权
D. 请求回避权
E. 知情同意权

38. 孕妇，31 岁，2 日来晨起恶心、呕吐，伴尿频，尿妊娠试验阳性，推算其预产期时，首要的是收集
A. 末次月经第 1 天时间
B. 末次月经出血停止时间
C. 晨起呕吐出现时间
D. 尿频出现时间
E. 结婚时间

39. 新生儿，出生 3 天，今晨喂哺时护士发现其口腔出现白色斑点，棉签擦拭不去，可采用
A. 0.9% 生理盐水清洁口腔
B. 2% 碳酸氢钠溶液清洁口腔
C. 2% 利多卡因涂抹患处
D. 3% 过氧化氢溶液清洁口腔
E. 5% 金霉素鱼肝油涂抹患处

40. 患者男性，42 岁，因肺炎球菌性肺炎入院，咳嗽，咳脓痰，体温 39.6℃，此时患者的分级护理应为
A. 一级护理
B. 特级护理
C. 二级护理
D. 三级护理
E. 四级护理

41. 关于肋骨的解剖，正确的是
A. 第 1~7 肋骨称真肋
B. 第 2~8 肋骨称真肋
C. 第 7~9 肋骨称真肋
D. 第 7~9 肋骨称假肋
E. 第 10~12 肋骨称浮肋

42. 紫外线灯管消毒，应从灯亮后几分钟开始计时
A. 3 分钟
B. 4 分钟
C. 5 分钟
D. 7 分钟
E. 11 分钟

43. 检查库存血时，以下提示有溶血可能的是
A. 下层血细胞呈暗紫色
B. 上层血浆呈淡黄色

C. 库存血分为上下两层
D. 上下两层血均无凝块
E. 上下两层间界限清楚

44. 测量血压时导致测量值偏高的原因可能是
A. 被测者在进餐后立即测量血压
B. 被测者手臂位置高于心脏
C. 血压计袖带宽度太宽
D. 血压计袖带缠绕过紧
E. 测量时，放气速度太快

45. 心肌梗死患者典型的心电图表现中，反映心肌坏死的图形是
A. T 波倒置
B. P–R 间期延长
C. ST 段抬高
D. 病理性 Q 波
E. Q–T 间期延长

46. 病人不宜长期食用流质饮食的原因是
A. 影响消化吸收
B. 影响营养供给
C. 影响食欲
D. 影响休息
E. 进食次数过多

47. 心律失常中，期前收缩形成的原因是
A. 窦房结发出的冲动频率过慢
B. 窦房结发出的冲动频率过快
C. 窦房结以外的起搏点激动
D. 房室间传导途径异常
E. 左右束支传导异常

48. 患者男性，49 岁。全身微循环障碍，该病人禁忌使用冷疗的理由是
A. 可降低血液循环，会影响创面愈合
B. 可导致组织缺血缺氧而变性坏死
C. 可引起过敏
D. 可引起腹泻
E. 可发生冻伤

49. 听诊心包摩擦音最清楚的部位是
A. 心尖部
B. 心底部
C. 胸骨左缘第 3~4 肋间
D. 胸骨右缘第 3~4 肋间
E. 左侧腋前线 3~4 肋间

50. 超声波雾化治疗结束后，先关雾化开关再关电源开关，是防止损坏
A. 电晶片
B. 透声膜
C. 雾化器
D. 电子管
E. 晶体管

51. 患者女，42 岁。身高 163cm，体重 42kg，因“体重减轻 6 个月，发现颈部包块 1 个月”，护士为判断其营养状况，计算该患者的体重指数是
A. 10.8
B. 15.8
C. 38.8
D. 25.7
E. 20.8

52. 患者因输液左上肢出现索条状红线，红肿热痛，伴畏寒、发热。下述处理措施中错误的是
A. 用抗生素
B. 95% 乙醇湿敷
C. 超短波理疗
D. 抬高患肢
E. 增加患肢活动

53. 轻型胎盘早剥的标准是胎盘剥离面小于胎盘面积的
A. 1/4
B. 1/3
C. 3/4
D. 2/3
E. 1/2

54. 采血清标本作肝功能检查，下列操作步骤，错误的是
A. 采血后取下针头缓慢注入试管
B. 血液泡沫不能注入试管
C. 血液注入试管后要摇动
D. 空腹采血
E. 用干燥试管

55. 某护士正在护士站写护理记录。医生：“我有几个医嘱，你帮我写下来”。护士：“你没看到我在忙吗？写完护理记录我还有交班报告要写啊！”医生：“护士的工作就是执行医嘱，你为什么不做？”此案例中影响护患关系的主要原因是
A. 角色权利争议
B. 角色压力过重

C. 角色心理差位
D. 角色理解欠缺
E. 角色期望冲突

56. 将预定潮气量的气体压入肺内，使肺泡扩张，形成吸气，此类人工呼吸机属于
A. 定压型
B. 定容型
C. 时间型
D. 流量型
E. 混合型

57. 肌肉张力处于全天最低状态的睡眠时相是
A. 非快速眼球运动（NREM）睡眠相Ⅰ期
B. 非快速眼球运动（NREM）睡眠相Ⅱ期
C. 非快速眼球运动（NREM）睡眠相Ⅲ期
D. 非快速眼球运动（NREM）睡眠相Ⅳ期
E. 快速眼球运动（REM）睡眠相

58. 机体调节酸碱平衡最迅速的途径是
A. 神经内分泌调节
B. 血液缓冲系统
C. 肺
D. 皮肤
E. 肾脏

59. 胆色素结石形成的主要原因是
A. 胆道感染
B. 高脂饮食
C. 基因异常
D. 环境因素
E. 代谢异常

60. 某冠心病患者死亡 2 小时后，家属为其更换衣服时发现腰背部出现暗红色条纹，这种现象提示尸体出现了
A. 尸冷
B. 尸斑
C. 尸僵
D. 尸体腐败
E. 尸体受伤

61. 患者女，45 岁。胃大部切除术后第 1 天，医嘱记录出入液量，该患者每日排出量的记录内容不包括
A. 伤口渗出液
B. 腹腔引流液
C. 胃肠减压吸出液
D. 尿量
E. 汗液

62. 中药消食药的服用时间是
A. 饭前服用
B. 饭后服用
C. 两餐间服用
D. 清晨服用
E. 睡前服用

63. 患者男，56 岁。因心肌梗死入院，拟行冠状动脉造影检查，检查前护士告知患者签署知情同意书，上述做法符合护理伦理中的
A. 公正原则
B. 行善原则
C. 不伤害原则
D. 有利原则
E. 自主原则

64. 护士考试通过首次申请执业注册在几年内有效
A. 1 年
B. 2 年
C. 3 年
D. 4 年
E. 5 年

65. 某实习护士进入科室之前，先了解科室情况。上班第 1 天，她穿戴整齐，提前 15 分钟到岗，见到科室工作人员及患者都礼貌地打招呼，认真做着每一件事，给大家留下了非常好的印象。该护士运用的人际认知效应是
A. 先礼效应
B. 免疫效应
C. 近因效应
D. 首因效应
E. 晕轮效应

66. 下列哪项资料必须医患双方在场情况下封存和启封
A. 病程记录
B. 体温单
C. 医嘱单
D. 护理记录单
E. 检查报告单

67. 孕中期孕妇监护的重点是
A. 防止胎儿畸形

B. 定期产前检查
C. 做好分娩准备
D. 确定基础血压
E. 避免病毒感染

68. 对手术室医护人员的手、物品进行定期细菌培养的周期是
A. 每天
B. 每周
C. 每两周
D. 每月
E. 每季度

69. 患者男，23 岁。踢球时不慎扭伤踝关节，扭伤早期的处理措施是
A. 热敷
B. 冷敷
C. 冷、热敷交替
D. 热水足浴
E. 按摩推拿

70. 关于病人的权利的说法，正确的是
A. 病人都享有稀有卫生资源分配的权利
B. 病人都有要求开假条休息的权利
C. 护士在任何情况下都不能剥夺病人要求保密的权利
D. 病人被免除社会责任的权利是随意的
E. 知情同意是病人自主权的具体形式

71. 静脉输液时护士核对完病人姓名后应首先做的是
A. 找注射部位
B. 介绍药物用途
C. 自我介绍
D. 准备注射用物
E. 扎止血带

72. 患者女性，22 岁。因急性阑尾炎住院治疗，手术后，主治医生给患者使用了一种昂贵的新型抗生素，但没有征求患者同意。出院时，患者发现自己需付几千元的药费，认为医护人员没有告诉自己而擅自做主，自己不应该负担这笔钱。在这个案例中，医护人员损害了患者的哪项权利
A. 疾病认知权
B. 平等医疗权
C. 保护隐私权
D. 知情同意权
E. 病人参与权

73. 胸部手术拆线时间为
A. 1~2 天
B. 3~5 天
C. 5~7 天
D. 7~9 天
E. 10~14 天

74. 人际关系的基本特点是
A. 多变性
B. 目的性
C. 多重性
D. 社会性
E. 复杂性

75 患者，女，35 岁，患急性胆囊炎入院手术治疗。术后患者回到病房，护士跟她说：“你已经做完手术回到病房了”，这是属于
A. 一般性沟通
B. 事务性沟通
C. 治疗性沟通
D. 情感性沟通
E. 共鸣性沟通

76. 不属于移情技巧的内容是
A. 从他人的角度感受、理解他人感受
B. 是一种同情与怜悯
C. 护士对术前病人说“我很理解您现在的心情，如果是我手术也会害怕”。
D. 是分享他人的感情，不是表达自我的感情
E. 是在人与人交往中产生的一种积极的感觉能力

77 急性阑尾炎易发生坏死的主要原因是
A. 阑尾动脉为无侧支的终末动脉
B. 阑尾位置多变
C. 阑尾淋巴丰富
D. 阑尾系膜短小
E. 阑尾易阻塞

78. 不符合护士行为礼仪要求的是
A. 保持站姿时应抬头，颈直，下颌扬起，嘴唇自然闭合
B. 保持站姿时双眼平视前方，面带微笑，两肩外展，双臂自然下垂
C. 保持坐姿时应上身与大腿、大腿与小腿均呈 90℃，双膝及双脚并拢，平落于地或一前一后
D. 保持坐姿时坐在椅子的前部 1/2 或 1/3 处
E. 行走时须步态轻盈，稳健，步幅适中，匀速前进

79. 患者女，2 岁。因进行性青紫，乏力一年余入院。平时安静不愿运动，吃奶、哭闹时容易气促、口唇发绀。婴儿期有喂养困难史，一直以来进食较少，患者出现杵状指。该患者最有可能的诊断是

A. 房间隔缺损
B. 法洛四联症
C. 室间隔缺损
D. 肺动脉狭窄
E. 动脉导管未闭

80. 患者女性，58 岁。上消化道大出血，入院时已休克。现取中凹卧位，具体的卧姿是上身和下肢分别抬高

A. 上身 5°~10°、下肢 10°~20°
B. 上身 5°~10°、下肢 20°~30°
C. 上身 10°~15°、下肢 20°~30°
D. 上身 15°~20°、下肢 15°~25°
E. 上身 20°~25°、下肢 20°~25°

81. 某产妇生下一个短胳膊的孩子，夫妻俩把孩子丢弃在卫生间垃圾桶后逃离医院，当班护士发现此情况后应

A. 让其他护士与产妇联系
B. 报案让公安机关介入
C. 报告医生
D. 报告保卫科
E. 给护士长打电话

82. 下列哪种食物属于优质蛋白质

A. 馒头
B. 豆腐
C. 土豆
D. 苹果
E. 南瓜

83. 患者，男性，45 岁，输液 1000ml，滴速为 50 滴 / 分，计划从上午 8 时 30 分开始，估计何时输完

A. 上午 11 时 10 分
B. 中午 12 时 30 分
C. 下午 1 时 30 分
D. 下午 2 时 10 分
E. 下午 2 时 30 分

84. 应放入有色瓶或避光纸盒内、置于阴凉处保存的药物是

A. 氨茶碱
B. 胎盘球蛋白
C. 胃复安
D. 糖衣片
E. 乙醇

85 外科护士给下述 5 位病人换药时，哪个病人应最后换药

A. 特异性感染伤口
B. 非特异性感染伤口
C. 污染伤口
D. 肿瘤病人切口
E. 无菌手术切口

86. 大量输注库存血时可发生

A. 碱中毒和低血钾
B. 碱中毒和高血钾
C. 低血钾和低血钠
D. 酸中毒和低血钾
E. 酸中毒和高血钾

87. 做隐血试验时，护士指导患者可以进食

A. 鸡蛋肉丝
B. 豆腐鸭血
C. 冬瓜鸡蛋
D. 鸡蛋竹笋
E. 菠菜汤

88. 隐血试验前 3 天禁忌的食物是

A. 豆制品
B. 马铃薯
C. 大白菜
D. 白萝卜
E. 绿色蔬菜

89. 患者男，27 岁，心悸气短，胸闷、胸痛晕厥。诊断为肥厚型心肌病，先口服倍他乐克进行治疗。用药期间须注意

A. 用药后漱口
B. 饭前服用
C. 饭后服用
D. 嘱病人多饮水
E. 注意监测心率

90. 给氧浓度达到 45% 时的氧流量为

A. 10L
B. 8L
C. 6L
D. 2L
E. 4L

91. 适合于心绞痛患者的饮食是
A. 高热量、高蛋白、高维生素饮食
B. 高热量、低脂肪、高蛋白饮食
C. 低热量、高蛋白、高维生素饮食
D. 低热量、适量蛋白、低脂肪饮食
E. 低热量、适量蛋白、高脂肪饮食

92. 高血压病导致心脏负荷增加的类型是
A. 全心负荷
B. 左心室前负荷
C. 右心室前负荷
D. 左心室后负荷
E. 右心室后负荷

93. 患者女性，63岁，因脑梗死入院治疗。有一天晚上病人洗澡时在浴室跌倒了，脑部着地，局部出现血肿，后经CT检查发现颅内无异常。上述情况属于
A. 一级医疗事故
B. 二级医疗事故
C. 三级医疗事故
D. 四级医疗事故
E. 护理不良事件

94. 小儿秋季腹泻最常见的病原体是
A. 金黄色葡萄球菌
B. 大肠埃希菌
C. 耶尔森菌
D. 轮状病毒
E. 柯萨奇病毒

95. 良性前列腺增生的主要病因是
A. 前列腺炎
B. 尿路感染
C. 雄激素增多
D. 雌激素增多
E. 睾丸功能减退

96. 急性上呼吸道感染最常见的病因是
A. 病毒
B. 细菌
C. 衣原体
D. 真菌
E. 支原体

97. 支气管哮喘反复发作的因素是
A. 缺氧
B. 感染
C. 免疫缺陷
D. 精神紧张
E. 气道变应性炎症

98. 水痘为自限性疾病，其病程一般为
A. 3天
B. 5天
C. 7天
D. 10天
E. 15天

99. 外阴局部损伤易形成血肿的部位是
A. 阴阜
B. 小阴唇
C. 大阴唇
D. 阴蒂
E. 阴道前庭

100. 初产妇总产程一般不超过
A. 16小时
B. 18小时
C. 20小时
D. 24小时
E. 48小时

二、以下提供若干个案例，每个案例有若干个考题。请根据提供的信息，在每题的A、B、C、D、E五个备选答案中选择一个最佳答案，并在答题卡上按照题号，将所选答案对应字母的方框涂黑。

（101~103共用题干）

患者女，30岁，与家人吵架后服农药，名称不明，被家人送至医院急诊室抢救，护士立即行电动洗胃法洗胃。

101. 当毒物性质未明确前，应选择的洗胃液是
A. 牛奶
B. 生理盐水
C. 2%~4%碳酸氢钠
D. 1：15000高锰酸钾
E. 肥皂水

102. 每次灌入的洗胃液量为
A. 100~200ml
B. 200~300ml
C. 300~500ml
D. 400~600ml
E. 500~800ml

103. 经过化验，明确毒物为敌百虫，可采用的洗胃液是

A. 5% 醋酸

B. 蛋清水

C. 1：15000 高锰酸钾

D. 2%~4% 碳酸氢钠

E. 镁乳

（104~106 题共用题干）

患者女，20 岁。在校大学生。因急性腹痛就诊，诊断为异位妊娠破裂出血，拟急诊手术。

104. 术前护理人员向患者介绍病情及预后，体现了护理人员的

A. 保证患者权益的义务

B. 认真执行医嘱的义务

C. 维护患者治疗安全的义务

D. 保护患者隐私义务

E. 及时救治患者的义务

105. 患者要求医护人员不要将真实情况告知同学，体现了患者的

A. 公平权

B. 回避权

C. 服务选择权

D. 隐私权

E. 知情权

106. 患者在了解病情后签字同意手术治疗，体现了伦理学的

A. 自主原则

B. 有利原则

C. 公平原则

D. 行善原则

E. 不伤害原则

（107~108 题共用题干）

足月新生儿，出生后 1 分钟，心率 70 次 / 分，呼吸弱而不规则，全身皮肤青紫，四肢张力松弛，喉反射消失，Apgar 评分为 3 分。

107. 该患儿为

A. 正常新生儿

B. 轻度窒息

C. 青紫窒息

D. 重度窒息

E. 急性窒息

108. 应首先采取的抢救措施是

A. 给氧

B. 保暖

C. 清理呼吸道

D. 人工呼吸

E. 心外按摩

（109~110 题共用题干）

患者女性，45 岁，因活动后有呼吸困难，近半年进行性加重，并伴有咳嗽，声音嘶哑。既往患者有风湿热十年，常有扁桃体炎发生，考虑为慢性风湿性心脏病二尖瓣狭窄。

109. 明确诊断风湿性心脏病二尖瓣狭窄的检查是

A. 心电图

B. 血管造影

C. 超声心动图

D. 胸部 X 线

E. 核磁共振

110. 风湿性心脏病二尖瓣狭窄心电图表现正确的是

A. P 波消失，代之以大小、形态不一的 f 波

B. P 波消失，代之以锯齿状 F 波

C. P 波变窄，P 波宽度＜ 0.12 秒

D. 二尖瓣型 P 波，P 波宽度＞ 0.12 秒

E. P 波提早出现，形态与窦性不同

（111~112 题共用题干）

患者男，18 岁。白血病，血红蛋白 50g/L，胸痛伴全身软弱无力，皮肤、黏膜、指甲苍白。

111. 为该患者输血的主要原因是

A. 大出血

B. 贫血

C. 严重感染

D. 低蛋白血症

E. 凝血功能异常

112. 护士为患者输血时，错误的操作是

A. 严格执行“三查八对”

B. 护士操作时戴上手套

C. 输血前先输入少量生理盐水

D. 为达到治疗效果，开始时速度宜快

E. 两袋血之间输入少量生理盐水

（113~114 共用题干）

患者男性，26 岁，建筑工人，因高空坠落后入院治疗。入院后诊断为脊柱骨折合并下肢截瘫。病人生命体征平稳，双下肢肌力 1 级，病人经常一个人流泪。

113. 该患者目前首要的护理问题是
A. 有皮肤完整性受损的危险
B. 焦虑抑郁
C. 躯体活动障碍
D. 营养失调：低于机体需要量
E. 有感染的危险

114. 有一天，护士夜间查房时看见他正在哭泣，护士应该
A. 告诉他不要哭泣，以免影响其他病人休息
B. 保持沉默，静静地陪伴病人
C. 假装没看到，悄悄地离开病房
D. 告诉他男性应该坚强一些
E. 为病人拉上隔帘

（115~117 题共用题干）

患者女性，58 岁，因食管癌入院手术治疗，身高 1.75m，体重 50kg，心率 85 次/分，呼吸 18 次/分，既往吸烟 30 年，有家族史，平时喜食腌制食品。

115. 食管癌的好发部位是
A. 食管颈段
B. 食管上段
C. 食管中段
D. 食管下段
E. 食管腹部

116. 此病人术前最重要的护理诊断是
A. 有皮肤完整性受损的危险
B. 营养失调：低于机体需要量
C. 知识缺乏
D. 低效性呼吸型态
E. 有外伤的危险

117. 此病人出院后 1 个月又出现吞咽不畅，可能的原因是
A. 反流性食管炎
B. 幽门梗阻
C. 肠梗阻
D. 吻合口狭窄
E. 吻合口溃疡

（118~120 题共用题干）

患者男，56 岁，患风湿性瓣膜病二尖瓣狭窄 16 年，活动后胸闷、气急，双下肢水肿 1 周入院。

118. 患者此时最可能发生了
A. 呼吸衰竭
B. 肺水肿
C. 肾衰竭
D. 肺栓塞
E. 心力衰竭

119. 患者入院给予心电监护，最有可能发生的心律失常是
A. 室性早搏
B. 心房颤动
C. 窦性心动过速
D. 房室传导阻滞
E. 室上性心动过速

120. 经治疗好转后患者准备出院，护士指导病人预防风湿性心瓣膜病的根本措施是
A. 长期服用抗风湿药物
B. 积极防治链球菌感染
C. 防止复发，卧床休息
D. 增加营养，避免过劳
E. 居室要防寒避湿

实践能力

一、以下每一道考题下面有 A、B、C、D、E 五个备选答案，请从中选择一个最佳答案，并在答题卡上将相应题号的相应字母所属的方框涂黑。

1. 患者，男性，59 岁。3 小时前发生心前区剧烈疼痛，服用硝酸甘油后未见缓解，入院后急查心电图，检查结果如图所示，考虑该患者为

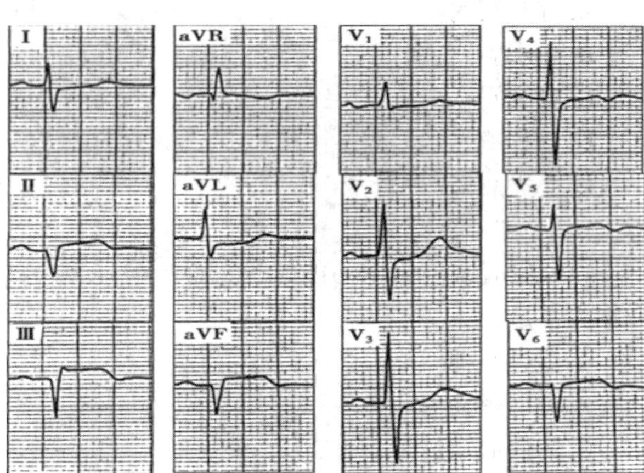

A. 前壁心肌梗死
B. 后壁心肌梗死
C. 下壁心肌梗死
D. 左侧壁心肌梗死
E. 心绞痛

2. 关于心功能不全的护理措施，错误的是
A. 取舒适体位
B. 做好心理护理，消除恐惧
C. 采用深呼吸等放松技术
D. 做好健康指导
E. 立即自服止痛药

3. 左侧结肠癌的主要临床表现不包括
A. 血便
B. 腹泻
C. 腹泻与便秘交替
D. 全身中毒症状
E. 腹部肿块

4. 法洛四联症患儿缺氧发作时，使用普萘洛尔进行治疗的目的是
A. 控制惊厥
B. 减慢心率
C. 减少水钠潴留
D. 抑制呼吸中枢
E. 纠正代谢性酸中毒

5. 最常见的颅内原发性恶性肿瘤为
A. 垂体腺瘤
B. 听神经瘤
C. 神经胶质瘤
D. 脑膜瘤
E. 颅咽管瘤

6. 某原发性高血压病人，吸烟史 20 年，肥胖，目前血压 160/95mmHg，下列健康教育内容错误的是
A. 宜低盐、低脂、低胆固醇、低热量饮食
B. Ⅰ级高血压应注意休息，避免过劳
C. 缓解期适当运动，控制体重
D. 血压高时服药，不高时不用服药
E. 每日定时测血压

7. 中草药煎药的火候应
A. 先文后武
B. 先武后文
C. 直接用文火煮沸
D. 直接用武火煮沸
E. 文武交替使用

8. 患者男性，52 岁，患风湿性心脏病，突然出现偏瘫、失语。检查：神志清楚，脑脊液正常，心电图示心房颤动，最可能的诊断为
A. 脑出血
B. 脑栓塞
C. 脑血栓形成
D. 蛛网膜下隙出血
E. 短暂性脑缺血发作

9. 孕妇缺钙最常见的症状是
A. 腰骶部疼痛
B. 腓肠肌痉挛
C. 下肢浮肿
D. 尿频
E. 妊娠高血压疾病

10. 患者，女性，31 岁。患急性细菌性心内膜炎。入院后需作血培养检查，护士应采血
A. 2ml

B. 4ml
C. 6ml
D. 8ml
E. 10ml

11. 孕妇，31 岁，妊娠 32 周，近 10 天来自感头痛，头晕。突然头痛加重，眼花、恶心、呕吐，急送医院。查体示 BP 165/105 mmHg。尿蛋白(++)，水肿（++++）。入院后 1 小时，该孕妇出现腹痛伴大量阴道出血。最有可能的情况是
A. 胎盘早剥
B. 自然临产
C. DIC
D. 前置胎盘
E. 先兆子宫破裂

12. 大隐静脉曲张早期临床表现不包括
A. 患者小腿感觉沉重
B. 小腿酸胀
C. 疼痛
D. 乏力
E. 静脉蜿蜒成团

13. 经产妇，38 岁，足月妊娠，两日前经阴道顺产一足月女婴，现出现乳房胀痛，无红肿。该产妇乳房胀痛首选的护理措施是
A. 用吸奶器吸乳
B. 生麦芽煎汤喝
C. 少喝汤水
D. 让新生儿多吸吮
E. 皮硝敷乳房

14. 患者，男性，25 岁。因心搏骤停正在抢救。家属在旁不停地哭泣，此时护士对家属最佳的指导是
A. “请您别哭，不要吵着其他病人。”
B. “别怕，医生可以救活她。”
C. “请您先离开抢救现场，谢谢。”
D. “我们现在进行的心肺复苏步骤是……”
E. “我们过去抢救过这样的患者，都很成功。”

15. 初产妇，30 岁，足月妊娠，因胎儿窘迫行会阴侧切术分娩一女婴，体重 3400 g。产后一般护理中不必要的是
A. 每天梳头、刷牙
B. 产后 24 小时内密切观察生命体征
C. 产后绝对卧床 24 小时
D. 进食易消化的半流质饮食，少食多餐
E. 避免长时间蹲或站立

16. 消化性溃疡患者宜少食多餐，其主要目的是
A. 减少对胃刺激
B. 中和胃酸
C. 减轻腹痛
D. 避免胃窦部过度扩张
E. 促进消化

17. 患者女性，69 岁，诊断为肾癌。关于肾癌最常见的症状是
A. 低热
B. 腰部肿块
C. 疼痛
D. 间歇性无痛性全程血尿
E. 贫血

18. 腹股沟直疝与斜疝的最主要鉴别点是
A. 疝块的形状
B. 发病的年龄
C. 嵌顿的程度
D. 回纳疝块压迫内环，增加腹压疝块是否出现
E. 包块的位置

19. 糖化血红蛋白可以反映多长时间血糖控制情况
A. 近 1 个月
B. 近 2~3 个月
C. 近 4~6 个月
D. 近 6~12 个月
E. 近 1~2 年

20. 某患者行肛瘘切除术后，每日行温水坐浴和换药，合理的安排是
A. 清晨先换药
B. 先温水坐浴
C. 先大便后换药
D. 先坐浴后换药
E. 先大便，再坐浴，最后换药

21. 患者，男，47 岁。肝硬化病史 7 年，午饭后突然呕吐褐色胃内容物，量约 500ml，来院急诊。出血部位最可能在
A. 食管中上段
B. 食管下段及胃底
C. 直肠
D. 胃体
E. 十二指肠

22. 患者男性，55 岁，患肝硬化 8 年，曾多次住院。患者因疾病久治不愈，且病情日益加重，心理负担很重，时常哭泣。护士对该患者的健康指导，不妥的是

A. 鼓励病人说出心中的感受

B. 对病人所提疑问应耐心给予解答

C. 介绍本病相关知识和自我护理方法

D. 多陪伴病人，给予关爱

E. 多参加社区文体活动

23. 患者男，35 岁，甲状腺大部分切除术后 2 小时，突发呼吸困难。查体：口唇紫绀，颈部肿胀。护士首要的处理是

A. 高浓度吸氧

B. 呼吸兴奋剂

C. 环甲膜穿刺

D. 拆线、开放伤口

E. 人工呼吸

24. 患者女，31 岁。因胆石症入院行胆囊切除术、胆总管切开术，术中放置 T 管。护士对患者及家属“T”管引流家庭护理指导时，不妥的是

A. 避免举重物或过度活动，防止 T 管脱出

B. 穿宽松柔软衣服，可以盆浴

C. 每天同一时间倾倒引流物，观察记录量和性状

D. 鼓励病人树立信心，劳逸结合，注意饮食

E. 每日更换一次外接的连接管和引流

25. 患者女，45 岁，车祸外伤后休克、昏迷、脾破裂、开放性气胸、开放性胫骨骨折，抢救时首先应

A. 输血输液

B. 手术止血

C. 封闭胸壁伤口

D. 骨折固定

E. 使用升压药物

26. 急腹症诊断未明确前，治疗措施中错误的是

A. 慎用吗啡类止痛剂

B. 严密观察生命体征变化

C. 定时检查腹部体征的发展

D. 灌肠通便，观察大便性质

E. 非手术治疗期间病情未见好转，甚至加剧者需剖腹探查

27. 患者女，27 岁，被车撞伤 3 小时，自感腹部剧痛、头晕心悸、乏力。查体：P 116 次 / 分，BP75/50 mmHg，全身湿冷，面色苍白，腹部压痛、反跳痛，以左上腹为主，移动性浊音（+），肠鸣音弱。患者诊断为闭合性腹部损伤，最可能损伤的脏器是

A. 膀胱

B. 脾脏

C. 胰腺

D. 肝脏

E. 胃肠

28. 患者女，61 岁，有慢性阻塞性肺疾病病史。近年来多次在冬季发生肺炎，为减少再发，可以嘱患者在易发病季节

A. 注射免疫球蛋白

B. 接种卡介苗

C. 接种流感疫苗

D. 服用抗生素

E. 在家中不要外出

29. 患者女，38 岁，足部被铁钉扎伤后 5 天，出现张口困难、苦笑面容、肌肉强直、频繁抽搐。首选使用的抗生素是

A. 甲硝唑

B. 复方新诺明

C. 红霉素

D. 青霉素

E. 氧氟沙星

30. 患者男，62 岁，有慢性支气管炎、肺气肿病史 20 年。于剧烈咳嗽后突然出现呼吸困难，右胸刺痛，逐渐加重。该患者最可能发生了

A. 急性心肌梗死

B. 慢性支气管炎急性发作

C. 气胸

D. 支气管哮喘

E. 胸腔积液

31. 患者男，46 岁，在腰麻下行腹腔内手术，术后 3 小时，患者烦躁不安，测血压、脉搏、呼吸均正常，查体：腹部切口无渗血，下腹部膨隆、叩诊呈浊音。首先应考虑

A. 内出血

B. 胃肠麻痹

C. 尿潴留

D. 肠痉挛

E. 异物残留

32. 某哮喘发作患者，31 岁，出现咳嗽、咳黏液痰，护理重点是

A. 呼吸锻炼
B. 补充液体
C. 高蛋白饮食
D. 吸氧
E. 加强口腔护理

33. 阿尔茨海默病的早期核心症状主要是
A. 性格改变
B. 幻觉
C. 谵妄
D. 言语功能障碍
E. 记忆减退

34. 患者，女，47岁。车祸后并发血气胸，进行手术治疗后医嘱常规行沐舒坦（盐酸氨溴索）雾化吸入，用该药的目的是
A. 解痉
B. 平喘
C. 镇痛
D. 抑制腺体分泌
E. 稀释痰液，促进排出

35. 患者男，46岁，诊断为焦虑症，整日处于惶恐不安中，感觉“太难受了”，有自杀企图，口服苯二氮䓬类药物治疗。该患者的主要护理问题是
A. 焦虑
B. 社交障碍
C. 预感性悲哀
D. 有自杀的危险
E. 思维过程的改变

36. 急性呼吸窘迫综合征患者，实施机械通气及药物治疗。在使用哪种药物后可能因痰液黏稠而使排痰困难加重
A. 泼尼松
B. 沙丁胺醇
C. 呋塞米
D. 氨茶碱
E. 盐酸氨溴索

37. 患者男，49岁，在一次与人发生口角时，对方声音洪亮，患者自感不是对手。第2天起出现无法说话，与之交谈只能用手势表示。能正常咳嗽，耳鼻喉科检查正常。该患者可能患有
A. 急性应激性障碍
B. 焦虑症
C. 恐惧症
D. 惊恐发作
E. 癔症

38. 某社区护士拟向社区居民宣传乙脑的预防知识，在强调接种乙脑疫苗的同时，还应动员社区居民做好
A. 家禽管理
B. 家畜管理
C. 灭蝇工作
D. 灭蚊工作
E. 灭鼠工作

39. 脊柱骨折急救搬运的基本原则是
A. 始终保持脊柱中立位
B. 始终卧硬板转运
C. 不可背驮运送
D. 不可抱持运送
E. 不可坐位检查和运送

40. 脓性指头炎切开引流最佳切口是
A. 侧面横切口
B. 侧面纵切口
C. 掌面纵切口
D. 掌面横切口
E. 鱼口形切口

41. 患者男，21岁。踢足球时向后跌倒，摔伤右肩部来诊。检查见右肩部方肩畸形，肩关节空虚，弹性固定，Dugas征阳性。首选的处理方法是
A. 手法复位外固定
B. 切开复位内固定
C. 骨牵引复位
D. 悬吊牵引复位
E. 皮牵引复位

42. 孕妇，32岁，停经7周，今午饭后感觉下腹隐痛，约数小时后阴道少量出血，暗红色。来医院急诊，妇科检查：子宫增大与停经史符合，宫口闭合，无妊娠产物排出。针对该孕妇的健康指导，错误的是
A. 观察出血的色、质、量、味
B. 卧床休息保持大便通畅
C. 必须禁止性生活和盆浴
D. 孕14周行宫口缝扎术
E. 补充维生素E、C

43. 孕妇，33岁，孕36周，2h前自觉阴道有液体流出，无腹痛，入院后诊断为胎膜早破。护士应协助患者取

A. 平卧位
B. 右侧卧位
C. 半坐卧位
D. 头高脚低位
E. 头低足高位

44. 孕妇女，31 岁，妊娠 26 周，既往身体健康，因“头晕、头痛 1 天”入院。查体：血压 150/100mmHg，心肺正常，尿蛋白（+），胎心率 145 次 / 分钟。目前首要的处理原则是
A. 休息
B. 解痉
C. 利尿
D. 扩容
E. 终止妊娠

45. 心动过缓是指心率每分钟少于
A. 40 次
B. 50 次
C. 60 次
D. 70 次
E. 80 次

46. 孕妇 30 岁，孕 37 周，G2P0，胎盘早剥急诊入院。现有持续腹痛，少量阴道流血，孕妇担心母儿安危会产生的心理问题是
A. 无助感
B. 恐惧
C. 悲哀
D. 自尊低下
E. 倦怠

47. 患儿，女，4 岁，患轻度室间隔缺损，尚未治疗，现因龋齿需要拔牙，医生在拔牙前给予抗生素，其目的是预防
A. 上呼吸道感染
B. 牙龈炎
C. 支气管炎
D. 充血性心力衰竭
E. 感染性心内膜炎

48. 以下哪项不属于胎儿窘迫的表现
A. 胎心音改变
B. 胎动异常
C. 羊水胎粪污染
D. 胎儿头皮血 pH 上升
E. 羊水过少

49. 患者女，59 岁，患冠心病、心绞痛 5 年，3 小时前发生心前区剧烈疼痛服用硝酸甘油 3 片未缓解，急诊入院。心电图检查发现 ST 段弓背上抬，随后相应导联出现病理性 Q 波，血压 85/55mmHg，心率 108 次 / 分，律齐。入监护室观察治疗，经用药后疼痛缓解。2 小时后心电监测示血压 70/50mmHg，心率 118 次 / 分。患者烦躁不安，皮肤湿冷，此时最可能发生了
A. 脑出血
B. 室壁瘤破裂
C. 心源性休克
D. 心律失常
E. 心力衰竭

50. 孕妇，27 岁，妊娠 30 周，B 超显示胎儿臀位，护士应指导孕妇
A. 30 周前膝胸卧位纠正胎位
B. 30 周后行膝胸卧位纠正胎位
C. 胎位异常者于 30 周后多能自行转为头先露
D. 30 周后行内转胎位术纠正胎位
E. 30 周后行屈膝仰卧位纠正胎位

51. 患者女，38 岁，因急性心包炎后出现心包积液。该患者的表现不可能出现
A. 胸痛
B. 呼吸困难
C. 面色苍白、发绀
D. 动脉血压升高
E. 颈静脉怒张

52. 患者女性，55 岁，3 个月来出现大量蛋白尿 ++++，伴全身水肿，以原发性肾病综合征入院治疗。请问原发性肾病综合征患者首选的治疗药物是
A. 糖皮质激素
B. 环磷酰胺
C. 环孢素 A
D. 霉酚酸酯
E. 苯丁酸氮芥

53. 深静脉血栓形成的病人，急性期应绝对卧床休息 10~14 天，床上活动时避免动作幅度过大，禁止按摩患肢，目的是
A. 防止血栓脱落
B. 预防出血
C. 促进静脉回流
D. 缓解疼痛
E. 防止再次血栓形成

54. 前列腺增生最早出现的症状是
A. 排尿费力
B. 尿线变细
C. 尿液点滴状流出
D. 尿频
E. 急性尿潴留

55. 患儿，女，7个月。因间歇发热、咳嗽半个月，拟诊“支气管炎”，给予口服“头孢拉定”治疗。近2天发现口腔有白色点片乳凝块样物，不易拭去。护士在为患儿进行口腔护理时，宜选择的溶液是
A. 来苏水
B. 生理盐水
C. 0.1% 利凡诺
D. 2% 碳酸氢钠
E. 3% 过氧化氢

56. 患者女，41岁，因腹痛诊断为子宫内膜异位症，其痛经特点不包括
A. 疼痛在下腹、腰骶部，呈持续性
B. 继发性痛经
C. 痛经逐年加重
D. 经前开始，经期加重，经后缓解
E. 痛经与月经周期无关

57. 患儿，男，7个月，因腹泻5天入院。入院查体：皮肤弹性差，呼吸深而快，口唇呈樱桃红色，该患儿可能出现了
A. 轻度脱水，酸中毒
B. 中度脱水，酸中毒
C. 中度脱水，碱中毒
D. 重度脱水，酸中毒
E. 重度脱水，低钾血症

58. 患者男性，41岁，诊断为抑郁症，药物治疗1周后无效。问护士抗抑郁药物起效时间是
A. 4天
B. 8天
C. 12天
D. 16天
E. 25天

59. 肾结核最早出现的症状是
A. 消瘦、贫血
B. 血尿、脓尿
C. 低热、盗汗
D. 肾区疼痛、肿块
E. 尿频、尿急

60. 患者，男性，35岁。胃大部切除术后切口化脓，创面脓液量多，有臭味。换药时应选择
A. 3% 氯化钠溶液湿敷
B. 75% 乙醇湿敷
C. 优琐湿敷
D. 10% 硝酸银烧灼
E. 过氧化氢溶液湿敷

61. 白胆汁见于
A. 化脓性胆囊炎
B. 急性单纯性胆囊炎
C. 坏疽性胆囊炎
D. 胆囊穿孔
E. 胆囊积液

62. 腹腔脏器损伤发病率最高的是
A. 脾
B. 肝
C. 胃
D. 小肠
E. 肾

63. 患者男性，26岁，患肾盂肾炎。一天早上病人拿着尿常规化验单问护士，护士解释哪个结果对肾盂肾炎的诊断最有意义
A. 血尿（－）
B. 白细胞（＋）
C. 尿蛋白（＋）
D. 尿比重 1.020
E. 尿糖（＋）

64. 使用胆碱酯酶复活剂注射速度过快可造成
A. 心搏骤停
B. 暂时性呼吸抑制
C. 室性期前收缩
D. 室颤
E. 血压升高

65. 空腔脏器破裂时主要的临床表现是
A. 腹膜刺激征
B. 腹痛
C. 肠麻痹
D. 腹胀
E. 感染性休克

66. 溺水患者经抢救心跳呼吸复苏成功，下列生化监测结果与病情不符合的是
A. 高血钠

B. 高血氯
C. 高血钙
D. 高血镁
E. 高血钾

67. 患者女性，30 岁，孕 2 产 1，妊娠 11 周需中断妊娠，应选择
A. 负压吸引
B. 钳刮术
C. 药物流产
D. 依沙吖啶引产
E. 水囊引产

68. 患者女性，43 岁，野外施工时足底被锈钉子刺伤，因条件有限仅自行简单处理。如发生破伤风通常会在什么时候发作
A. 1~3 天
B. 6~12 天
C. 14 天
D. 15~21 天
E. 28~30 天

69. 患者女性，41 岁，有肺结核病史 2 年，突然咯血 300ml，口唇紫绀。查体：神志清，心率 100 次 / 分，律齐，血压 105/85mmHg，右肺可闻及湿罗音。首先的抢救措施是
A. 气管切开
B. 呼吸机辅助呼吸
C. 立即使用呼吸兴奋剂
D. 吸氧
E. 头低脚高位，清理呼吸道血块

70. 患者女性，34 岁，诊断为脊髓型颈椎病，拟行颈椎前路手术，术前护士需要指导患者做的特殊准备是
A. 进行俯卧训练
B. 做颈部前屈运动
C. 做颈部后伸运动
D. 推移气管训练
E. 做颈部侧屈和侧转活动

71. 患者女性，50 岁，炎热夏天，在外高空作业 3h，出现头痛、头晕、口渴、皮肤苍白、出冷汗，体温 37.2 ℃，脉搏 110 次 / 分，血压 90/50mmhg，最可能的诊断是
A. 热衰竭
B. 先兆中暑
C. 热痉挛
D. 日射病
E. 热射病

72. 某骨质疏松症患者，需服用二膦酸盐治疗，护士对病人的健康指导，错误的是
A. 餐后服用，减少对胃的刺激
B. 饮清水 200~300ml
C. 半小时内不能进食或喝饮料
D. 服用后取立位或坐位
E. 空腹服用

73. 患者，女，32 岁，因“白带增多 7 天”就诊。妇科检查：外阴阴道正常，宫颈糜烂，糜烂面积占宫颈面积的 1/3，护士评估该患者宫颈糜烂的程度是
A. 轻度
B. 重度
C. 中度
D. 重度
E. 特重度

74. 左半结肠癌的早期症状是
A. 贫血
B. 排便习惯改变及黏液血便
C. 肠梗阻症状
D. 消瘦乏力
E. 腹部包块

75. 患者，女性，已婚，37 岁，近日发现外阴瘙痒，白带多。查体：阴道壁充血，宫颈光滑，白带呈豆渣样。应考虑为
A. 滴虫阴道炎
B. 老年性阴道炎
C. 外阴阴道假丝酵母菌病
D. 慢性宫颈炎
E. 前庭大腺炎

76. 一绒毛膜癌化疗的患者，家属为了配合治疗，咨询护士给患者吃何种饮食，护士的回答是
A. 进食低脂肪、高维生素、易消化的饮食
B. 进食高蛋白、低维生素、易消化的饮食
C. 进食高热量、高维生素、普通饮食
D. 进食高蛋白、高维生素、易消化的饮食
E. 进食低蛋白、高维生素、易消化的饮食

77. 下列哪种类型的肠梗阻要考虑手术治疗
A. 单纯性肠梗阻
B. 麻痹性肠梗阻
C. 肠套叠

D. 高位肠梗阻
E. 肠扭转

78. 患者女性，39 岁，患再生障碍性贫血半年，请问应用雄激素治疗的作用机制是刺激骨髓而促使
A. 红细胞增多
B. 白细胞增多
C. 血小板增多
D. 全血细胞增多
E. 网织红细胞增多

79. 患者男性，55 岁。因头晕、头痛 3 天就医，查体：血压 165/105mmHg，考虑为
A. 正常高限
B. 临界高血压
C. Ⅰ级高血压
D. Ⅱ级高血压
E. Ⅲ级高血压

80. 糖尿病并发大血管病变可引起
A. 视网膜病变
B. 肾小球硬化
C. 肾小球肾炎
D. 冠心病
E. 四肢麻木

81. 患者，女性，29 岁，停经 67 天，下腹阵痛，阴道出血多于月经量，妇科检查：子宫如孕 2 个月大小，子宫颈口开大，尿妊娠试验阳性，应考虑为
A. 先兆流产
B. 难免流产
C. 不全流产
D. 完全流产
E. 稽留流产

82. 患者女性，21 岁，儿时因外伤出现脑震荡，后出现癫痫发作，病人经医生建议服用苯妥英钠治疗，请问服用苯妥英钠时应注意
A. 饭前，饭后均可服用
B. 和碳酸氢钠同服
C. 饭前服用
D. 饭后服用
E. 嚼碎服用

83. 肩先露时，听诊胎心音最清楚的部位是

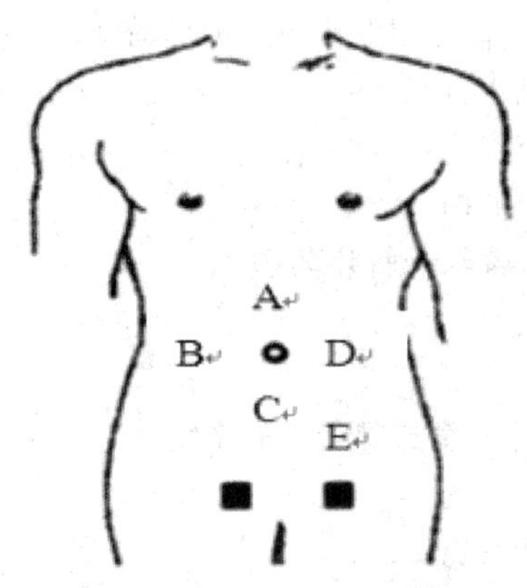

A. A
B. B
C. C
D. D
E. E

84. 31 岁初产妇，顺产第 2 天，为预防子宫脱垂，护士应鼓励并指导其进行
A. 定时哺乳
B. 尽量延长哺乳时间
C. 延长卧床休息时间
D. 半卧位休息
E. 缩肛运动

85. 患者男性，21 岁。诊断再生障碍性贫血。血常规显示红细胞 3.0×10^{12}/L，血红蛋白 60g/L，白细胞 2.8×10^{9}/L，血小板 20×10^{9}/L，该病人最大的危险是
A. 贫血
B. 继发感染
C. 颅内出血
D. 心衰
E. 牙龈出血

86. 肝昏迷病人经治疗神志恢复后逐渐给予蛋白质饮食，最适宜的选择是
A. 动物蛋白质
B. 蔬菜、水果
C. 碳水化合物
D. 植物蛋白质
E. 每日蛋白质在 40g 以上

87. 拔除胃肠减压管的指征为
A. 腹胀减轻
B. 有饥饿感
C. 抽出液减少
D. 肠蠕动恢复，肛门排气
E. 病人不能耐受，不合作

88. 支气管哮喘发作时的护理措施，不妥的是
A. 限制水分摄入
B. 端坐位
C. 专人护理
D. 遵医嘱给予解痉药物
E. 吸氧

89. 人体发育成熟最晚的系统是
A. 神经系统
B. 淋巴系统
C. 消化系统
D. 呼吸系统
E. 生殖系统

90. 小儿化脓性脑膜炎典型脑脊液的变化是
A. 细胞数增高，蛋白增高，外观浑浊
B. 细胞数增高，蛋白降低，外观浑浊
C. 细胞数增高，糖下降，外观浑浊
D. 细胞数下降，蛋白升高，外观脓性
E. 细胞数增高，蛋白升高，外观清亮

二、以下提供若干个案例，每个案例有若干个考题。请根据提供的信息，在每题的 A、B、C、D、E 五个备选答案中选择一个最佳答案，并在答题卡上按照题号，将所选答案对应字母的方框涂黑。

（91~92 题共用题干）

患者男性，48 岁，有慢性风湿性心脏病二尖瓣狭窄病史 10 余年。近日轻度活动后即感心悸、气促。

91. 此患者并发心律失常时最常见的类型为
A. 房性早搏
B. 室性早搏
C. 心房颤动
D. 阵发性心动过速
E. 房室传导阻滞

92. 风湿性心瓣膜病最常受累的瓣膜为
A. 肺动脉瓣
B. 主动脉瓣
C. 主动脉瓣及肺动脉瓣
D. 二尖瓣
E. 三尖瓣

（93~94 题共用题干）

孕妇，29 岁，足月孕临产，枕左前位，头盆相称。4 小时前肛查宫口开大 6cm，现再次肛查宫口扩张无进展，宫缩间歇 6~7 分钟，持续 30 秒，宫缩高峰时子宫不硬，胎心率 145 次 / 分钟。

93. 该产妇目前情况属于
A. 正常分娩
B. 活跃期延长
C. 活跃期停滞
D. 第二产程延长
E. 第二产程停滞

94. 此时恰当的处理措施是
A. 行胎头吸引术
B. 待其自然分娩
C. 静脉滴注缩宫素
D. 立即行剖宫产术
E. 立即产钳结束分娩

（95~96 题共用题干）

患儿，女，2 岁半。患口腔炎，食欲差。口腔检查发现颊黏膜等处出现散在或成簇的小疱疹，上面覆盖黄白色纤维素性渗出物。

95. 根据上述表现，该患儿为
A. 疱疹性口腔炎
B. 溃疡性口腔炎
C. 单纯性口腔炎
D. 鹅口疮
E. 口角炎

96. 患儿进食时口痛，护士应指导家长进食前为患儿涂
A. 0.1% 依沙吖啶
B. 2% 利多卡因
C. 3% 过氧化氢
D. 5% 利多卡因
E. 4% 碳酸氢钠

（97~98 题共用题干）

患者女，34 岁，子宫肌瘤术后留置导尿。

97. 术后尿量至少每小时在
A. 100ml 以上
B. 50ml 以上
C. 30ml 以上
D. 80ml 以上
E. 200ml 以上

98. 术后常规拔除尿管的时间是术后
A. 4 天
B. 3 天
C. 2 天
D. 1 天
E. 4 小时

（99~102 题共用题干）

患者女，35 岁，既往月经规律，经量正常，身体健康。本月 11 号月经来潮，15 号月经干净，9 月 16 号来院，要求避孕，拟放置宫内节育器避孕。

99. 放置的时间应为本月

A. 18~22 号

B. 22~24 号

C. 24~26 号

D. 26~28 号

E. 28~30 号

100. 放置时受术者应采取的体位为

A. 半卧位

B. 膝胸卧位

C. 膀胱截石位

D. 左侧卧位

E. 右侧卧位

101. 指导患者术后第一次复查时间为术后

A. 1 个月

B. 2 个月

C. 3 个月

D. 4 个月

E. 5 个月

102.（假设信息）放置宫内节育器 2 个月来，患者月经量增多，电话咨询，护士恰当的措施为

A. 建议来院就诊，药物治疗

B. 建议取出宫内节育器，更换合适节育器

C. 建议取出宫内节育器，改用口服避孕药

D. 建议取出宫内节育器，改用避孕针

E. 建议取出宫内节育器，改用绝育术

（103~104 题共用题干）

患者，女，55 岁。发现肝硬化已 5 年，3 天前与朋友聚餐时出现呕血，鲜红色，量约 1000 ml。患者出现头晕、心慌、出冷汗等，经输血、补液和应用止血药物治疗后病情好转，血压和心率恢复正常。1 天前起出现睡眠障碍，并出现幻听和言语不清。化验检查示：血氨 130μg /dl，血糖 5.6 mmol/L，尿素氮 7.2 mmoL/L。

103. 该患者消化道出血最可能的原因是

A. 胃癌

B. 胃溃疡

C. 十二指肠溃疡

D. 食管静脉曲张破裂

E. 胃黏膜病变

104. 患者近 1 天出现的情况最可能的诊断是

A. 尿毒症

B. 脑血管意外

C. 乙型脑炎

D. 糖尿病酮症酸中毒

E. 肝性脑病

（105~106 题共用题干）

患者女，35 岁。自感低热、乏力、食欲不振，盗汗、体重下降、呼吸困难、胸痛，入院后诊断为浸润型肺结核，给予抗结核治疗。

105. 针对该患者的护理措施，不妥的是

A. 病人痰液用 20% 漂白粉溶液搅拌静置 2 小时后倒掉

B. 护士在病室里不密切接触病人时，可不戴口罩

C. 病室每日用紫外线照射进行空气消毒

D. 给予异烟肼、链霉素治疗

E. 病室通向走廊的窗子需关闭

106. 下列哪种检查可确定病人有传染性

A. PPD 试验强阳性

B. 痰涂片找到结核菌

C. 胸腔穿刺抽出 1000ml 胸腔积液

D. X 线检查示片絮状阴影

E. 红细胞沉降率 30mm/h

（107~108 题共用题干）

患者女性，17 岁。学习游泳不慎误入深水区溺水，经抢救出水，发现心跳、呼吸已停。

107. 现场首要的处理是

A. 送往医院

B. 拨打急救电话

C. 清理呼吸道积水

D. 口对口人工呼吸

E. 胸外心脏按压

108. 下一步的处理是

A. 拨打急救电话

B. 送往医院

C. 立即心肺复苏

D. 寻找患者家人

E. 观察病人情况

（109~110 题共用题干）

初孕妇，29 岁，孕 18 周。产前检查骨盆外测量：髂棘间径 24cm，髂嵴间径 25cm，骶耻外径 18cm，坐骨棘间径 7.5cm，坐骨结节间径 5.5cm。

109. 该孕妇骨盆类型属于

A. 扁平骨盆
B. 漏斗骨盆
C. 均小骨盆
D. 畸形骨盆
E. 倾斜骨盆

110. 此类骨盆分娩时易出现
A. 胎膜早破
B. 潜伏期延长
C. 跨耻征阳性
D. 胎头衔接受阻
E. 持续性枕横位或枕后位

（111~112题共用题干）

6个月大女婴，突然高热烦躁，吃奶后频繁呕吐，眼神呆滞，意识模糊，前囟饱满。脑脊液细胞数 600×10^6/L，其中多核细胞68%，糖2.1 mmol/L，氯化物126mmol/L，蛋白1.4g/L。

111. 最可能的诊断为
A. 病毒性脑膜炎
B. 化脓性脑膜炎
C. 金黄色葡萄球菌脑膜炎
D. 结核性脑膜炎
E. 脑脓肿

112. 该患儿给予抗生素治疗，应于多长时间内输完
A. 1小时
B. 2小时
C. 3小时
D. 4小时
E. 1.5小时

（113~114题共用题干）

患者女，59岁。患有风湿性心脏瓣膜病，二尖瓣狭窄10余年。3天前受凉后出现咳嗽，咳黄色黏痰，伴发热，体温最高为38.3℃，伴胸闷、心悸、气短，上5层楼梯需中间休息5分钟，自服感冒药后未见改善，急诊以“风湿性心脏瓣膜病、心衰、肺部感染”收入院。

113. 引起该患者发生心衰的基本病因是
A. 原发性的心肌损害
B. 继发性心肌代谢障碍
C. 心室后负荷过重
D. 心房舒张充盈受限
E. 心室前负荷过重

114. 导致患者发生心衰的主要诱因是
A. 肺部感染
B. 心律失常
C. 过度劳累
D. 气候变化
E. 用药不当

（115~116题共用题干）

患者男性，53岁。有慢性便秘多年。近半年来发现站立时阴囊部位出现肿块，呈梨形，平卧时可还纳。体检发现外环扩大，嘱病人咳嗽时指尖有冲击感。平卧回纳肿块后。手指压迫内环处，站立咳嗽，肿块不再出现，诊为腹外疝，拟行疝成形术。

115. 为避免术后疾病复发，术前准备中最重要的是
A. 灌肠
B. 备皮
C. 排尿
D. 治疗便秘
E. 麻醉前用药

116. 术后当天病人宜采取的卧位是
A. 半卧位
B. 端坐位
C. 斜坡卧位
D. 头低脚高位
E. 平卧位，膝下垫软枕

（117~118题共用题干）

患儿，女，9岁，因双下肢皮肤出现紫红色出血点就诊，入院后诊断为过敏性紫癜。

117. 目前该患儿双下肢及臀部出现大量紫癜，此时护士除采取措施保护患儿皮肤外，还应注意预防
A. 心脏损害
B. 体温过高
C. 口唇干裂
D. 消化道出血
E. 淋巴结肿大

118. 近日该患儿主诉腹痛、恶心，同时发现大便变黑，其应当采取
A. 禁食
B. 半流食
C. 无渣饮食
D. 低盐饮食
E. 低蛋白饮食

（119~120共用题干）

某新生儿家长向护士咨询如何服用维生素 D 预防佝偻病，护士的正确回答是

119. 小儿开始服用维生素 D 的时间是

A. 生后立即

B. 生后 2 周

C. 生后 2 个月

D. 生后 4 个月

E. 生后 6 个月

120. 每日服用维生素 D 的剂量是

A. 100IU

B. 200IU

C. 300IU

D. 400IU

E. 2000IU

全国护士（师）资格考试预测卷系列

2026

护士执业资格考试预测卷及人机对话模拟考场

预测卷（五）

王　冉　主编

中国健康传媒集团
中国医药科技出版社
·北京

内 容 提 要

本套试卷包含专业实务和实践能力两个方面。试卷根据最新考试大纲要求，通过分析历年考试真题，并在研究命题规律的基础上精心编写而成，具有针对性和应试性。可供考生进行模拟自测，梳理对知识点的掌握程度。试卷中题型、题量及题目难易程度与考试真题保持高度一致，本书适合所有参加护士执业资格考试的考生使用。

图书在版编目（CIP）数据

2026 护士执业资格考试预测卷及人机对话模拟考场 / 王冉主编 . -- 北京 : 中国医药科技出版社 , 2025. 8.
(全国护士（师）资格考试预测卷系列). -- ISBN 978-7-5214-5413-0

Ⅰ . R192.6-44

中国国家版本馆 CIP 数据核字第 2025H0P285 号

美术编辑 陈君杞
版式设计 也 在

出版 **中国健康传媒集团** | 中国医药科技出版社
地址 北京市海淀区文慧园北路甲 22 号
邮编 100082
电话 发行：010-62227427 邮购：010-62236938
网址 www.cmstp.com
规格 880 × 1230mm $^{1}/_{16}$
印张 19 $^{1}/_{4}$
字数 681 千字
版次 2025 年 8 月第 1 版
印次 2025 年 8 月第 1 次印刷
印刷 北京印刷集团有限责任公司
经销 全国各地新华书店
书号 ISBN 978-7-5214-5413-0
定价 49.00 元

编 委 会

主　编　王　冉

副主编　陈　寒　刘　飞　阳　军　叶　峰

编　者（以姓氏笔画为序）

王　冉　王　冰　王　涛　王春妮
叶　峰　叶琪双　田志成　冯　旗
成晓霞　刘　飞　阳　军　吴良红
余　凡　张　璐　张立君　陈　寒
范国正　罗先武　季　诚　周维春
常菊群　程明文　焦平丽　曾　芍
谢　萍　路　兰　蔡秋霞　谭花凡
谭丽娇

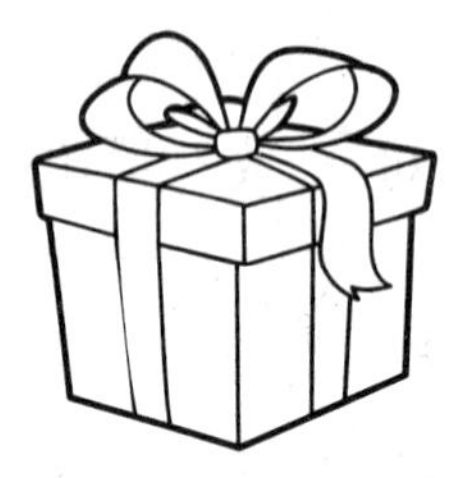

免费赠送数字资源（10 月份左右上线）

获取方式见封底

专业实务

一、以下每一道考题下面有 A、B、C、D、E 五个备选答案，请从中选择一个最佳答案，并在答题卡上将相应题号的相应字母所属方框涂黑。

1. 改善医护人际关系的途径不包括
A. 互相监督，协调关系
B. 关心理解，相互尊重
C. 坚持原则，互不相让
D. 真诚合作，密切配合
E. 把握角色，各司其职

2. 高血压病人心电图的常见表现有
A. 室性期前收缩
B. 室上性心动过速
C. 心房颤动
D. 右室劳损
E. 左室肥大

3. 肝癌按组织细胞分型，最常见的类型是
A. 弥漫型
B. 结节型
C. 肝细胞型
D. 胆管细胞型
E. 混合型

4. 患者女性，32 岁。低热 3 周入院，诊断为亚急性细菌性心内膜炎。最重要的检查方法是
A. 血常规
B. 尿常规
C. 血培养
D. X 线检查
E. 超声心动图

5. 属于甲类传染病的疾病是
A. 伤寒
B. 霍乱
C. 肺结核
D. 猩红热
E. 传染性非典型肺炎

6. 患者女，38 岁，因下肢静脉曲张入院。医生为其做深静脉通畅试验检查的目的是判断
A. 下肢静脉有无扩张
B. 交通支瓣膜是否正常
C. 下肢深静脉是否通畅
D. 大隐静脉瓣膜是否健全
E. 下肢深静脉是否正常

7. 遇到灾难事故，护理人员主动提出到救灾第一线去工作，这体现了护理人员
A. 具备评判性思维能力
B. 崇高的职业道德素质
C. 规范实践操作能力
D. 扎实的专业理论知识
E. 良好的科学文化素质

8. 患者女性，45 岁。既往大便困难，3~4 天 1 次，粪便干结，无腹泻便血，无冠心病史。此次突发腹部疼痛，停止排便排气，无呕吐。体格检查：腹部膨隆，以左下腹明显，见巨大肠型，叩诊为鼓音，肠鸣音活跃，无移动性浊音，指诊直肠空虚，指套有血迹。为进一步诊断，可行哪一项检查
A. 血、尿淀粉酶
B. 腹部 B 超
C. 选择性动脉造影
D. X 线钡灌肠
E. 血常规检查

9. 关于硝普钠的主要药理作用，正确的叙述是
A. 扩张动、静脉，减轻心脏负荷
B. 增强心肌收缩力
C. 增加心输出量
D. 减慢心率
E. 利尿

10. 患者男，39 岁。诊断为高位肛瘘，其瘘管位于
A. 肛门内括约肌以上
B. 肛门外括约肌以上
C. 齿状线以上
D. 肛管下 1/3 段
E. 肛管上 1/3 段

11. 患者女，52 岁。以腹泻、呕吐急诊入院，确诊为霍乱。因病情严重，最终患者死亡。对此患者的尸体处理正确的是
A. 立即送往偏远地方填埋
B. 上报卫生防疫部门批准后火化
C. 立即进行卫生处理，就近火化

D. 停尸屉内冷藏保存待检
E. 立即火化

12. 炎症性病变所致的急腹症一般不会出现
A. 持续性腹痛
B. 体温升高、白细胞计数升高
C. 恶心、呕吐
D. 固定压痛点
E. 肠鸣音亢进

13. 患者女，30 岁。风湿性心脏病二尖瓣狭窄 10 年。近 1 个月常于夜间憋醒，呼吸深快，伴有哮鸣音，端坐后可稍缓解。对夜间易发生喘憋的机制，正确的叙述是
A. 全身小动脉痉挛
B. 小支气管舒张
C. 交感神经张力增加
D. 膈肌抬高 / 下降
E. 平卧回心血量增加

14. 患者男性，54 岁。有慢性咳嗽史 10 余年，听诊两肺底有散在湿啰音，请问慢性支气管炎的 X 线表现为
A. 肺部有块影
B. 肺内有液平
C. 肺大疱征象
D. 肺纹理增粗
E. 肺透亮度增加

15. 患者男，76 岁。因“前列腺增生，尿潴留”来院就诊，遵医嘱行留置导尿术，正确的操作方法是
A. 集尿袋放置应高于耻骨联合
B. 第一次放置尿量不可超过 800ml
C. 插尿管遇到阻力时应用力快速插入
D. 插尿管时见尿后再插入 2cm
E. 导尿管插入尿道长度为 4~6cm

16. 患者，女性，31 岁，吸入有害气体致呼吸困难，双肺大量湿啰音，查血气分析：$PaCO_2$ 56mmHg，PaO_2 50mmHg，诊断为急性呼吸窘迫综合征（ARDS）。此时 X 线检查结果是
A. 完全正常
B. 无明显改变
C. 呈条状阴影
D. 呈点状阴影
E. 呈片状阴影

17. 我国的《护士条例》中规定了护士的权利和义务，以下护士享有权利的叙述中，不正确的是
A. 获得接触有毒有害物质津贴的权利
B. 参加专业培训，从事学术研究和交流，参加行业协会和专业技术职称的权利
C. 按照国家有关规定获得与本人业务能力和学术水平相应的专业技术职称的权利
D. 获得与其所从事护理工作相适应的卫生防护、医疗保健服务的权利
E. 按照国家有关规定获取工资报酬，享受福利待遇的权利

18. 患者女，31 岁，第 1 胎，孕 28 周，诊断为妊娠期高血压疾病，其基本病理变化是
A. 全身小动脉痉挛
B. 全身动脉痉挛
C. 胎盘血管痉挛
D. 子宫血管痉挛
E. 螺旋小动脉痉挛

19. 判断心搏骤停的最主要指征是
A. 大动脉搏动消失
B. 尿量减少
C. 皮肤发绀
D. 瞳孔散大
E. 面色苍白

20. 胎盘滞留是指胎儿娩出后胎盘多长时间尚未娩出
A. 5min
B. 10min
C. 15min
D. 30min
E. 60min

21. 某患者因消化性溃疡多年入院，今突然呕血约 800ml。医嘱：全血 200ml，iv gtt。输血过程中护士注意到其眼睑、口唇出现水肿，患者自诉面部皮肤发痒。该患者最可能发生了
A. 枸橼酸钠中毒
B. 血管外溶血
C. 血管内溶血
D. 空气栓塞
E. 过敏反应

22. 新生儿，娩出后呼吸、心跳均异常，经 1 分钟 Apgar 评分 0~3 分，该新生儿最有可能是
A. 轻度新生儿窒息

B. 重度新生儿窒息
C. 急性胎儿窘迫
D. 慢性胎儿窘迫
E. 新生儿产伤

23. 医院的管理环境着重强调的是
A. 医院的噪声污染
B. 医院的医疗技术水平
C. 医院的规章制度
D. 医院的建筑设计
E. 医院的基本设施

24. 患者女，46 岁，经期延长，诊断性刮宫结果提示黄体萎缩不全，基础体温的特征是
A. 基础体温呈双相，下降缓慢
B. 基础体温呈双相，下降迅速
C. 基础体温呈单相，下降缓慢
D. 基础体温呈双相，下降迅速
E. 基础体温呈双相，无下降

25. 对正常新生儿的心理护理，错误的是
A. 给色彩鲜艳会转动的玩具看
B. 经常与新生儿进行目光交流
C. 保持安静不与新生儿说话
D. 父亲应参与照顾婴儿
E. 母婴同室

26. 患者女性，23 岁。腹部被刀刺伤。提示病人有实质性脏器损伤的是
A. 腹腔穿刺抽出不凝血
B. 腹膜刺激征
C. 移动性浊音
D. 肝浊音界消失
E. 持续性腹痛

27. 5- 羟色胺再摄取抑制剂治疗抑郁症时，起效时间是开始服药后
A. 5 周
B. 4 周
C. 3 周
D. 2 周
E. 1 周

28. 患者男性，58 岁。因慢性肾衰竭收入院，查 Hb 60g/L，可能与肾脏内分泌功能障碍有关的症状是
A. 胃肠道症状
B. 代谢性酸中毒
C. 氮质血症
D. 神经症状
E. 贫血

29. 患者女，56 岁。诊断胰头癌，行胰头十二指肠切除术，术后出现高血糖。经一段时间治疗后患者拟于明日出院，正确的饮食指导原则是
A. 低脂、高脂、高维生素
B. 低脂、低糖、高维生素
C. 高脂、低糖、低蛋白
D. 高脂、低糖、高蛋白
E. 低脂、低糖、低蛋白

30. 患者女，55 岁。发现颈部肿物 3 个月，无不适，无结核病史。查体：左颈部外侧中部有肿块，约 2.5cm × 2cm 大小，活动，无压痛，甲状腺未触及结节。对该患者确诊最有意义的检查是
A. MRI 检查
B. PPD 试验
C. B 超检查
D. CT 检查
E. 细针穿刺细胞学检查

31. 某 6 月龄婴儿，父母带其到儿童保健门诊进行预防接种，此时应该给婴儿注射的疫苗是
A. 脊髓灰质炎疫苗
B. 麻风疫苗
C. 卡介苗
D. 乙肝疫苗
E. 百白破疫苗

32. 结肠癌的好发部位是
A. 降结肠
B. 盲肠
C. 升结肠
D. 乙状结肠
E. 横结肠

33. HIV 感染后对免疫系统造成损害，主要的机制是损害哪类细胞
A. 自然杀伤（NK）细胞
B. $CD8^+$T 淋巴细胞
C. $CD4^+$T 淋巴细胞
D. B 淋巴细胞
E. 中性粒细胞

34. 颅内肿瘤最好发的部位是
A. 大脑半球

B. 鞍区
C. 小脑
D. 脑干
E. 小脑脑桥角

35. 接种卡介苗时，护士常选用的注射部位是
A. 背部
B. 腹部
C. 大腿前侧
D. 大腿外侧
E. 三角肌下缘

36. 维生素 D 缺乏性佝偻病的特征性病变部位是
A. 皮肤
B. 血液
C. 骨骼
D. 大脑
E. 肌肉

37. 关于侵蚀性葡萄胎的叙述，正确的是
A. 侵蚀性葡萄胎是一种良性滋养细胞疾病
B. 最主要的症状是停经后阴道出血
C. 肺部转移灶表现为紫蓝色结节
D. 转移灶最常见的部位是肺部
E. 多继发于人工流产术后

38. 产妇，顺产后 8 个月，无肝肾疾病，询问能否采取口服避孕药避孕。为回答此问题，护士应重点收集
A. 年龄
B. 分娩方式
C. 婴儿喂养方式
D. 月经是否复潮
E. 有无生殖道炎症

39. 患者男，62 岁，以霍乱收治入院，护士在向患者及家属做入院宣教时，错误的内容是
A. 通向走廊的门窗关闭
B. 排泄物须严格消毒
C. 剩饭须煮沸后倾倒
D. 双休日家属可探视
E. 患者不能走出病室

40. 关于病房环境的描述，正确的是
A. 气管切开病人室内相对湿度为 40%
B. 中暑病人室温保持在 30℃左右
C. 普通病室温度为 18℃ ~22℃
D. 产妇休养室须保暖不宜开窗
E. 破伤风病人室内光线充足

41. 患者，女，36 岁。因车祸致腹部闭合性损伤入院，左中下腹部持续性剧烈疼痛伴腰背部酸痛。患者出现烦躁不安，诉口渴，血压下降，具体诊断尚未确定，医嘱拍 X 线腹平片。适宜的护理措施是
A. 搀扶患者去放射科做检查
B. 确诊前禁食
C. 给水止渴
D. 哌替啶止痛
E. 强痛定止痛

42. 患者女，38 岁，无痛性血尿 2 周，疑为膀胱癌，做膀胱镜检查。应协助其采用的体位为
A. 仰卧位
B. 侧卧位
C. 半坐卧位
D. 截石位
E. 膝胸卧位

43. 某医院有两位等待肾移植的患者，其中一名患者是 25 岁青年农民，因外伤致双肾破裂。另一患者是因长期肾炎而致肾衰竭的 65 岁教授。现只有一个可供移植的肾脏。医务人员进行决策时考虑的标准不包括
A. 患者的社会地位
B. 身体的整体功能
C. 免疫相容性
D. 预期寿命
E. 年龄

44. 发生压疮的病人如病情允许可给予的饮食是
A. 高蛋白、高脂肪
B. 低盐、高维生素
C. 高脂肪、高维生素
D. 高蛋白、高维生素
E. 低盐、高脂肪

45. 患者男，30 岁，患阿米巴痢疾，医嘱：硫酸巴龙霉素 40 万~60 万 U po qid，患者正确的服药时间是
A. 每 4 小时 1 次
B. 每日 1 次
C. 每日 2 次
D. 每日 3 次
E. 每日 4 次

46. 下列可用口腔测量法测体温的患者是
A. 腹泻幼儿

B. 支气管哮喘发作时
C. 昏迷者
D. 痔疮术后
E. 精神病人

47. 某病毒性心肌炎患者出院时，护士嘱其限制重体力活动，预防病毒的重复再感染，其目的是预防哪种疾病的发生
A. 限制型心肌病
B. 扩张型心肌病
C. 肥厚型心肌病
D. 二尖瓣脱垂
E. 风湿性心瓣膜病

48. 患者男性，41 岁，患甲状腺功能亢进症，需做吸碘试验，在检查前 7~60 天需忌食
A. 河鱼
B. 紫菜
C. 牛奶
D. 鸡蛋
E. 白菜

49. 苯丙酸诺龙治疗营养不良的主要药理作用是
A. 清除肠道寄生虫
B. 改善味觉
C. 降低血糖，增加饥饿感
D. 促进机体蛋白质合成
E. 促进消化

50. 大量不保留灌肠溶液流入受阻时，首要的处理方法是
A. 嘱病人深呼吸
B. 嘱病人快速呼吸
C. 提高灌肠筒
D. 降低灌肠筒
E. 移动肛管

51. 三尖瓣的解剖位置在
A. 主动脉和肺动脉之间
B. 右心房和右心室之间
C. 左心房和左心室之间
D. 右心室与肺动脉之间
E. 左心室和主动脉之间

52. 按照药物保管要求，应放置在 2℃~10℃冰箱内的药品是
A. 白蛋白
B. 氨茶碱
C. 维生素 C
D. 酵母片
E. 苯巴比妥钠

53. 患者男，26 岁，以肺炎入院，给予抗生素治疗，1 周来体温一直持续在 39℃~40℃，24 小时波动范围未超过 1℃，此热型属于
A. 药物热
B. 不规则热
C. 间歇热
D. 弛张热
E. 稽留热

54. 颈外静脉输液的最佳穿刺点是
A. 下颌角与锁骨上缘中点连线下 1/3 处
B. 下颌角与锁骨下缘中点连线下 1/3 处
C. 下颌角与锁骨下缘中点连线上 1/3 处
D. 下颌角与锁骨上缘中点连线上 1/3 处
E. 下颌角与锁骨上缘中点连线中 1/3 处

55. 1 岁小儿，因气管异物窒息入院。治疗中并发脑水肿，遵医嘱使用 20% 甘露醇。护士向家长解释使用此药物的作用是
A. 兴奋呼吸中枢
B. 促进脑细胞代谢
C. 预防颅内感染
D. 预防颅内出血
E. 迅速降颅压，预防脑疝

56. 做真菌培养时，取分泌物的部位是
A. 双侧腭弓
B. 咽部
C. 扁桃体
D. 溃疡面
E. 舌面

57. 患者女，26 岁。系统性红斑狼疮患者，用药治疗过程中出现胃溃疡发作。考虑可能与下列哪种药物的不良反应有关
A. 免疫球蛋白
B. 雷公藤总苷
C. 泼尼松
D. 羟氯喹
E. 环磷酰胺

58. 中度缺氧病人的动脉血氧分压低于
A. 4.5 kPa
B. 6.5 kPa

C. 9.3 kPa
D. 12.0 kPa
E. 13.3 kPa

59. 下列药物过敏试验的皮试液浓度，正确的是
A. 破伤风抗毒素：150IU/0.1ml
B. 细胞色素 C：0.75mg/0.1ml
C. 普鲁卡因：0.25mg/0.1ml
D. 链霉素：2500U/0.1ml
E. 青霉素：500U/0.1ml

60. 低渗性脱水早期尿量变化是
A. 先减少后增多
B. 先增多后减少
C. 无明显变化
D. 减少
E. 增多

61. 某术后化疗患者，一般状况较差，目前患者存在肺部感染和尿潴留。护士对其进行以下哪项操作前须充分告知并签订知情同意书
A. 锁骨下静脉穿刺置管
B. 留置导尿
C. 皮试
D. 静脉输液
E. 晨间护理

62. 物理降温后的体温，绘制符号及连线是
A. 红点，红虚线
B. 蓝点，蓝虚线
C. 红圈，红虚线
D. 蓝圈，蓝虚线
E. 红圈，蓝虚线

63. 患者男，65 岁，发现右腹股沟内侧包块 3 年余。3 天前腹股沟包块突然增大、变硬，不能还纳，伴剧烈疼痛，8 小时前疼痛有所缓解，但出现发热，患者最可能出现了
A. 急性阑尾炎
B. 绞窄性疝
C. 嵌顿性疝
D. 难复性疝
E. 易复性疝

64. 辨证论治的主要依据是
A. 病
B. 病因
C. 病性
D. 辨证
E. 病位

65. 患者女，30 岁，外伤后昏迷伴尿路感染，医嘱：尿培养。留取尿标本的正确方法是
A. 留取 12h 尿
B. 采取 24h 尿
C. 留取晨尿
D. 留取前段尿
E. 导尿术留取

66. 任何单位和个人发现传染病病人或者疑似传染病病人时应当及时报告，其原则应是
A. 向市级预防控制机构或者医疗机构报告
B. 向省级预防控制机构或者医疗机构报告
C. 向市级人民政府报告
D. 向省级人民政府报告
E. 向附近的预防控制机构或者医疗机构报告

67. 无菌盘在未污染的情况下可使用
A. 24 小时
B. 12 小时
C. 8 小时
D. 4 小时
E. 1 小时

68. 在我国医院护理组织结构中，设立总护士长—护士长二级管理结构的医院床位数要求是
A. 100 张以下
B. 200 张以下
C. 300 张以下
D. 400 张以下
E. 500 张以下

69. 患者男，22 岁。手术后麻醉未清醒，手足厥冷，全身发抖，欲用热水袋取暖。下列操作方法不恰当的是
A. 交接班时应着重交代
B. 及时更换热水
C. 密切观察局部皮肤颜色
D. 热水袋套外再包裹大毛巾
E. 热水袋水温应控制在 60℃以内

70. 护士应履行的义务中，属于执业根本准则的义务是
A. 具有紧急救治患者的义务
B. 具有依法进行临床护理义务
C. 具有正确查对、执行医嘱的义务

D. 具有保护患者隐私的义务
E. 具有积极参加公共卫生应急事件救护的义务

71. 评估肝硬化有无腹水的最佳方法是
A. 视诊
B. 触诊
C. 听诊
D. 叩诊
E. 问诊

72. 患者男性，58 岁。患有糖尿病，并发足部溃疡，经治疗病情未减轻，且有发生败血症危险，此时为保证病人生命而需对病人截肢。这里包含的冲突是
A. 行善原则与公正原则的冲突
B. 行善原则与尊重原则的冲突
C. 不伤害原则与行善原则的冲突
D. 不伤害原则与公正原则的冲突
E. 不伤害原则与尊重原则的冲突

73. 患者男，63 岁，患慢性胃炎，幽门螺杆菌（+），需采用抗菌药物治疗。其用药原则是
A. 药物种类不受限制
B. 宜长期使用
C. 联合用药
D. 宜静脉给药
E. 剂量宜大

74. 人际交往中 65% 使用的是
A. 沉默
B. 语言沟通
C. 非语言沟通
D. 倾听
E. 面部表情

75. 患者女，50 岁，患甲状腺功能减退症 2 年，家属主诉患者记忆力减退，反应迟钝，经常猜疑别人，家人都无法和其正常交流和相处，该患者目前存在的主要心理问题是
A. 自我形象紊乱
B. 角色紊乱
C. 社交障碍
D. 恐惧
E. 焦虑

76. 护患关系发展到工作期的主要任务是
A. 与病人建立相互信任的关系
B. 为病人收集健康的资料
C. 采取措施解决病人健康问题
D. 护患密切协作达到预定目标
E. 对护患关系进行整体评价

77. 患者男，65 岁，行痔疮手术后给予热水坐浴，不正确的叙述是
A. 坐浴时间 30~45 分钟
B. 坐浴后更换敷料
C. 坐浴前需排空膀胱
D. 浴盆和溶液要求无菌
E. 具有消炎，止痛作用

78. 患者女性，47 岁。护士张某与其交谈，告知其出院后的饮食注意事项。从交谈的主题来看，该护患之间的交谈属于
A. 一般性交谈
B. 面对面交谈
C. 个别交谈
D. 治疗性交谈
E. 随意性交谈

79. 患者男，59 岁，患糖尿病。入院时护士说："您好！" 我是您的责任护士。这属于
A. 迎送用语
B. 安慰用语
C. 电话用语
D. 介绍用语
E. 招呼用语

80. 护理礼仪的特点为
A. 强制性
B. 专业性
C. 服从性
D. 灵活性
E. 操作性

81. 患者女，51 岁，因淋巴癌入院接受化疗，护士在评估患者时发现其口腔黏膜有乳白色分泌物，在给予口腔护理时首选的溶液是
A. 生理盐水
B. 1%~3% 过氧化氢溶液
C. 0.1% 醋酸溶液
D. 1%~4% 碳酸氢钠溶液
E. 多贝尔溶液

82. 在传染病区内属于清洁区的是
A. 值班室
B. 检验室

C. 消毒室
D. 病房
E. 病区走廊

83. 患儿女，6 个月。患室间隔缺损，哭闹时常有口唇发绀。对其饮食护理正确的是
A. 喂哺过程中可暂停，给予休息
B. 喂哺后取仰卧位以利消化
C. 提供低蛋白易消化食物
D. 每餐宜喂饱，以保证营养
E. 勿边喂哺边吸氧

84. 禁忌乙醇擦拭的部位是
A. 颈前颌下
B. 腋窝
C. 腹股沟
D. 肘窝
E. 足底

85. 频发早搏的心律失常患者，不可饮用浓茶的目的主要是避免
A. 过多 Ca^{2+} 的摄入
B. 过多 K^{+} 的摄入
C. 过多咖啡因的摄入
D. 过多液体的摄入
E. 影响铁的摄入

86. 临睡前给药的外文缩写是
A. st
B. qd
C. qh
D. qn
E. hs

87. 患者男，35 岁。1 天前进食油腻的食物后出现上腹剧烈疼痛。查体：Murphy 征（+）。其压痛点位于
A. 脐周
B. 左肋下
C. 右下腹
D. 右肋下
E. 膈下

88. 大量输血出现枸橼酸钠中毒反应的表现是
A. 寒战、发热、恶心、呕吐
B. 四肢麻木、腰背剧痛、胸闷
C. 手足抽搐、心率缓慢、出血倾向
D. 呼吸困难、咳粉红色泡沫样痰
E. 血管神经性水肿伴呼吸困难

89. 某孕妇，孕前基础血压为 120/80mmHg，孕 30 周时出现下肢水肿，头痛、头晕。查体：血压 150/100mmHg，尿蛋白（+），诊断为妊娠期高血压疾病。患者出现上述症状的病理生理变化基础是
A. 肾小管重吸收能力降低
B. 内分泌功能失调
C. 水钠潴留
D. 全身小动脉痉挛
E. 底蜕膜出血

90. 为糖尿病病人留尿作尿糖定量检查，采集尿标本的方法是
A. 留清晨第 1 次尿约 100ml
B. 随时留尿 100ml
C. 饭前留尿 100ml
D. 留 24h 尿
E. 留中段尿 5ml

91. 患者男，28 岁。酗酒后突发剧烈上腹绞痛 10h，伴呕吐、冷汗、面色苍白入院。查体：T39.1℃，P110 次 / 分，BP83/60mmHg，腹上区压痛及反跳痛阳性、腹肌紧张，Grey-Turner 征（+）。实验室检查：血清淀粉酶升高，血钙降低，最可能的诊断是
A. 胆石症
B. 胃溃疡
C. 急性胃穿孔
D. 出血坏死型胰腺炎
E. 急性水肿型胰腺炎

92. 气管内插管吸痰时每次吸痰时间不超过
A. 5 秒
B. 10 秒
C. 15 秒
D. 30 秒
E. 1 分钟

93. 护士进行晨间护理的内容不包括
A. 必要时给予吸痰
B. 发放口服药物
C. 必要时更换衣服
D. 整理床单位
E. 协助患者进行口腔护理

94. 二尖瓣狭窄并发栓塞的最常见栓塞部位是
A. 肺动脉
B. 脾动脉

C. 肾动脉

D. 脑动脉

E. 四肢动脉

95. 患者男，25 岁。一周前肛门周围持续性跳痛，皮肤红肿，并有局部压痛及波动感，诊断为肛门周围脓肿。行手术治疗，并应用抗生素。选择抗生素的方法，正确的是

A. 对铜绿假单胞菌有效的抗生素

B. 对革兰阴性杆菌和厌氧菌有效的抗生素，宜联合用药

C. 对金黄色葡萄球菌有效的抗生素

D. 对厌氧菌有效的抗生素

E. 对革兰阳性菌有效的抗生素

96. 患者女，43 岁。高热，右上腹痛 3 天，B 型超声波检查提示肝脓肿。曾有胆囊炎病史，其感染来源最可能的是

A. 胆道感染

B. 阑尾炎

C. 右膈下脓肿

D. 脓毒血症

E. 急性胰腺炎

97. 患者男性，32 岁，暴食后突发急性胰腺炎入院，观察时要警惕病人可能发生的最常见并发症是

A. 休克

B. 化脓感染

C. 肾衰

D. 中毒性脑病

E. 胰腺假性囊肿

98. 咳大量脓痰静置后分三层的疾病是

A. 支气管扩张

B. 肺结核

C. 肺炎球菌肺炎

D. 渗出性胸膜炎

E. 支气管哮喘

99. 多器官功能衰竭中最常见的器官是

A. 肺

B. 肾

C. 心脏

D. 中枢神经系统

E. 胃肠道

100. 患儿男，12 岁。背部有一脓肿。切开后，脓液稠厚、黄色、无臭味。感染的细菌可能是

A. 大肠埃希菌

B. 金黄色葡萄球菌

C. 溶血性链球菌

D. 铜绿假单胞菌

E. 变形杆菌

二、以下提供若干个案例，每个案例有若干个考题。请根据提供的信息，在每题的 A、B、C、D、E 五个备选答案中选择一个最佳答案，并在答题卡上按照题号，将所选答案对应字母的方框涂黑。

（101~102 题共用题干）

患者男，70 岁，因慢性阻塞性肺气肿入院治疗。今晨护理查房时发现患者躁动不安，有幻觉，对自己所处的位置，目前的时间无法做出正确的判断。

101. 医嘱给予吸氧，最适合该患者的吸氧流量为

A. 10L/min

B. 8L/min

C. 6L/min

D. 4L/min

E. 2L/min

102. 该患者目前的意识状态属于

A. 深昏迷

B. 浅昏迷

C. 昏睡

D. 意识模糊

E. 嗜睡

（103~104 题共用题干）

患者女性，71 岁，在家里突然晕倒，立即被送入医院，诊断为脑血管意外。患者配偶告知护士，患者发病前，一直自服降压药控制高血压。

103. 患者身体逐渐恢复。为鼓励患者自己进食，护士应采取的措施是

A. 将餐具放到患者手里

B. 让患者根据自己能力慢慢进食

C. 建议配偶帮助喂饭，并协助患者进食

D. 先给患者喂食，剩余部分让患者自己进食

E. 将食物和餐具放在患者方便拿取的餐桌上

104. 能够确定患者意识状态的选项是

A. 疼痛刺激反应

B. 瞳孔对光反射

C. 角膜反射

D. 生命体征

E. 肌腱反射

（105~107 题共用题干）

患者女 56 岁。患支气管哮喘 10 年，因受凉后憋喘加重，呼吸困难，夜间不愿平卧，自行吸入 β_2 受体激动剂效果不佳，患者紧张不已。血气分析 PaO_2 70mmHg。

105. 患者可能出现了
A. 神经精神性呼吸困难
B. 心源性呼吸困难
C. 混合性呼吸困难
D. 呼气性呼吸困难
E. 吸气性呼吸困难

106. 患者目前哮喘程度为
A. 极危重
B. 危重
C. 重度
D. 中度
E. 轻度

107. 正确的处理措施是
A. 静脉使用糖皮质激素
B. 给予抗生素
C. 低流量吸氧
D. 给予支气管舒张药
E. 给予镇静药

（108~109 题共用题干）

患儿男，7 岁。患急性扁桃体炎，医嘱给予青霉素治疗。用药数天后出现发热、皮肤瘙痒、关节肿痛、淋巴结肿大、腹痛等症状。

108. 考虑该患儿出现的情况可能是
A. 淋巴结炎
B. 风湿性关节炎
C. 皮肤过敏反应
D. 血清病型反应
E. 消化道过敏反应

109. 该患儿发生的情况常出现在使用青霉素后
A. 1~4 天
B. 4~7 天
C. 7~12 天
D. 12~14 天
E. 14~17 天

（110~113 题共用题干）

患者女，42 岁。从高处跌下，头部着地。当时昏迷约 10 分钟后清醒，左外耳道流出血性液，被家属送来急诊。

110. 护士首先应采取的措施是
A. 查看有无合并伤
B. 清洁消毒耳道
C. 建立静脉通道
D. 测量生命体征
E. 安慰患者

111. 对明确诊断最有价值的辅助检查是
A. 血常规
B. 胸部 X 线片
C. 心电图
D. B 超
E. CT

112. 提示合并颅内血肿的症状是
A. 气短
B. 胸闷
C. 失语
D. 寒战
E. 高热

113. 经过急救后，患者意识清楚，拟采取进一步治疗。患者因认为医院过度治疗，所以拒绝治疗，正确的处理措施是
A. 冷处理，待患者平静后进行劝说
B. 与家属共同劝慰
C. 请护士长处理
D. 请医生处理
E. 强迫治疗

（114~115 题共用题干）

患者女性，43 岁。因车祸致肝破裂，面色苍白，脉搏快弱，四肢冰冷，血压 84/50mmHg，呈现休克状态。

114. 有助于确诊的检查是
A. 测血红蛋白
B. 测红细胞比积
C. 测肝功能
D. B 超检查
E. 腹腔穿刺

115. 该病人休克的类型是
A. 失血性休克
B. 失液性休克
C. 过敏性休克
D. 心源性休克

E. 神经性休克

（116~117 题共用题干）

患儿，男，2 岁，因“白血病，肺部感染”入院。上午 10 时测体温 39.8℃，给予降温。

116. 给予该患儿的降温方式是
A. 温水拭浴
B. 酒精拭浴
C. 冰槽
D. 冰帽
E. 冰袋

117. 适宜该患儿进食的食物是
A. 稀粥
B. 包子
C. 饺子
D. 油条
E. 馒头

（118~120 题共用题干）

患者男，67 岁。患糖尿病 2 年，住院治疗。医嘱：胰岛素 8U 三餐前 30 分钟皮下注射。

118. 实习护士准备执行注射胰岛素医嘱。需带教教师纠正的操作是
A. 常规消毒注射处皮肤
B. 选用 2ml 注射器
C. 进行“三查七对”
D. 注射部位选择上臂三角肌下缘
E. 针头与皮肤呈 40° 角进针

119. 符合无痛技术的一项是
A. 加强核对
B. 做到“两快一慢”
C. 经常更换注射部位
D. 严格执行无菌技术
E. 进针后，注射前无须抽动活塞

120. 实习护士为该患者进行胰岛素皮下注射时，针头刺入的深度应是针梗的
A. 1/3
B. 2/3
C. 3/4
D. 全部刺入
E. 针尖斜面

实践能力

一、以下每一道考题下面有 A、B、C、D、E 五个备选答案，请从中选择一个最佳答案，并在答题卡上将相应题号的相应字母所属方框涂黑。

1. 胸腔闭式引流时，组合瓶 ABC 中的 C 为

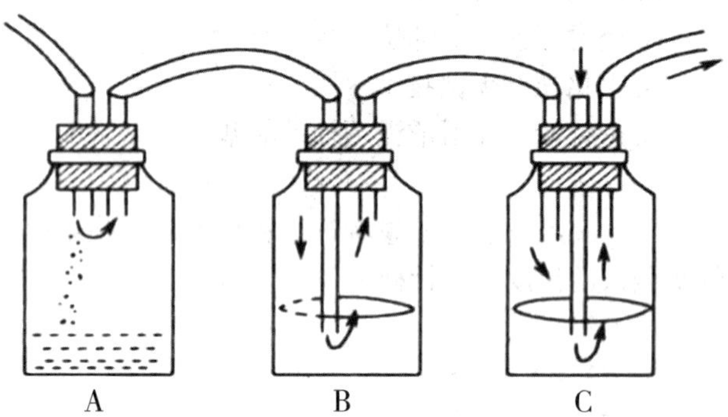

A. 水封瓶
B. 控制瓶
C. 集液瓶
D. 引流瓶
E. 连接瓶

2. 健康人在什么情况下不会出现期前收缩
A. 过度饮水
B. 饮浓茶
C. 饮酒
D. 过度吸烟
E. 情绪激动

3. 慢性左心功能不全最早出现的症状是
A. 劳力性呼吸困难
B. 心源性哮喘
C. 水肿
D. 咳粉红色泡沫样痰
E. 食欲降低

4. 高血压危象的临床表现不包括
A. 血压显著升高并以收缩压为主
B. 头痛、眩晕
C. 气急
D. 意识模糊
E. 恶心、呕吐、视力模糊

5. 预防化脓性脑膜炎的健康教育应强调
A. 限制饮水量
B. 预防细菌引起的上呼吸道感染
C. 预防性使用抗生素
D. 监测基础体温
E. 限制病人户外活动

6. 患者女性，55 岁，患高血压 5 年。近半年来，出现月经紊乱、潮热、焦虑、失眠等围绝经期综合征表现。护士对其健康教育应特别强调
A. 合理控制血压
B. 适当用镇静剂
C. 控制情绪，调整生活节奏
D. 适度运动
E. 雌激素替代治疗

7. 我国缩窄性心包炎最常见的病因是
A. 创伤
B. 肿瘤
C. 结核菌感染
D. 化脓性细菌感染
E. 非特异性感染

8. 某风湿性心脏病病人，卧床 4 个月余，每天需作下肢被动活动和按摩，其目的是
A. 促进末梢血液循环，减少回心血量
B. 防止肢体肌肉萎缩
C. 防止下肢静脉血栓形成
D. 防止足部发生压疮
E. 使病人舒适，促进睡眠

9. 胎动减少是指胎动 12 小时少于
A. 5 次
B. 10 次
C. 15 次
D. 20 次
E. 25 次

10. 患者男性，56 岁，急性脑出血经抢救后清醒，但一侧上下肢不能活动，护士的健康教育，错误的是
A. 培养患者对病后生活的适应能力
B. 教育家属给予关心、支持
C. 病情稳定后尽早抓紧锻炼患肢
D. 患肢先被动活动后进行主动运动

E. 待语言功能恢复后进行肢体功能训练

11. 应在婴儿饮食中添加米汤及稀粥的婴儿月龄是
A. 14 个月
B. 10~12 个月
C. 7~9 个月
D. 4~6 个月
E. 1~3 个月

12. 患者男，48 岁，下肢静脉曲张 8 年，劳累后肢体肿胀，皮炎及溃疡经久不愈。行大隐静脉结扎及剥脱术。术后护理措施中，错误的是
A. 抬高患肢
B. 患肢制动 1 周
C. 术后 24 小时鼓励病人下地行走
D. 预防静脉血栓形成
E. 指导病人作足背伸屈运动

13. 患者男，30 岁。因反复上腹痛 1 年半加重 3 天入院。护士夜间巡视时，患者诉上腹痛加剧，大汗淋漓。此时护士应采取的最有意义的措施是
A. 取半卧位
B. 遵医嘱使用止痛剂
C. 检查腹肌紧张度，是否有压痛及反跳痛
D. 针灸或热敷
E. 多饮水以减少体液流失

14. 下列有关慢性胃炎病人的护理，不妥的是
A. 急性发作时，应卧床休息
B. 疼痛明显者可予以局部热敷
C. 胃酸缺乏者可给予酸性食物
D. 出血者须严格禁食
E. 避免食用刺激性食物

15. 患者女，32 岁。因心悸、水肿、端坐呼吸入院，诊断为肥厚型心肌病。护士采集健康史时，针对病因，首先应询问的是该患者有无
A. 应用化疗药物
B. 病毒感染史
C. 家庭装修史
D. 酗酒史
E. 家族史

16. 患儿，4 岁，因腹泻 1 天入院。经 6 小时补液后出现眼睑浮肿，可能的原因是
A. 酸中毒未纠正
B. 碱中毒未纠正
C. 补液量不足
D. 输入葡萄糖溶液过多
E. 输入电解质溶液过多

17. 不属于青春期保健重点的是
A. 合理营养
B. 健康教育
C. 预防意外
D. 计划免疫
E. 法治教育

18. 患者男，32 岁。诊断为腹股沟斜疝，行疝修补术治疗。术后病人采取仰卧位，膝下垫枕的主要目的是
A. 缓解切口缝合处张力以利愈合
B. 防止疝复发和感染
C. 减轻腰麻后疼痛
D. 减少阴囊血肿的发生
E. 减轻切口疼痛与渗血

19. 某早产儿出生后因 Apgar 评分较低转入新生儿病房，治疗后好转，今日医生通知家长出院，护士在出院指导时应向家长重点强调
A. 及时添加辅食
B. 预防感染
C. 培养良好生活习惯
D. 预防外伤
E. 及早训练按时排便

20. 患者在局部麻醉下行肛周脓肿手术，进入手术室时，患者出现心理反应是
A. 兴奋
B. 恐惧
C. 烦躁
D. 忧郁
E. 愤怒

21. 流行性乙型脑炎极期最严重的三种症状是
A. 高热、意识障碍、呼吸衰竭
B. 意识障碍、呼吸衰竭、循环衰竭
C. 高热、惊厥、呼吸衰竭
D. 高热、惊厥、循环衰竭
E. 惊厥、呼吸衰竭、循环衰竭

22. 患者女性，61 岁。因肝性脑病入院。护士向患者及家属健康教育时，错误的是
A. 教会病人家属识别肝性脑病的诱因和避免方法

B. 鼓励病人保持乐观情绪，积极配合治疗

C. 教会病人家属识别肝性脑病早期征象，如有性格行为异常及时报告

D. 多陪伴病人，给予关爱和心理支持

E. 限制蛋白摄入，最好给予优质动物蛋白

23. 患者男，64 岁。良性前列腺增生术后 1 天，护士对其进行健康教育，正确的内容是

A. 手术后加强运动

B. 手术后早期少饮水

C. 排尿异常会在术后 2 个月内消失

D. 术后要进行提肛肌锻炼

E. 术后半年避免外出

24. 患者女性，28 岁。大量饮酒后出现上腹部持续性剧痛并向左肩、腰背部放射，伴恶心呕吐、血清淀粉酶升高。给予禁饮食等非手术治疗，病人恢复饮食的条件是

A. 血清淀粉酶恢复正常

B. 尿淀粉酶恢复正常

C. 血压平稳

D. 腹痛和呕吐基本消失

E. 体温恢复正常

25. 患者女，30 岁，以类风湿关节炎入院，经使用药物治疗后患者关节疼痛减轻，但出现体重增加，满月脸，向心性肥胖，提示存在何种药物的副作用

A. 阿司匹林

B. 吲哚美辛

C. 硫唑嘌呤

D. 环磷酰胺

E. 泼尼松

26. 患者女性，31 岁。4 天前出现频繁干咳，伴胸骨后不适，乏力，未予重视。昨日出现咳嗽、咳黏液脓痰，偶见血丝。体检：肺部散在干、湿啰音，X 线示肺纹理增粗。该患者最可能的诊断是

A. 普通感冒

B. 急性病毒性支气管炎

C. 急性气管 – 支气管炎

D. 肺结核

E. 支气管肺癌

27. 某患者因腹泻、呕吐入院，心电图：ST 段水平压低，T 波倒置，U 波增高。最可能的病因是

A. 高钾血症

B. 低钾血症

C. 高钙血症

D. 洋地黄效应

E. 洋地黄中毒

28. 患儿，3 岁。因咳嗽 5 天，发热 2 天以支气管肺炎入院，采取的措施，错误的是

A. 给予高蛋白、高热量、高维生素流质或半流质饮食，鼓励多饮水

B. 经常变换体位

C. 室内湿度 60%

D. 给予雾化吸入

E. 给予镇咳剂

29. 患者女，55 岁，因绝经 5 年后出现阴道不规则流血入院，经检查诊断为子宫内膜腺癌。患者咨询本病最常用的治疗方案，护士正确的回答是

A. 化疗

B. 手术治疗

C. 中药治疗

D. 放疗

E. 放化疗结合

30. 患者男，68 岁，患慢性阻塞性肺疾病 10 年。护士指导病人应该采取何种方式给氧

A. 间歇给氧

B. 酒精湿化给氧

C. 高压给氧

D. 低浓度持续给氧

E. 高浓度持续给氧

31. 早产儿，生后 2 天，胎龄 34 周。因发绀给予氧气吸入，为预防其氧中毒，正确的做法是

A. 维持动脉血氧分压在 80~90mmHg

B. 维持经皮血氧饱和度在 85%~93%

C. 连续吸氧时间不超过 7 天

D. 吸氧浓度在 70%~80%

E. 给予机械正压通气

32. 患者男性，69 岁，有吸烟史，反复咳嗽咳痰 20 余年，气短 10 年，近来发生气喘明显，不能平卧，剑突下可见心尖搏动，并伴有不同程度的下肢水肿，考虑为肺心病，请问该病 X 线表现除基础疾病的征象外，尚有

A. 肺动脉高压和右心室肥大

B. 左心室肥大征象

C. 气胸征象

D. 肺气肿征象

E. 感染征象

33. 患儿女，9 岁。以病毒性脑膜脑炎入院。入院当日患儿突然出现全身抽搐，喷射性呕吐，口腔及气管内有大量呕吐物。护士应立即采取的措施是
A. 给予氧气吸入
B. 约束四肢，制止抽搐
C. 吸引器吸出呼吸道内异物
D. 应用镇静药物，控制抽搐
E. 开通静脉通道，应用脱水药物

34. 患者女性，34 岁，急性喉炎致呼吸道梗阻，并发呼吸衰竭，其 CO_2 潴留的皮肤及面部征象不包括
A. 眼球结膜充血水肿
B. 皮肤潮红
C. 多汗
D. 发绀
E. 皮肤干燥

35. 患者男，28 岁。突发性胸痛 2 小时，以自发性气胸诊断入院。查体：T36.8℃，P90 次 / 分，呼吸 22 次 / 分，右侧胸部肋间隙增宽，语颤消失，叩诊呈鼓音。其肝浊音界的改变是
A. 不变
B. 右移
C. 左移
D. 上移
E. 下移

36. 小儿患水痘后重返托幼机构的要求是
A. 体温正常
B. 食欲好转
C. 皮疹消退
D. 全部皮疹干燥结痂
E. 不再出现新的皮疹

37. 患者女，6 岁。全身大面积开水烫伤送来急诊。四肢、后背大面积烫伤，创面红肿、大水疱。未受伤范围包括头、面部、颈部以及前胸、腹部约 8 个手掌大的皮肤。估计其烧伤面积为
A. 63%
B. 67%
C. 73%
D. 77%
E. 83%

38. 患儿女，8 岁，患细菌性痢疾，经治疗目前临床症状已消失，家长询问何时可以上学
A. 目前即可
B. 临床症状消失后 3 天
C. 1 次便培养阴性
D. 连续 2 次便培养阴性
E. 连续 3 次便培养阴性

39. 某孕妇，G2P6。妊娠 30 周，规律下腹疼痛伴阴道血性分泌物 6 小时。查体：胎位 LOA，胎心率 146 次 / 分，宫缩 20 秒 /7~8 分钟，宫缩力弱，肛查胎先露 S–3，宫颈管缩短，宫口可容一指尖。目前最恰当的处理措施是
A. 严密观察等待自然分娩
B. 滴注缩宫素加强宫缩
C. 抑制宫缩保胎治疗
D. 立即行剖宫产终止妊娠
E. 阴道检查后确定分娩方式

40. 产妇，31 岁，第 1 胎 37 周临产，关于第一产程的护理措施，错误的是
A. 询问病史
B. 产科检查
C. 观察产程进展
D. 指导产妇合理进食
E. 指导产妇正确运用腹压

41. 患者女，30 岁。下肢急性蜂窝织炎伴全身感染症状，需采血做抗生素敏感试验。最佳的采血时间是在患者
A. 抗生素使用后
B. 静脉滴注抗生素时
C. 发热间歇期
D. 高热时
E. 寒战时

42. 产妇女，31 岁，第一胎，孕 30 周见红，规律宫缩，为预防早产儿肺透明膜病，对先兆早产产妇使用的药物为
A. 糖皮质激素
B. 阿托品
C. 维生素 B
D. 硫酸镁
E. 维生素 K

43. 患者女，70 岁，以急性下壁心肌梗死收入 CCU 病房。患者出现下列哪种心律失常最危险
A. 窦性心动过速
B. 偶发房性期前收缩
C. 窦性心律不齐
D. 三度房室传导阻滞
E. 偶发室性期前收缩

44. 产妇女，31 岁，第 1 胎，孕 32 周。护士在给孕妇进行健康教育时，指出隐性水肿是指孕妇体重异常增加，每周

A. < 0.3kg

B. > 0.3kg

C. < 0.5kg

D. > 0.5kg

E. > 1kg

45. 患者男，30 岁，咳嗽 3 个月，咳白色黏痰，内带血丝，午后低热，面颊潮红，疲乏无力，常有心悸、盗汗，较前消瘦，痰结核菌素试验阳性，对该患者的护理措施，正确的是

A. 做好用具、餐具、病室和痰的消毒

B. 加强活动锻炼，增强体质

C. 服药至症状消失

D. 常到室外晒太阳

E. 不需隔离

46. 孕妇，27 岁，第 1 胎，孕 32 周，B 超提示双胎妊娠，有关双胎的胎位，最常见的是

A. 双臀先露

B. 双头先露

C. 一头、一肩先露

D. 一臀、一肩先露

E. 一头、一臀先露

47. 某初孕妇，32 岁。妊娠 38 周。腹部触诊：宫底部可触及圆而硬胎儿部分，腹部右侧凹凸不平，左侧相对平坦，胎心音在脐上左侧听得最清楚。该孕妇的胎儿胎位最可能是

A. 枕左前位

B. 枕右前位

C. 骶左前位

D. 骶右前位

E. 肩右前位

48. 孕妇，26 岁，第 1 胎，孕 36 周，诊断为胎膜早破，检查胎先露尚未衔接，孕妇抬高臀部的目的是

A. 避免引发宫缩

B. 有利观察胎心

C. 减少羊水流出

D. 预防脐带脱垂

E. 促胎儿肺成熟

49. 产后 2~3 天内，产妇可能出现的正常表现是

A. 少尿

B. 尿潴留

C. 尿失禁

D. 尿量增加

E. 排尿困难

50. 新生儿，男，4 天。洗澡时发现其两乳腺均有蚕豆大小肿块，并有少量白色液体渗出，下列措施正确的是

A. 手术切除

B. 用手挤出液体

C. 加压包扎

D. 应用抗生素

E. 不需处理

51. 患者女，35 岁。已婚，近 3 年来无明显诱因出现情绪低落，兴趣缺乏，动作缓慢，自觉是“脑子笨，没有以前聪明，好像一块木头”予百忧解治疗。护士需要向患者讲明该药物的不良反应是

A. 心血管系统的紊乱

B. 口唇发干

C. 胃肠功能紊乱

D. 嗜睡

E. 过度出汗

52. 某慢性肾炎尿毒症患者，内生肌酐清除率 25ml/min，请问护理慢性肾衰竭患者，最主要的是

A. 合理膳食

B. 卧床休息

C. 预防感染

D. 皮肤护理

E. 每天记录出入液量

53. 患者女，32 岁，因白带增多伴下腹坠痛 3 个月就诊，诊断为宫颈柱状上皮异位，2 日前行宫颈锥切术，护士指导患者出院后禁止性生活及盆浴时间应是

A. 5 个月

B. 4 个月

C. 3 个月

D. 2 个月

E. 1 个月

54. 患急性肾盂肾炎的女青年，治愈出院时护士给予保健指导，以下错误的是

A. 避免劳累

B. 低盐饮食

C. 多饮水，勤排尿

D. 洗澡以盆浴为宜

E. 保持会阴部清洁

55. 患者男，30岁，夏天在田地里劳作时，突然出现头痛、头晕、恶心，继而出现口渴、胸闷、面色苍白、冷汗淋漓，脉搏细速，血压下降，后晕倒在地。该患者可能发生了

A. 农药中毒
B. 低血糖休克
C. 中暑
D. 脑血管意外
E. 急性心肌梗死

56. 患者女，39岁，诊断为慢性盆腔炎，该患者的临床表现不包括

A. 下腹痛或腰骶痛
B. 不孕
C. 盆腔内扪及不活动包块
D. 输卵管卵巢积水
E. 高热

57. 患者男，50岁，胃溃疡病史20余年，近1个月出现腹部疼痛不似以前规律，无恶心、呕吐、体重下降现象。入院检查大便隐血试验阳性，考虑胃溃疡伴消化道出血，下列生活指导正确的是

A. 增加体育锻炼
B. 温凉、清淡无刺激性流食
C. 高蛋白高纤维饮食
D. 多饮肉汤
E. 进食

58. 患者女性，44岁，由于下岗，对生活失去信心，同时不能照顾家庭，伴失眠，被诊断为"抑郁症"。护士接诊该患者时最应注意的是

A. 介绍医院专长
B. 护士自我介绍
C. 直截了当地询问
D. 让患者放松情绪
E. 直接给出明确诊断

59. 关于输卵管妊娠非手术治疗病人的护理措施，正确的叙述是

A. 无出血危险不必严密观察
B. 避免做增加腹压的动作
C. 定期腹部触诊
D. 流质饮食
E. 多活动

60. 患者女性，25岁。右小腿有10cm×5cm的肉芽组织水肿创面。换药时应选用的湿敷药液是

A. 等渗盐水
B. 0.02% 呋喃西林溶液
C. 0.1% 依沙丫啶溶液
D. 含氯石灰碳酸溶液
E. 5% 氯化钠溶液

61. 关于对中度抑郁症病人的健康教育，正确的叙述是

A. 坚持服药治疗，不要漏服或随意停药
B. 尽量减少社会活动，避免受人关注
C. 生活中回避压力，不要主动挑起对抗
D. 鼓励安静休息，避免声光刺激
E. 建议病人进行自我心理调整为主，用药为辅

62. 患者女性，46岁，在树丛中割草不慎被蛇咬伤，现场急救时处理措施错误的是

A. 抬高伤肢
B. 立即呼救
C. 就地取材，绑扎
D. 伤口排毒
E. 切勿奔跑

63. 患者男，55岁，患支气管扩张20年，近年来手指末端增生，肥厚，指甲从根部到末端拱形隆起呈杵状，该患者出现这种变化的主要原因是

A. 运动过量
B. 睡眠不足
C. 反复感染
D. 营养不良
E. 慢性缺氧

64. 患者男，48岁。烧木炭取暖时出现呕吐，昏迷。经医生诊为急性一氧化碳中毒，其发病机制是

A. 细胞中毒
B. 呼吸中枢受抑制
C. 血红蛋白不能携氧
D. 气道通气受阻
E. 大脑受抑制

65. 患者女，足月儿，出生后1分钟评估患儿情况，躯干皮肤红色，四肢较紫，心率120次/分，哭声响亮，肌张力好，呼吸45次/分，该足月儿Apgar评分是

A. 10分
B. 9分
C. 8分
D. 7分

E. 6分

66. 某儿童，11岁，不慎落水，5分钟后被救起，请问对此淹溺儿童急救首先应
A. 保持呼吸道通畅
B. 倒水处理
C. 口对口人工呼吸
D. 胸外心脏按压
E. 给予强心药

67. 患儿男，生后10天。因口腔黏膜有异常来院就诊。查体看到口腔黏膜有白色乳凝块样小点，汇聚成小片，家长称不易拭去。目前患儿饮食正常，无全身症状。为该患儿进行口腔黏膜局部治疗应选用的是
A. 2.5% 金霉素鱼肝油
B. 2% 碳酸氢钠溶液
C. 10万U/ml制霉菌素鱼肝油混悬溶液
D. 3% 过氧化氢溶液
E. 2% 利多卡因

68. 患者女性，31岁，足底被刺伤后未给予正确处理。如发生破伤风最早出现的症状是
A. 苦笑面容
B. 颈项强直
C. 张口困难
D. 角弓反张
E. 手足抽搐

69. 患儿女，3岁，患法洛四联症，心功能Ⅳ级。护士建议其家长该患儿最合适的手术时机是
A. 心功能改善后
B. 成年后
C. 学龄前
D. 择期
E. 立即

70. 患者，女性，34岁。因车祸伤急诊入院。初步检查为骨盆骨折合并内脏损伤，有休克征象。护士应首先给予
A. 建立静脉通道
B. 准备骨盆兜，行悬吊牵引
C. 准备腹腔手术止血
D. 准备髋部石膏固定
E. 准备骨牵引器材

71. 患者男，55岁，有高血压病，身高176cm，体重86kg，该患者属于
A. 中度肥胖
B. 重度肥胖
C. 体重超重
D. 体重正常
E. 体重低下

72. 下列哪类药物不会诱发系统性红斑狼疮
A. 甲基多巴
B. 异烟肼
C. 普萘洛尔
D. 氯丙嗪
E. 环磷酰胺

73. 患者男，40岁。因胃溃疡穿孔行“毕Ⅰ式胃大部切除术”。现术后4天，主诉腹部胀痛，恶心，停止排气排便。查体：全腹膨隆，未见肠型，中上腹轻度压痛及肌紧张，肠鸣音消失。最重要的处理措施是
A. 应用抗生素
B. 半卧位
C. 补液
D. 胃肠减压
E. 镇痛

74. 患者女性，51岁。患慢性乙肝6年。教育其预防原发性肝癌的有效措施不包括
A. 低盐饮食
B. 避免接触亚硝胺类物质
C. 积极防治乙型病毒性肝炎
D. 戒烟、酒
E. 不吃腌制食品

75. 库欣综合征的典型临床表现不包括
A. 月经不规律
B. 皮肤变薄，多血质面容
C. 情绪不稳定，失眠、烦躁
D. 向心性肥胖、皮肤紫纹
E. 低血压

76. 绒毛膜癌最常见的转移部位是
A. 肝
B. 肺
C. 阴道
D. 脑
E. 胃肠道

77. 患者女，39岁。下肢静脉曲张数年，近日行硬化剂注射疗法。护士对其进行健康教育，正确

的内容是

A. 可穿紧身衣裤

B. 绷带加压包扎 1 个月

C. 坐时双膝可长久采取交叉位

D. 绷带加压包扎期间可以久站

E. 绷带加压包扎期间不能行走

78. 某溃疡病病人经常胃出血，经医院检验血红蛋白 88g/L，红细胞 3.6×10^{12}/L，确诊为缺铁性贫血，服用铁剂治疗，请问服用后可促进铁剂吸收的维生素是

A. 维生素 A

B. 维生素 B_1

C. 维生素 C

D. 维生素 D

E. 维生素 E

79. 某产妇，足月产后 3 天，出现下腹痛，体温不高，恶露多，有臭味，子宫低位于脐上 1 指，子宫体软，以下护理措施中，错误的是

A. 红外线照射会阴部每日 3 次，每次 1 小时

B. 做好心理支持

C. 监测体温变化

D. 半卧位或抬高床头

E. 做好会阴护理

80. 患者男，23 岁。甲状腺肿大、突眼、心慌、失眠，心率 100 次 / 分，血压 140/90 mmHg（18.6/12.0kPa），诊断为甲亢。术前服用碘剂，护士解释其目的是

A. 减少甲状腺血流，使其变小变硬

B. 增加甲状腺球蛋白分解

C. 抑制甲状腺素分泌

D. 抑制甲状腺素合成

E. 防止缺碘

81. 患者男，72 岁。因急性前壁心肌梗死收入院。入院后已行面罩吸氧，建立静脉通路，心电监护提示频发、多源性室性早搏。护士在床边准备抢救用品，最重要的是

A. 呼吸机

B. 除颤仪

C. 吸痰器

D. 气管切开包

E. 吸氧饱和度仪

82. 新生儿，8 天。社区护士进行家庭访视时嘱其家人，在小儿出生 2 周后，每日给予维生素 D400IU 以预防佝偻病。为预防佝偻病一般应服用维生素 D 至

A. 3 个月

B. 1 岁

C. 2 岁

D. 3 岁

E. 4 岁

83. 葡萄胎患者术后避孕的最佳方法是

A. 阴茎套、阴道隔膜

B. 皮下埋植法避孕

C. 口服避孕药避孕

D. 宫内节育器避孕

E. 针剂避孕

84. 小儿惊厥的发生率是成人的

A. 5~7 倍

B. 8~10 倍

C. 10~15 倍

D. 15~18 倍

E. 20 倍

85. 患者女，65 岁，遵医嘱每天服用补钙制剂阿仑膦酸钠 1 次。正确的服药时间是

A. 睡前

B. 晚饭前

C. 午饭后

D. 早饭后

E. 晨起

86. 为补充铁剂，婴儿最早需要添加的辅助食品是

A. 新鲜水果

B. 蔬菜

C. 粥

D. 蛋黄

E. 牛奶

87. 患者男，48 岁，受凉后哮喘发作，2 天来呼吸困难加重，皮肤潮红，多汗，眼球结膜水肿，应给予其的吸氧方式是

A. 酒精湿化给氧

B. 低流量间歇吸氧

C. 低流量持续吸氧

D. 高流量间歇吸氧

E. 高流量持续吸氧

88. 孕妇，31 岁，停经 20 周，感觉到胎动，开

始计划给孩子购买衣服、婴儿床，关心孩子喂养和生活护理的知识，与爱人商量孩子名字，这种现象在心理学上称之为

A. 筑巢反应
B. 空巢反应
C. 接受
D. 内省
E. 矛盾

89. 某肺炎球菌性肺炎患者，在应用常规青霉素治疗下。病程延长且退热后又发冷发热，白细胞增高，应首先考虑的是

A. 细菌产生耐药性
B. 发生了并发症
C. 机体抵抗力差
D. 支持疗法不力
E. 青霉素剂量不足

90. 幻觉是精神分裂症患者最常见的感知觉障碍，其中最常见的幻觉是

A. 内脏性幻觉
B. 幻味
C. 幻嗅
D. 幻听
E. 幻视

二、以下提供若干个案例，每个案例有若干个考题。请根据提供的信息，在每题的 A、B、C、D、E 五个备选答案中选择一个最佳答案，并在答题卡上按照题号，将所选答案对应字母的方框涂黑。

（91~92 题共用题干）

初孕妇，30 岁，平素月经规律，妊娠 36 周，2015 年 3 月 2 日来医院做产前检查。

91. 正常情况下，该孕妇子宫底高度应在

A. 耻骨联合上 2~3 横指
B. 脐耻之间
C. 脐上 3 横指
D. 脐与剑突之间
E. 剑突下 2 横指

92. 下次预约检查时间为

A. 2015 年 3 月 9 日
B. 2015 年 3 月 11 日
C. 2015 年 3 月 13 日
D. 2015 年 3 月 14 日
E. 2015 年 3 月 16 日

（93~94 题共用题干）

患者女，31 岁，妊娠 28 周，常规行产前检查。实验室检查：血红蛋白 95g/L，红细胞计数 3.3×10^{12}/L，外周血涂片为小细胞低色素，余无异常。

93. 正常情况下护士为该孕妇预约下次产前检查时间是

A. 妊娠 30 周
B. 妊娠 31 周
C. 妊娠 32 周
D. 妊娠 33 周
E. 妊娠 34 周

94. 护士对该孕妇进行饮食指导时应特别强调需增加的食物是

A. 富含铁的食物
B. 富含钙的食物
C. 富含锌的食物
D. 富含硒的食物
E. 富含镁的食物

（95~98 题共用题干）

患者女，20 岁，因近 1 个月脾气急躁，怕热，多汗，多食，失眠去医院就诊，查体：甲状腺 I 度肿大，两手颤抖，眼球有轻度突出，心率 90 次 / 分。实验室检查：T_3 6.5nmol/L，T_4 263nmol/L，均高于正常水平

95. 该患者最可能的诊断是

A. 甲状腺癌
B. 地方性甲状腺肿
C. 甲状腺功能亢进症
D. 甲状腺功能亢进性心脏病
E. 生理性甲状腺肿

96. 该患者的最佳治疗方法是

A. 心得安治疗
B. 甲巯咪唑治疗
C. 普萘洛尔治疗
D. 放射性治疗
E. 手术治疗

97. 应用此治疗期间，应观察的不良反应是

A. 甲状腺功能低下
B. 声音嘶哑
C. 骨质疏松
D. 粒细胞减少
E. 红细胞减少

98. 患者出现上述不良反应时，正确的护理措施是
A. 预防感染
B. 给予清咽片
C. 给予含钙丰富的饮食
D. 补充甲状腺素
E. 给予含铁丰富的饮食

（99~100 题共用题干）
患者女，57 岁，患胆总管结石，入院行胆总管切开探查，T 型管引流术
99. 术后针对 T 型管引流的护理措施不妥的是
A. 拔管前夹管观察 1~2 天
B. 拔管前经 T 管胆道造影
C. 一般留置 2 周
D. 每日用生理盐水冲洗 T 型管
E. 记录引流胆汁的量、色及性状

100. 若患者出院时仍然不能将 T 管拔出，不妥的出院指导是
A. 出现引流异常或 T 管脱出应及时就诊
B. 更换引流袋注意消毒连接口
C. 避免淋浴，以防感染发生
D. 避免过度活动，以防牵拉 T 管致其脱出
E. 穿柔软宽松衣服，以防引流管受压

（101~102 题共用题干）
患者女，47 岁，右下腹疼痛 3 天，妇科检查发现右下腹包块，手术探查见肿块在右侧附件，手术切除包块病理报告显示颗粒形细胞瘤。
101. 该肿瘤能分泌
A. 雌激素
B. 孕激素
C. 促性腺激素
D. 绒毛膜促性腺激素
E. 黄体生成素

102. 患者还易出现的表现是
A. 月经紊乱
B. 肝脾肿大
C. 胸腔积液
D. 腹腔积液
E. 声音变粗

（103~104 题共用题干）
患者男，45 岁，患糖尿病 5 年，近年来因血糖控制不佳，自感心前区疼痛入院治疗，遵医嘱给予三餐前短效胰岛素、睡前长效胰岛素的三短一长治疗方案。某日夜间，患者突然感到心慌，出虚汗，全身无力，继而神志恍惚。
103. 值班护士首先判断患者可能发生了
A. 高渗性昏迷先兆
B. 低血糖反应
C. 心律失常
D. 胰岛素过敏
E. 心绞痛

104. 此时应首先采取的措施是
A. 找专人陪护患者
B. 测血糖，确认是否发生了低血糖
C. 测血压
D. 嘱患者立即进食甜食
E. 端坐位吸氧

（105~106 题共用题干）
初产妇，足月顺产后 3 天，体温 38.9℃，子宫体轻压痛，恶露量多有臭味。
105. 该产妇首先考虑为
A. 急性输卵管炎
B. 血栓性静脉炎
C. 急性子宫内膜炎
D. 急性盆腔腹膜炎
E. 急性盆腔结缔组织炎

106. 患者休息时应采取的体位是
A. 半卧位
B. 平卧位
C. 左侧卧位
D. 右侧卧位
E. 头低脚高位

（107~108 题共用题干）
孕 38 周孕妇，因先兆子痫入院，3 天前患者轻微头疼，尿蛋白（++）
107. 给予硫酸镁治疗的过程中，出现下列哪种情况需停药
A. 呼吸 18 次 / 分
B. 膝反射消失
C. 头痛缓解
D. 血压 130/90mmHg
E. 尿量 100ml/24h

108. 在治疗过程中患者出现硫酸镁中毒，应给予哪种药物解毒
A. 5% 葡萄糖静脉滴注
B. 肌内注射山莨菪碱
C. 静脉注射 50% 葡萄糖溶液

D. 静脉注射 10% 葡萄糖酸钙
E. 静脉注射低分子右旋糖酐

（109~110 题共用题干）
患者女性，60 岁。有慢性便秘多年。近半年来发现站立时阴囊部位出现肿块，呈梨形，平卧时可还纳。体检发现外环扩大，嘱病人咳嗽时指尖有冲击感。平卧回纳肿块后。手指压迫内环处，站立咳嗽，肿块不再出现，诊为腹外疝，拟行疝成形术。

109. 为避免术后疾病复发，术前准备中最重要的是
A. 灌肠
B. 备皮
C. 排尿
D. 治疗便秘
E. 麻醉前用药

110. 术后当天病人宜采用的体位是
A. 半卧位
B. 端坐位
C. 斜坡卧位
D. 头低脚高位
E. 平卧位，膝下垫软枕

（111~112 题共用题干）
患者男性，21 岁，5 天前脚趾被玻璃划伤。近两天发热、厌食、说话受限、咀嚼困难、呈苦笑面容，急诊入院。

111. 接诊护士对病人采取的隔离方式是
A. 严密隔离
B. 消化道隔离
C. 呼吸道隔离
D. 接触性隔离
E. 保护性隔离

112. 病人使用过的被服，正确的处理方式是
A. 先消毒，后清洗
B. 先清洗，后消毒
C. 先灭菌，再清洗
D. 先清洗，再放日光下暴晒
E. 先放日光下暴晒，然后清洗

（113~114 题共用题干）
患者，男性，17 岁。学生。7 小时前上体育课时不慎碰撞于右侧腹部，5 小时后出现腹痛，逐渐加重而来院急诊。体格检查：血压 10/6kPa（75/45mmHg），脉搏 120 次 / 分，腹平，全腹压痛，伴反跳痛和肌紧张，腹部移动性浊音阳性，肝区叩击痛阳性，肠鸣音消失。

113. 护士采取的护理措施不妥的是
A. 输血、输液
B. 半卧位
C. 禁食、禁饮
D. 密切观察生命体征
E. 禁用吗啡类镇痛剂

114. 最有助于诊断的检查为
A. 腹部 X 线检查
B. 诊断性腹腔穿刺
C. B 型超声检查
D. 血常规检查
E. 腹部 CT 检查

（115~118 题共用题干）
患者女性，55 岁。咳嗽 2 个月，干咳为主，有午后低热。今上午突然咯血 600ml 来院急诊。

115. 大咯血时护士应协助病人取
A. 端坐位
B. 仰卧位
C. 俯卧位
D. 健侧卧位
E. 头低脚高位

116. 针对该病人的病情观察，护士要密切注意
A. 体温
B. 脉搏
C. 呼吸
D. 有无窒息先兆
E. 有无休克

117. 上述病人应首先采取的止血措施是
A. 输血
B. 建立人工气道
C. 垂体后叶素静脉滴注
D. 安络血
E. 云南白药 + 安络血

118. 病情观察期间，如出现下列哪种情况提示病情严重
A. 低热、盗汗
B. 疲乏无力
C. 食欲不振
D. 脉搏快速、呼吸急促
E. 胸闷、胸痛、咳嗽

（119~120 题共用题干）
患者男，28 岁，外出活动时遇暴雨，淋湿全身，

当晚出现全身乏力，全身肌肉酸痛，测体温 39.8℃，自服抗病毒冲剂后效果不佳，凌晨开始感胸痛并咳嗽，咳铁锈色痰。

119. 目前患者最主要的护理问题是

A. 知识缺乏

B. 体温过高

C. 自理能力下降

D. 清理呼吸道无效

E. 疼痛

120. 护士应首先采取的护理措施是

A. 鼓励多饮水

B. 雾化吸入促进排痰

C. 协助生活护理

D. 物理降温

E. 药物止痛

全国护士（师）资格考试预测卷系列

2026

护士执业资格考试预测卷及人机对话模拟考场

预测卷（六）

王　冉　主编

中国健康传媒集团
中国医药科技出版社·北京

内 容 提 要

本套试卷包含专业实务和实践能力两个方面。试卷根据最新考试大纲要求，通过分析历年考试真题，并在研究命题规律的基础上精心编写而成，具有针对性和应试性。可供考生进行模拟自测，梳理对知识点的掌握程度。试卷中题型、题量及题目难易程度与考试真题保持高度一致，本书适合所有参加护士执业资格考试的考生使用。

图书在版编目（CIP）数据

2026护士执业资格考试预测卷及人机对话模拟考场 / 王冉主编 . -- 北京 : 中国医药科技出版社 , 2025. 8.
(全国护士（师）资格考试预测卷系列). -- ISBN 978-7-5214-5413-0

Ⅰ . R192.6-44

中国国家版本馆 CIP 数据核字第 2025H0P285 号

美术编辑 陈君杞
版式设计 也 在

出版 **中国健康传媒集团** | 中国医药科技出版社
地址 北京市海淀区文慧园北路甲 22 号
邮编 100082
电话 发行：010-62227427 邮购：010-62236938
网址 www.cmstp.com
规格 880 × 1230mm $^{1}/_{16}$
印张 19 $^{1}/_{4}$
字数 681 千字
版次 2025 年 8 月第 1 版
印次 2025 年 8 月第 1 次印刷
印刷 北京印刷集团有限责任公司
经销 全国各地新华书店
书号 ISBN 978-7-5214-5413-0
定价 49.00 元

获取新书信息、投稿、为图书纠错，请扫码联系我们。

编 委 会

主　编　王　冉

副主编　陈　寒　刘　飞　阳　军　叶　峰

编　者（以姓氏笔画为序）

王　冉　王　冰　王　涛　王春妮
叶　峰　叶琪双　田志成　冯　旗
成晓霞　刘　飞　阳　军　吴良红
余　凡　张　璐　张立君　陈　寒
范国正　罗先武　季　诚　周维春
常菊群　程明文　焦平丽　曾　芍
谢　萍　路　兰　蔡秋霞　谭花凡
谭丽娇

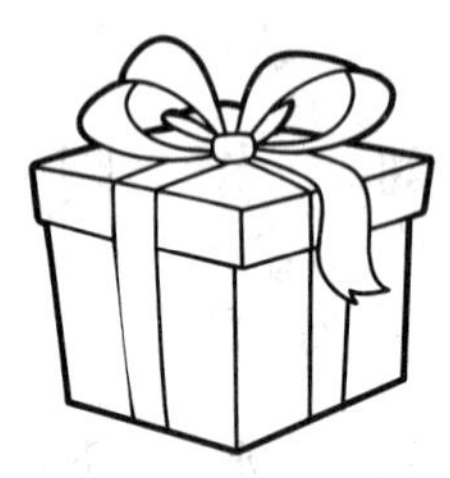

免费赠送数字资源（10月份左右上线）

获取方式见封底

专业实务

一、以下每一道考题下面有 A、B、C、D、E 五个备选答案，请从中选择一个最佳答案，并在答题卡上将相应题号的相应字母所属的方框涂黑。

1. 对于消化性溃疡患者，引起胃酸分泌过多的食品是
A. 牛奶
B. 香蕉
C. 蛋汤
D. 米汤
E. 香菇

2. 某急性心肌梗死患者 2 小时后心电图随访显示Ⅱ、Ⅲ、aVF 导联出现病理性 Q 波，提示心肌梗死的部位可能是
A. 后壁
B. 前壁
C. 下壁
D. 右侧壁
E. 左侧壁

3. 关于青春期发育特点的叙述，正确的是
A. 性器官发育减缓
B. 体格发育减缓
C. 内脏器官发育加快
D. 心理发育成熟
E. 男孩、女孩出现第二性征

4. 护士指导肥厚型梗阻性心肌病病人避免屏气的主要目的是
A. 避免心衰
B. 避免出血
C. 防止晕厥
D. 防止栓塞
E. 防止抽搐

5. 慢性阻塞性肺疾病好发于
A. 10 岁以下儿童
B. 青壮年
C. 老年
D. 青春期
E. 婴儿期

6. 患者女性，39 岁。因反复上腹部隐痛伴嗳气、食欲减退 3 个月，经检查诊断为“慢性胃窦炎”，最有诊断意义的检查项目是
A. 胃液分析
B. 胃镜检查
C. X 钡餐检查
D. 血清学检查
E. 幽门螺杆菌检查

7. 胰腺癌最常见的发生部位是
A. 胰管
B. 胰导管
C. 胰头部
D. 胰体部
E. 胰尾部

8. 患者男性，48 岁，4h 前负重物时右侧腹股沟斜疝发生嵌顿，下列哪项表现提示疝内容物已发生缺血坏死
A. 疝块增大，不能回纳
B. 疝块紧张发硬
C. 疝块有触痛
D. 阵发性腹痛伴呕吐
E. 腹痛、腹膜刺激征

9. 下列有关感染性心内膜炎的叙述，正确的是
A. 心肌内部的炎症
B. 以左心室扩张为主
C. 心包的微生物感染
D. 心包内有赘生物的形成
E. 心肌内膜表面的微生物感染

10. 下列疾病中，以假小叶形成为主要病理改变的是
A. 慢性肝淤血
B. 弥漫型肝癌
C. 急性重型肝炎
D. 肝硬化
E. 亚急性重型肝炎

11. 进行单人施救心肺复苏时，按压与呼吸的比例为
A. 30：1
B. 15：1
C. 60：4

D. 30 : 2
E. 15 : 2

12. 小儿肺部易发生感染的主要内因是
A. 呼吸中枢不健全
B. 黏膜纤毛运动差
C. 胸腔小而肺相对较大
D. 肺含血量丰富，含气量少
E. 肋骨呈水平位，呼吸动度小

13. 患者男，42 岁。5 天前旅游时淋雨后高烧，咳嗽，咳黄脓痰，昨天开始出现呼吸困难。查体：患者急性病容，体温 39.5℃，脉搏 120 次 / 分，呼吸 32 次 / 分，血压 100/69mmHg，SpO_2 85%，患者担心自己会死，目前患者的心理反应是
A. 神经衰弱
B. 恐惧
C. 谵妄
D. 疑病症
E. 焦虑

14. 患者男性，65 岁，COPD 病史 10 年，近期合并肺心病发作，请问肺源性心脏病形成的主要原因是
A. 肺动脉高压
B. 心脏负荷增加
C. 肺毛细血管床减少
D. 肺泡过度膨胀
E. 小支气管痉挛

15. 血气胸患者行胸腔闭式引流术，剖胸探查的指征是
A. 连续 3 小时内引出血性液 300ml
B. 连续 3 小时内引出血性液超过 200ml/h
C. 连续 3 小时内引出血性液超过 100ml/h
D. 连续 6 小时内引出血性液超过 200ml/h
E. 连续 6 小时内引出血性液超过 300ml/h

16. 患者男性，68 岁。因“颌下急性蜂窝织炎”入院。患者颈部明显红肿、疼痛，伴严重全身感染症状，自感心慌、气短、胸闷，口唇发绀。既往有冠心病及慢性支气管炎史。入院后予以补液、抗感染治疗。目前患者最可能发生的并发症是
A. 慢性支气管炎急性发作
B. 急性心肌梗死
C. 急性呼吸衰竭
D. 窒息
E. 急性肺水肿

17. 护士为某患者静脉注射药物时，患者诉说疼痛，推注稍有阻力，局部肿胀，抽无回血，应考虑是
A. 针头滑出血管外
B. 针头斜面一部分穿透下面血管壁
C. 针头斜面紧贴血管壁
D. 静脉有痉挛
E. 针头部分阻塞

18. 孕妇，25 岁，妊娠 23 周，妊娠早期早孕反应较重，现子宫明显大于孕周，体重剧增，胎动部位不固定且频繁，B 超显示两个胎头光环。对评估该孕妇情况最有价值的资料是
A. 早孕反应情况
B. B 超结果
C. 子宫大小
D. 体重
E. 胎动

19. 护士在给甲床输液的患者更换液体时，错将乙床患者的青霉素钠盐换给甲床患者，造成甲床患者过敏死亡。《按照医疗事故处理》规定，该医疗事故级别为
A. 四级医疗事故
B. 三级医疗事故
C. 二级医疗事故
D. 一级医疗事故
E. 一般差错

20. 产妇，34 岁，阴道分娩后发生晚期产后出血，最常见的原因是
A. 胎盘附着面复旧不全
B. 蜕膜残留
C. 肿瘤
D. 子宫内膜炎
E. 胎盘、胎膜残留

21. 患者女，60 岁，患类风湿关节炎半年，目前服用肠溶阿司匹林和泼尼松治疗。症状缓解，近日患者自觉胃口差，服药后明显。责任护士对患者的饮食指导中错误的是
A. 药物应饭后服用
B. 多食用新鲜水果和蔬菜
C. 适当补充粗粮
D. 适当补充肉、蛋、奶等优质蛋白
E. 不宜食用香菜、芹菜等食物

22. 新生儿低钙血症症状多出现在

A. 生后 10 天
B. 生后 5~10 天
C. 生后 5~12 天
D. 生后 6~10 天
E. 生后 8~10 天

23. 某急诊护士负责预检分诊工作，某日突然接诊 20 名食物中毒患者，急诊人手不够，此时首先应
A. 通知护士长和医务部
B. 安排向临近医院转院
C. 参与抢救
D. 通知卫生行政部门
E. 报告保卫部门

24. 患者女，32 岁，产后 4 周体温升高，左侧乳房疼痛，局部红肿，有波动感。确诊首先应做的检查是
A. X 线摄片
B. B 超
C. 穿刺
D. CT 检查
E. 细胞学检查

25. 患者女，32 岁，诊断全心衰竭 6 年，发热、咳嗽咳痰 10 天，心率加快 2 天收住院。应用洋地黄 1 周后，出现下列哪种情况时，应该考虑中毒可能并暂停给药
A. 心尖区仍可以听到舒张期奔马律
B. 房颤心律变为规律
C. 心率由 120 次 / 分降到 90 次 / 分
D. 食欲较治疗前好转
E. 尿量较用药前增多

26. 肋骨骨折好发于
A. 第 1~2 肋
B. 第 2~3 肋
C. 第 4~7 肋
D. 第 8~10 肋
E. 第 11~12 肋

27. 患者男，28 岁，因 3 天前气候骤变而受寒，出现发热、鼻塞、流涕、咳嗽、咽痛，来院就诊，初步诊断为急性上呼吸道感染，该患者病理改变不会出现
A. 喉黏膜充血水肿
B. 扁桃体肿大
C. 鼻黏膜充血、水肿
D. 喉黏膜弥散性纤维素渗出
E. 咽部黏膜充血、水肿

28. 患者男性，49 岁，一年前因面部皮疹入院，诊断为系统性红斑狼疮，请问该病的心血管损害最常见的是
A. 心包炎
B. 心肌炎
C. 心内膜炎
D. 心律失常
E. 周围血管病变

29. 患者因“浸润性肺结核”合并咳血痰 1 天入院，在院期间，护士对患者的饮食宣教，错误的是
A. 多食含纤维食物
B. 高热量高蛋白饮食
C. 尽量减少饮水量
D. 多吃新鲜蔬菜水果
E. 以温凉流质食物为主

30. 患者女性，41 岁。原发性肝癌晚期，无明显诱因突发右上腹剧痛，面色苍白，大汗。查体：腹膜刺激征阳性，考虑为
A. 肝癌腹膜移位
B. 肝癌结节破裂
C. 急性胃穿孔
D. 急性胆囊炎
E. 急性胰腺炎

31. 其生理功能主收纳与腐熟水谷的脏腑是
A. 小肠
B. 胆
C. 大肠
D. 胃
E. 三焦

32. 侵蚀性葡萄胎与绒毛膜癌最主要的区别点是
A. 阴道流血时间长短
B. 距葡萄胎排空后时间长短
C. 尿中 HCG 值高低
D. 子宫大小程度不同
E. 活组织镜下见有无绒毛结构

33. 患者男，72 岁，右上肢骨折，为该患者脱、穿衣服的正确方法是
A. 先脱左上肢，先穿左上肢
B. 可任意选择
C. 先脱左上肢，先穿右上肢
D. 先脱右上肢，先穿右上肢

E. 先脱右上肢，先穿左上肢

34. 患儿男，11 个月。玩耍中突然神志不清，两眼上翻，面肌及四肢抽动，数秒钟即恢复。急送医院就诊，患儿活泼如常，无异常表现，但查体出现阳性隐性体征，诊断为维生素 D 缺乏性手足搐搦症。维生素 D 缺乏性手足搐搦症的隐性体征是

A. 布氏征
B. 脑膜刺激征
C. 巴宾斯基征
D. 克氏征
E. 陶瑟征

35. 患者男，65 岁，处于昏迷状态，护士为其经常更换卧位。该项护理措施的作用不包括

A. 促进伤口愈合
B. 避免发生压疮
C. 防止坠积性肺炎
D. 预防消化不良
E. 预防肌肉萎缩

36. 小儿出现生理性厌食的年龄是

A. 8 个月
B. 10 个月
C. 1 岁
D. 1.5 岁
E. 2 岁

37. 我国急性呼吸窘迫综合征发病最主要的危险因素是

A. 各种类型的休克
B. 肺挫伤
C. 重症肺炎
D. 药物或麻醉品中毒
E. 误吸胃内容物

38. 护士采用挪动法协助患者从床上向平车移动的顺序为

A. 下肢、臀部、上身
B. 上身、下肢、臀部
C. 上身、臀部、下肢
D. 臀部、下肢、上身
E. 臀部、上身、下肢

39. 某髋关节置换术后患者，不按护士的康复指导进行功能锻炼，患者对护士说："我知道您这么做是为我好，但我做了这么大的手术怎么能动呢？"这种护患关系出现的矛盾最主要因素是

A. 文化因素
B. 角色模糊
C. 权益差异
D. 经济因素
E. 理解分歧

40. 患者女性，52 岁，入院诊断为慢性细菌性痢疾，需灌肠治疗，护士指导患者取

A. 仰卧位
B. 俯卧位
C. 膝胸位
D. 左侧卧位
E. 右侧卧位

41. 患者女，28 岁。行剖宫产手术，术后第一天医生告知患者晚上可能拔除尿管，但未开具医嘱，次日晨，护士因未给患者拔除尿管而受到患者及其家属抱怨，护士因此指责该医生，导致这次医护关系冲突的原因是

A. 角色心理差位
B. 角色理解欠缺
C. 角色压力过重
D. 角色权利争议
E. 角色期望冲突

42. 患者女性，55 岁，因慢性支气管炎合并铜绿假单胞菌感染入院，患者高热，精神差，疲乏无力，护士为患者做特殊口腔护理时应选用的漱口液是

A. 0.9% 氯化钠
B. 0.1% 醋酸溶液
C. 0.2% 呋喃西林
D. 1%~3% 过氧化氢
E. 1%~4% 碳酸氢钠

43. 感染后可累及呼吸功能，造成急性呼吸衰竭的病原体是

A. 金黄色葡萄球菌
B. 破伤风杆菌
C. 肺炎双球菌
D. 结核杆菌
E. 肺炎支原体

44. 插胃管操作结束后，为证实胃管是否在胃内，检查的方法不包括

A. 注入少量空气，同时听胃部有无气过水声
B. 抽吸出胃液
C. 注入少量温开水，同时听胃部有无气过水声

D. 胃管末端放入水杯有无气体溢出
E. 抽吸出液体用 pH 试纸测试

45. 患者男，37 岁，疑患甲状腺功能亢进症，需做甲状腺 ^{131}碘摄取率测定，护士应该在检查前 2 周禁食
A. 海带
B. 白菜
C. 豆腐
D. 土豆
E. 西红柿

46. 为全麻未清醒患者用热水袋时，水温不应超过
A. 40℃
B. 50℃
C. 60℃
D. 70℃
E. 80℃

47. Ⅰ型呼吸衰竭主要见于
A. 肺泡血量不足
B. 肺泡通气不足
C. 氧耗量不足
D. 肺换气功能障碍
E. 肺内动、静脉解剖分流增加

48. 阻塞性黄疸病人尿液呈
A. 鲜红色
B. 乳白色
C. 黄褐色
D. 酱油色
E. 淡黄色

49. 患者男，48 岁，慢性肝炎合并肝硬化，10 分钟前呕鲜红色血液，量约 500ml，患者诉头晕，乏力。反复说都别管我了，我的病治不好了，并拒绝护士为其输液，患者的此时心理状态
A. 焦虑
B. 紧张
C. 绝望
D. 抑郁
E. 恐惧

50. 患者男性，69 岁，因患呼吸系统疾病，需同时服用下列几种药物，应最后服用的药物是
A. 维生素 C
B. 罗红霉素
C. 维生素 B_1
D. 止咳糖浆
E. 乙酰半胱氨酸胶囊

51. 患者男，57 岁，直肠癌，拟行 Dixon 术，术前 3 天护士遵医嘱给予患者口服甲硝唑，口服此药的目的是
A. 清洁肠道
B. 防止术后便秘
C. 预防手术癌肿复发
D. 防止术中出血
E. 杀灭肠道内细菌

52. 患者女性，51 岁，输血发生溶血反应，出现黄疸，血红蛋白尿，此时的处理措施是
A. 端坐位加压吸氧
B. 静脉滴注碳酸氢钠
C. 皮下注射肾上腺素
D. 静脉注射 10% 葡萄糖酸钙
E. 置患者于头低足高位

53. 初产妇，妊娠 40 周，分娩过程中发现产程延长，行阴道检查发现宫口开大 6cm，胎位为 JROT，羊水清亮，胎心率无异常，孕妇继续试产过程中，错误的心理护理措施是
A. 医护人员处理产程时，为避免加重孕妇家属负担，分娩结束后再做相关解释
B. 及时回答孕妇及家属提出的疑问，尽量给予充分的解释
C. 可跟孕妇讨论育儿方面的知识或其他孕妇感兴趣的话题
D. 轻柔按摩孕妇腹部，以亲切的态度与孕妇交谈
E. 鼓励孕妇，增强信心

54. 需长期吸氧的患者最好采用
A. 氧气枕吸氧
B. 单侧鼻导管法吸氧
C. 头罩法吸氧
D. 面罩法吸氧
E. 鼻塞法吸氧

55. 在探视期间，来了 5 名家属探望一患儿，护士看到后，主动走出去与家属打招呼，并耐心解答他们的疑惑，然后恳请他们尽快离开病房让患儿休息。几位家属接受劝告，此护士较好作用了认知效应中的
A. 首因效应

B. 先礼效应
C. 免疫效应
D. 晕轮效应
E. 近因效应

56. 患者女性，35 岁。与家人争吵后服下半瓶敌敌畏，洗胃时每次灌入的溶液量为
A. 100~200ml
B. 200~300ml
C. 300~500ml
D. 400~600ml
E. 500~700ml

57. 患者男，29 岁，因高热到医院就诊，被诊断为甲型 H1N1 流感，该院应将此病例上报的时限为
A. 8 小时内
B. 6 小时内
C. 24 小时内
D. 12 小时内
E. 2 小时内

58. 某癌症晚期患者处于临终状态，感到恐惧和绝望。当其发怒时，护士应
A. 热情鼓励，帮助其树立信心
B. 指导用药，减轻患者痛苦
C. 说服患者理智面对病情
D. 理解、陪伴、保护患者
E. 同情照顾，满足患者要求

59. 患者女，46 岁，因 2 型糖尿病入院。患者因口服降糖药无效，需注射胰岛素。护士根据护理计划，对患者进行胰岛素的指导，正确的是
A. 皮下注射，不用排气
B. 避开发炎、硬结和瘢痕处
C. 进针角度为 90°
D. 用 70% 乙醇消毒局部皮肤
E. 选择并固定注射部位

60. 患者住院治疗 2 周，卧床未下地活动，护士可在住院病历首页的体温单上见到
A. 底栏填写的手术后日数
B. 眉栏各项用红笔填写的内容
C. 底栏“体重”一栏中记录为“卧床”
D. 40℃~42℃栏内蓝色笔纵行填写手术时间
E. 底栏用铅笔填写并注明计量单位的内容

61. 阿托品用于治疗不完全性肠梗阻患者，其主要作用是
A. 刺激迷走神经兴奋
B. 解除平滑肌痉挛
C. 抑制交感神经兴奋
D. 抑制中枢神经系统
E. 抑制腺体分泌

62. 患者女性，因甲状腺功能亢进行甲状腺大部切除术。术后 10 小时护士发现病人极度呼吸困难，发绀，伤口左侧明显肿胀、皮肤张力大。护士如采取下列哪项措施将违反了《护士条例》的规定
A. 安慰病人
B. 未立即报告医生
C. 给病人吸氧
D. 拆除缝线，去除血肿
E. 安置半卧位

63. 患儿，女，10 个月，喘息性支气管炎，口唇轻度发绀，该患儿最适宜的给氧方法是
A. 鼻导管法
B. 鼻塞法
C. 面罩法
D. 头罩法
E. 氧气枕法

64. 医疗事故处理条例规定医疗事故技术鉴定的法定机构是
A. 上级医院
B. 医院管理委员会
C. 各级人民政府相应机构
D. 各级医学会
E. 省卫生厅医政处

65. 中医理论中，一事物对另一事物具有促进、助长和滋生的作用指的五行之间
A. 相克
B. 相乘
C. 相侮
D. 相生
E. 相助

66. 小马、小王、小刘、小李均是医院呼吸内科的护士，小马是处理医嘱的主班护士，小王是治疗护士，小李是治疗护士，小刘是生活护理护士。她们每隔一段时间由护士长调换岗位。这种工作方式被称为
A. 个案护理
B. 功能制护理
C. 责任制护理

D. 小组护理
E. 临床路径

67. 医院护理管理的组织原则不包括
A. 专业化分工与协作的原则
B. 职责与权限一致的原则
C. 任务和目标一致的原则
D. 分权和一票否决的原则
E. 等级和统一指挥的原则

68. 下列哪项不是申请护士执业注册的基本条件
A. 具有完全民事行为能力
B. 完成相应的护理专业教育和护理临床实习
C. 16 周岁以上不满 18 周岁的公民，不能以自己的劳动收入为主要生活来源的
D. 符合护士执业注册管理办法规定的健康标准
E. 通过国家卫生健康委员会组织的护士执业资格考试

69. 肾脏的基本功能单位是
A. 肾小管
B. 肾小体
C. 肾皮质
D. 肾髓质
E. 肾单位

70. 关于病人权利的说法中正确的是
A. 病人都享有稀有卫生资源分配的权利
B. 病人都有要求开假条休息的权利
C. 护士在任何情况下都不能剥夺病人要求保密的权利
D. 病人被免除社会责任的权利是随意的
E. 知情同意是病人自主权的具体形式

71. 对护士素质的叙述，不正确的是
A. 护士素质是护理工作所需要具备的身心要素
B. 评判性思维是护士应具备的专业素质
C. 护士素质的提高是终身学习的过程
D. 护士素质具有可塑性和不稳定性
E. 自控力、忍耐力属于护士的心理素质

72. 护士与病人交流时的做法，不正确的是
A. 不将自己的不良情绪带给病人
B. 根据病人的不同文化程度选择相应的交流方式和内容
C. 语言要通俗易懂，使病人容易接受
D. 在与危重病人交谈时，时间不宜过长
E. 与病人保持 30cm 左右的距离进行交谈

73. 急性胰腺炎的炎症性质为
A. 化脓性炎症
B. 无菌性炎症
C. 化学性炎症
D. 免疫性炎症
E. 变态反应性炎症

74. 患者女性，41 岁，二尖瓣置换术后第 4 天，生命体征正常，神志清醒，语词清晰，情绪平稳，应采用的护患关系基本模式是
A. 主动 – 被动型
B. 指导 – 合作型
C. 指导 – 被动型
D. 被动 – 主动型
E. 共同参与型

75. 患者女，60 岁，主诉头晕，乏力，全身酸痛，恶心，呕吐入院，入院时患者面色潮红，皮肤干涸，发烫，呼吸急促，体温 39.8℃，与咳嗽资料密切相关的信息是
A. 全身酸痛
B. 头晕
C. 恶心
D. 乏力
E. 体温 39.8℃

76. 触摸应用于辅助疗法时，主要作用是
A. 健康评估
B. 止咳
C. 降低体温
D. 促进血液循环
E. 缓解心动过速

77. 患者男，22 岁，因车祸导致双下肢截肢，在某医院安装假肢，假肢由某工厂生产，某公司销售，2 个月后发现假肢质量有问题，依据《侵权责任法》，患者正确的做法是
A. 向销售公司申请赔偿
B. 向医院、工厂、销售公司申请赔偿
C. 向工厂申请赔偿
D. 自行承担损害
E. 向医院申请赔偿

78. 患儿女，5 岁，因患麻疹入院，经治疗后病情好转，但仍因没有小朋友一起玩而闷闷不乐。此时患儿未满足的基本需要是
A. 生理的需要
B. 安全的需要

C. 爱与归属的需要
D. 尊重的需要
E. 自我实现的需要

79. 患者女，内镜下诊断为慢性浅表性胃炎。医生治疗前建议患者行快速尿素酶试验，该试验可检测
A. 胃酸
B. 壁细胞抗体
C. 血氨
D. 胃泌素
E. 幽门螺杆菌

80. 关于隔离衣使用的叙述，错误的是
A. 隔离衣需全部遮盖工作服
B. 衣领的内面为清洁面
C. 隔离衣挂在病房里时应内面向外
D. 隔离衣应每日更换一次
E. 隔离衣潮湿后应立即更换

81. 患者女，42 岁，被汽车撞伤，右上腹剧痛，脉搏 100 次 / 分，呼吸 36 次 / 分，血压 90/65mmHg，诊断尚未明确时应禁用
A. 安定
B. 吗啡
C. 鲁米那
D. 非那根
E. 6- 氨基己酸

82. 为伤寒患者灌肠时，液体量和高度分别是
A. 300ml，小于 30cm
B. 400ml，小于 30cm
C. 500ml，小于 30cm
D. 600ml，小于 20cm
E. 700ml，小于 20cm

83. 某患者在某三级甲等医院接受器官移植手术，医院不需收取的费用是
A. 摘取和植入人体器官的手术费
B. 摘取、植入人体器官所发生的医用耗材费
C. 摘取、植入人体器官所发生的药费、检验费
D. 保存和运送人体器官的费用
E. 支付提供人体器官人员的费用

84. 在青霉素治疗过程中，需重做皮试的情况是
A. 肌内注射改静脉滴注
B. 肌内注射每天 2 次改成每天 4 次
C. 病人本次注射药物因故拖延 2 小时
D. 更换不同批号的青霉素
E. 病人病情加重，畏冷、寒战

85. 患者男，33 岁，腹部刀伤急症入院，医嘱破伤风抗毒素治疗，皮试结果弱阳性，正确的处理方法是
A. 直接注射
B. 脱敏注射
C. 口服抗过敏药物
D. 改用抗生素
E. 通知医生修改医嘱

86. 一氧化碳中毒病人需输注的血液制品是
A. 浓缩红细胞
B. 洗涤红细胞
C. 白细胞浓缩悬液
D. 血小板浓缩悬液
E. 血浆

87. 患者男，75 岁。食管癌术后第一天，出现以躁动、多语、幻觉、妄想为主要表现的谵妄状态，护士首先应采取的措施是
A. 立即通知家属
B. 专人看护，注意安全
C. 创造良好的治疗环境
D. 立即通知医生
E. 密切观察生命体征

88. 挤压呼吸气囊，每次可进入肺内的空气量是
A. 100~150ml
B. 200~300ml
C. 350~450ml
D. 500~1000ml
E. 1200~1500ml

89. 患者女，23 岁，左肩关节脱位，服用硫酸可待因止痛，用药期间以下护理措施最重要的是
A. 监测排便情况
B. 监测脉搏
C. 限制液体摄入
D. 监测体温
E. 监测血压

90. 护士为病人进行操作前解释时应使用的距离是
A. 亲密距离
B. 个人距离
C. 工作距离

D. 公众距离
E. 社会距离

91. 患者男，56 岁。患肝硬化多年，行脾脏切除术后 10 天。目前血氨增高，无临床表现。处于亚临床肝性脑病阶段。饮食原则重点是
A. 提供优质蛋白质
B. 避免动物性食物
C. 肠胃外营养
D. 流食
E. 无渣饮食

92. 某消化性溃疡病人，原有疼痛节律消失，变为持续上腹痛，伴频繁呕吐，呕吐物含发酵性宿食。最可能的并发症是
A. 幽门梗阻
B. 急性胰腺炎
C. 穿孔
D. 胃癌
E. 上消化道出血

93. 责任护士查房期间，将某患者的病历资料不慎留在病房，恰巧被其配偶翻阅，其配偶发现患者隐瞒了婚前流产史，极为不满，坚决与患者离婚，患者遂以医院侵犯了其隐私权为由提起诉讼，此事件处理时，不应对责任护士采取处罚措施是
A. 暂停执业活动
B. 向患者赔礼道歉
C. 责任改正
D. 承担刑事责任
E. 警告处分

94. 急性胰腺炎是
A. 胰腺细菌感染
B. 胃酸、胃蛋白酶消化自身组织
C. 胰腺毒菌感染
D. 胰酶自身消化所致的化学性炎症
E. 蛔虫感染导致胰腺炎症

95. 患者女，45 岁，平素体健。淋雨后突发寒战、高热、咳嗽、咳铁锈色痰。X 胸片示右肺中叶呈均匀一致的致密阴影，引发患者肺部病变最可能的病原体是
A. 病毒
B. 细菌
C. 真菌
D. 衣原体
E. 支原体

96. 慢性肺心病发病的关键环节是
A. 气管阻塞
B. 肺泡膨大
C. 右室肥大
D. 肺动脉高压
E. 右房肥大

97. 小儿肺结核最常见的类型是
A. 原发性肺结核
B. 粟粒型肺结核
C. 浸润型肺结核
D. 结核性胸膜炎
E. 结核性脑膜炎

98. B 超显像检查，妊娠几周才可见到妊娠环
A. 2 周
B. 3 周
C. 4 周
D. 5 周
E. 6 周

99. 胎盘附着面的子宫内膜完全修复需到产后
A. 2 周
B. 3 周
C. 4 周
D. 5 周
E. 6 周

100. 决定心脏病患者是否妊娠，最重要的是
A. 生育史
B. 家族史
C. 心脏病的种类
D. 心功能分级
E. 治疗情况

二、以下提供若干个案例，每个案例有若干个考题。请根据提供的信息，在每题的 A、B、C、D、E 五个备选答案中选择一个最佳答案，并在答题卡上按照题号，将所选答案对应字母的方框涂黑。

（101~103 题共用题干）

小儿，女，10 个月，到儿童保健门诊做生长发育监测。

101. 以下哪项发育指标异常
A. 能独站片刻
B. 体重 8.6kg
C. 身长 75cm
D. 乳牙 4 颗

E. 头围 49cm

102. 需要进行进一步检查的是
A. 运动功能
B. 营养状况
C. 血生化值
D. 神经系统
E. 血常规

103. 护士指导小儿家长开始为小儿添加的辅食是
A. 稀粥、米糊
B. 蛋黄、鱼泥
C. 碎肉、豆制品
D. 肉末、鸡蛋
E. 豆腐、菜汤

（104~105 题共用题干）

某资深护士分管 6 位患者，为他们提供从入院到出院的全方位护理，为每位患者制定并执行护理计划，她下班后由其他辅助护士继续按护理计划执行。

104. 这种护理工作模式属于
A. 个案护理
B. 小组护理
C. 临床路径
D. 功能制护理
E. 责任制护理

105. 这种工作模式的特点不包括
A. 连续性
B. 整体性
C. 协调性
D. 个体性
E. 高效性

（106~107 题共用题干）

患者男性，56 岁。确诊为原发性支气管肺癌，准备手术治疗收入院。

106. 护士评估患者健康资料时，发现与肺癌最有关系的因素是
A. 高脂高盐饮食
B. 体重过重
C. 吸烟 30 年
D. 母亲有高血压
E. 发现糖尿病 5 年

107. 针对该患者的术前护理，不妥的是
A. 鼓励戒烟
B. 高蛋白、高热量、高维生素、易消化饮食
C. 让病人卧床休息，减少活动
D. 帮助患者调整好心态面对疾病
E. 介绍手术和术后情况

（108~110 题共用题干）

患者男性，56 岁，输血 15 分钟后诉头胀痛、胸闷、腰背剧烈疼痛。随后出现酱油色尿。

108. 根据临床表现，该患者可能出现了
A. 急性肺水肿
B. 过敏反应
C. 发热反应
D. 溶血反应
E. 空气栓塞

109. 发生上述反应，护士首先应
A. 吸氧
B. 通知医生
C. 停止输血
D. 腰部封闭治疗
E. 静脉注射碳酸氢钠

110. 患者尿液呈酱油色，是因为尿中含有
A. 红细胞
B. 白细胞
C. 血红蛋白
D. 血小板
E. 胆红素

（111~113 题共用题干）

患者女，65 岁。晨练时突发心前区绞痛，大汗淋漓，呕吐，晕厥。急诊入院。医嘱：血 CPK（磷酸激酶）化验检查

111. 正确的采血时间是
A. 午后
B. 饭前
C. 即刻
D. 晨起
E. 睡前

112. 送检血标本的容器是
A. 避光瓶
B. 抗凝瓶
C. 干燥瓶
D. 注射器
E. 培养瓶

113. 采血时的正确操作是

A. 采血后避免振荡以防止溶血
B. 采血量为 10ml
C. 迅速将血液全部注入试管内
D. 在静脉留置针处采血
E. 采血后立即更换无菌针头

（114~116 题共用题干）

患者男性，74 岁，卧床 3 周，近日骶尾部皮肤破溃，护士仔细检查后判断为压疮溃疡期。

114. 支持护士判断的依据是
A. 病人主诉骶尾部疼痛，麻木感
B. 骶尾部皮肤呈紫红色，皮下有硬结
C. 局部皮肤发红，水肿
D. 创面湿润，有脓性分泌物
E. 皮肤上有大小水疱，水疱破溃湿润

115. 对上述患者的处理，不妥的是
A. 局部按外科换药处理
B. 清除坏死组织，生理盐水冲洗
C. 大水疱剪去表皮，涂以消毒溶液
D. 伤口湿敷
E. 用高压氧治疗

116. 上述患者发生压疮最主要的原因是
A. 局部组织受压过久
B. 病原菌侵入皮肤组织
C. 皮肤受潮湿摩擦刺激
D. 机体营养不良
E. 皮肤破损

（117~118 题共用题干）

患者男，40 岁，职业司机，间断上腹胀痛 3 年，常于餐后加重，冬春季为重，3 天前上腹胀痛加重，伴有反酸，嗳气。患者吸烟 16 年，平均 20 支 / 天，经胃镜检查，诊断为“胃溃疡”收入院

117. 该患者饮食护理中，应尽量避免
A. 进餐时细嚼慢咽
B. 定时定量进餐
C. 餐间零食和睡前进食
D. 症状加重时以面食为主
E. 少食多餐

118. 患者经治疗后病情好转，出院时应特别强调
A. 睡前进餐补充夜间能量消耗
B. 制定戒烟计划，坚持戒烟
C. 增加工作时间，转移对病情的关注
D. 症状好转后可自行停药
E. 饮食上无任何禁忌

（119~120 题共用题干）

患者女性，69 岁，反复咳嗽、咳痰伴喘息 30 年，5 年前出现逐渐加重的呼吸困难，入院后诊断为 COPD。

119. 针对此患者缓解期的最佳护理措施是
A. 用祛痰剂
B. 超声雾化
C. 插管吸痰
D. 用呼吸器
E. 缩唇腹式呼吸

120. 为防止发生呼吸衰竭，应指导患者
A. 少盐饮食
B. 避免呼吸道感染
C. 低脂饮食
D. 戒酒
E. 卧床休息

实践能力

一、以下每一道考题下面有 A、B、C、D、E 五个备选答案，请从中选择一个最佳答案，并在答题卡上将相应题号的相应字母所属的方框涂黑。

1. 一骨折患者骨折后，从侧面观腕部出现如图所示的畸形，考虑为

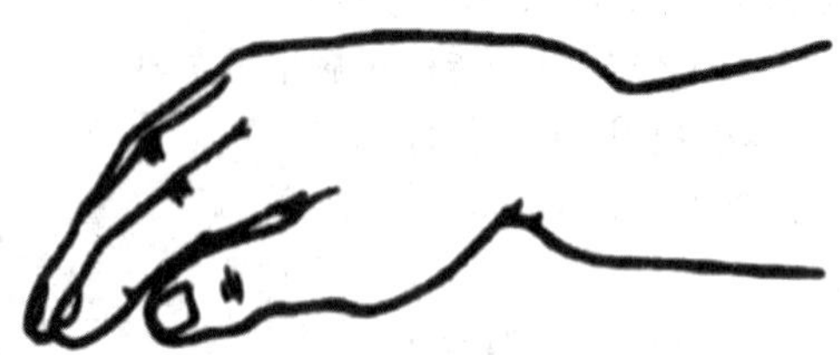

A. 鹦爪样手
B. 猿形手
C. 枪刺样畸形
D. 银叉畸形
E. 成角畸形和缩短

2. 患者女性，61 岁。有风心病、心房颤动史 15 年，长期服用地高辛。护士告知病人长期口服地高辛的主要目的是
A. 增强心肌收缩力
B. 减慢心室率
C. 恢复窦性心律
D. 预防栓塞
E. 减慢心房率

3. 一级高血压是指
A. 收缩压 140~149mmHg，舒张压 85~89mmHg
B. 收缩压 140~149mmHg，舒张压 90~99mmHg
C. 收缩压 140~159mmHg，舒张压 85~89mmHg
D. 收缩压 140~159mmHg，舒张压 90~99mmHg
E. 收缩压 160~179mmHg，舒张压 90~99mmHg

4. 关于先心病儿童个性心理特征的描述，错误的是
A. 性格内向
B. 情绪不稳定
C. 依赖心理增强
D. 明显的恐惧感
E. 记忆力强

5. 骨肉瘤患者的护理评估重点是
A. 活动
B. 睡眠
C. 疼痛
D. 血压
E. 心率

6. 表示肺癌已有全身转移的表现是
A. 持续性胸腔积液
B. 持续性胸痛
C. 股骨局部破坏
D. 间歇性高热
E. 痰中带血

7. 慢性宫颈炎的主要症状
A. 外阴瘙痒
B. 阴道流血
C. 白带增多
D. 月经过多
E. 接触性出血

8. 患者男性，42 岁。患风湿性心脏病二尖瓣狭窄伴关闭不全多年。治疗的根本方法是
A. 抗风湿治疗
B. 抗凝治疗
C. 并发症治疗
D. 手术治疗
E. 介入治疗

9. 瞳孔散大是指
A. > 1mm
B. > 2mm
C. > 3mm
D. > 4mm
E. > 5mm

10. 肝硬化失代偿期患者最常见的并发症是
A. 肝肾综合征
B. 肝性脑病
C. 原发性肝癌
D. 电解质紊乱
E. 上消化道出血

11. 早期确诊患者出现心搏骤停的征象是
A. 心律失常

B. 皮肤苍白或明显发绀
C. 意识丧失，大动脉搏动消失
D. 心源性呼吸困难
E. 四肢末梢厥冷

12. 患者女，38 岁，血栓闭塞性脉管炎Ⅱ期，查体：左小腿皮肤苍白、干冷，足背动脉搏动消失。针对该患者的治疗措施，错误的是
A. 严禁吸烟
B. 止痛
C. 应用右旋糖酐
D. 应用血管收缩药
E. 高压氧治疗

13. 患者男，25 岁，左胸外伤后来院就诊，诉胸部不适，但无明显呼吸困难。查体，胸廓未见明显伤口，X 线胸片显示右肺压缩 50%，最可能的诊断是
A. 张力性气胸
B. 进行性气胸
C. 多根多处肋骨骨折
D. 闭合性气胸
E. 开放性气胸

14. 关于溃疡性口腔炎的护理措施，错误的是
A. 口腔护理用 2% 碳酸氢钠溶液
B. 清洗后涂 5% 金霉素鱼肝油
C. 进餐前可局部涂 2% 利多卡因
D. 患儿的奶具、玩具等应消毒
E. 患儿宜进食温凉流质饮食

15. 孕妇，32 岁，孕 33 周。G2P0，妊娠合并心脏病。一般体力活动稍受限制，休息时无自觉症状，评估该孕妇的心功能为
A. Ⅰ级
B. Ⅱ级
C. Ⅲ级
D. Ⅴ级
E. Ⅳ级

16. 患儿，9 个月。近 3 天来腹泻每天达 10 多次，为黄绿色稀水样大便，伴呕吐。入院后诊断为腹泻伴酸碱失衡，需住院治疗。婴儿腹泻时常见的酸碱失衡类型
A. 代谢性碱中毒
B. 代谢性酸中毒
C. 呼吸性酸中毒
D. 呼吸性碱中毒
E. 混合性酸中毒

17. 法洛四联症患儿腹泻时最易出现的并发症是
A. 脑血栓形成
B. 心力衰竭
C. 呼吸道感染
D. 感染性动脉炎
E. 低血容量性休克

18. 患者男，54 岁。患腹股沟斜疝，拟行斜疝修补术。术前护理措施不妥的是
A. 传统疝修补术后应早期下床活动
B. 备皮避免剃破皮肤
C. 术前排尿，防止术中误伤膀胱
D. 积极处理疝的诱发因素
E. 保持大便通畅

19. 患者女，35 岁。因近日来反酸、嗳气。经内镜检查诊断为慢性浅表性胃炎。幽门螺旋杆菌试验阳性，该患者需要进行根除幽门螺旋杆菌三联治疗。治疗用药不包括
A. 枸橼酸铋钾
B. 阿莫西林
C. 吗丁啉
D. 克拉霉素
E. 左旋奥美拉唑

20. 患者女，21 岁，直肠肛管疾病术后出院。护士对其健康教育，错误的是
A. 保持大便通畅
B. 每天养成定时排便习惯
C. 不宜热敷和肛门坐浴
D. 多饮水，多吃蔬菜水果
E. 适当运动，避免久站、久立或久蹲

21. 患者女，25 岁。停经 50 天确诊为早期妊娠。患者要求流产，首选的人工终止妊娠方法是
A. 人工流产钳刮术
B. 利凡诺引产
C. 药物流产
D. 人工流产负压吸引术
E. 水囊引产

22. 乳果糖治疗肝性脑病的机制是
A. 抑制肠内细菌生长，促进乳酸杆菌繁殖
B. 与游离氨结合，从而降低血氨
C. 与氨合成尿素和鸟氨酸，从而降低血氨
D. 被细菌分解为乳酸和醋酸，酸化肠道

E. 纠正氨基酸代谢不平衡，抑制假性神经递质形成

23. 胃肠减压排气用于肠梗阻患者。最可靠的拔管指征是
A. 肛门排气
B. 肠鸣音亢进
C. 腹胀消失
D. 体温正常
E. 食欲增加

24. 患者女性，22 岁，晚餐进食后突然出现上腹中部剧烈刀割样疼痛，向腰背部呈带状放射，呕吐胆汁。入院后诊断为急性胰腺炎。为减轻腹痛，护士应协助患者取
A. 仰卧位
B. 半卧位
C. 屈膝侧卧位
D. 俯卧位
E. 坐位

25. 患者男，45 岁，反复中上腹疼痛 3 年余。疼痛呈烧灼感，在餐后 3~4h 出现，进餐后缓解。护士提供的饮食指导，错误的是
A. 疼痛时进食碱性食物
B. 戒酒
C. 避免暴饮暴食
D. 少量多餐
E. 适当进食零食

26. 患儿女，6 岁。因上呼吸道感染入院。目前出现高热、声音嘶哑、犬吠样咳嗽、吸气性喉鸣。为迅速缓解症状，首选的处理方法是
A. 地塞米松雾化吸入
B. 静脉滴注抗生素
C. 静脉滴注泼尼松
D. 口服化痰药
E. 以呼吸机行机械通气

27. 患者女，36 岁。心悸、气短 2 年。夜间喘半年，下肢水肿 3 个月。查体：心脏大，心音低钝，肝大，下肢水肿。考虑为肥厚型心肌病。为明确诊断，最有意义的检查是
A. 钡餐造影
B. 超声心动图
C. 胸部 CT
D. 冠脉造影
E. 心电图

28. 患者男性，17 岁，因淋雨后突发寒战、高热，咳嗽而急诊入院，X 线检查：上肺有大片炎症阴影，诊断为肺炎球菌肺炎，给予抗生素治疗。患者停用抗生素的指标是
A. 体温降至正常后 3 天
B. 体温降至正常后 1 周
C. 体温降至正常后 2 周
D. 症状、体征完全消失
E. X 线示炎症阴影完全消失

29. 肝硬化伴门静脉高压症的特征性临床表现是
A. 腹水、脾肿大、颈静脉怒张
B. 腹水、脾肿大、门静脉癌栓形成
C. 腹水、脾肿大、肝静脉阻塞
D. 腹水、脾肿大、下肢静脉血栓形成
E. 腹水、脾肿大、食管胃底静脉曲张

30. 患者女性，60 岁，患慢性支气管炎 8 年，反复咳嗽咳痰，伴喘息。为提高病人呼吸功能，医生建议病人做腹式呼吸训练，其正确指导方法是
A. 取侧卧位或平卧位
B. 用鼻吸气，用口呼气
C. 深呼缓吸
D. 吸气时尽力收腹
E. 呼气时尽力挺腹

31. 戊型病毒性肝炎的主要传播途径是
A. 血液传播
B. 虫媒传播
C. 接触传播
D. 呼吸道传播
E. 粪 – 口传播

32. 患者男性，43 岁。因支气管哮喘发作给予氨茶碱慢滴，这是因为快速静脉注射氨茶碱可引起
A. 口干和皮疹
B. 心律失常和低血压
C. 腹绞痛和腹泻
D. 耳鸣和高血压
E. 红斑和视力模糊

33. 为鹅口疮患儿清洗口腔可应用的溶液是
A. 5% 葡萄糖液
B. 0.1% 依沙吖啶
C. 3% 过氧化氢
D. 5% 金霉素鱼肝油
E. 2% 碳酸氢钠

34. 患者女，22岁，车祸造成损伤性血胸，来院后立即为其行胸腔闭式引流术，患者烦躁不安，担心自己有生命危险，一直不能配合治疗，护士应首先采取的措施是

A. 协助病人取半卧位

B. 指导病人深呼吸与咳嗽，促使肺膨胀

C. 向病人解释病情进展及胸腔闭式引流术的必要性

D. 维持引流通畅

E. 搬动病人时用两把止血钳交叉夹紧胸腔引流管

35. 肥厚型梗阻性心肌病患者最常见的死亡原因是

A. 猝死

B. 脑卒中

C. 休克

D. 心肌梗死

E. 肺栓塞

36. 患儿男，4岁，发热1天后出现皮疹，躯干多，四肢末端少，为红色斑丘疹，数小时后变成小水疱，痒感，该患儿应考虑为

A. 麻疹

B. 水痘

C. 猩红热

D. 腮腺炎

E. 幼儿急疹

37. 患者男，28岁，肺结核病史2年，因“发热、咳嗽3天”入院。今晨患者剧烈咳嗽后出现呼吸困难，其最可能并发了

A. 急性肺部感染

B. 心力衰竭

C. 自发性气胸

D. 呼吸衰竭

E. 肺气肿

38.《艾滋病防护条例》规定：艾滋病感染者和艾滋病病人应当将其感染或者发病的事实如实告知

A. 朋友

B. 同事

C. 亲属

D. 同学

E. 性伴侣

39. 患者女，55岁，患风湿性心脏瓣膜病，平时一般活动无明显症状，近两日感冒后，出现明显心力衰竭的临床表现，入院治疗，护士在评估时，提示患者心衰严重的表现是

A. 体温37.5℃

B. 血压95/65mmHg

C. 心率95次/分

D. 听力减弱

E. 端坐体位

40. 患者女性，47岁，因颈部蜂窝织炎入院。患者颈部肿胀明显，观察中应特别注意

A. 体温

B. 呼吸

C. 血压

D. 吞咽

E. 神志

41. 关于胆道蛔虫病患者的症状和体征叙述正确的是

A. 症状重而体征较轻

B. 有体征无症状

C. 症状和体征均较重

D. 症状轻而体征重

E. 症状和体征均较轻

42. 产妇女，31岁，第1胎40周，剖宫产，产后对于恶露的观察，正确的是

A. 浆液性恶露持续1周左右

B. 白色恶露含有大量的白细胞、红细胞及退化蜕膜

C. 血性恶露量多色鲜红，含大量血液和坏死蜕膜组织

D. 正常恶露有血腥气且有臭味

E. 产褥晚期有较多的红色恶露出现属正常现象

43. 产妇，30岁，于22:00顺利分娩一男婴，至次晨6:00未排尿，主诉下腹胀痛难忍，体检发现膀胱高度肿胀，对该产妇的护理措施，错误的是

A. 立即施行手术

B. 让其听流水声

C. 协助其坐起排尿

D. 用手轻轻按摩下腹部

E. 用温水冲洗会阴

44. 孕妇，28岁，入院诊断为过期妊娠。拟行引产术终止妊娠，人工破膜后遵医嘱静脉滴注催产素，请问此药的主要作用是

A. 加强宫缩

B. 促宫颈成熟

C. 促胎肺成熟
D. 预防胎儿窘迫
E. 减少胎儿羊水吸入

45. 缺铁性贫血患者口服铁剂治疗，护士应告知患者最可能出现的不良反应是
A. 过敏性休克
B. 肌肉关节痛
C. 胃肠道反应
D. 白细胞减少
E. 头痛

46. 输卵管妊娠最常见的原因是
A. 输卵管发育不良
B. 输卵管功能异常
C. 神经精神功能障碍
D. 内分泌失调
E. 输卵管炎

47. 急性淋巴管炎最常见的发病病因是
A. 静脉炎
B. 足癣
C. 血栓形成
D. 甲沟炎
E. 足部外伤

48. 孕妇，24 岁，双胎妊娠 33 周，胎儿发育好，子宫增大明显，易疲劳。产检时医生建议其休息应取
A. 平卧位
B. 臀高位
C. 中凹位
D. 右侧卧位
E. 左侧卧位

49. 对病毒性心肌炎患者的健康指导，正确的内容是
A. 半年内可以妊娠，但需在妇产科医生的指导下妊娠
B. 饮食上应限制蛋白质与脂肪的摄入
C. 注意防寒保暖，预防病毒性感冒
D. 无并发症者急性期应卧床休息 1 周
E. 出院后即可恢复学习或轻体力活动

50. 孕妇，29 岁，宫内孕第 1 胎，妊娠期糖尿病。该孕妇控制血糖的方法错误的是
A. 饮食控制
B. 适量运动
C. 服用磺脲类药物
D. 胰岛素治疗
E. 监测血糖

51. 导致呼吸衰竭的病因不包括
A. 脑血管病变
B. 慢性阻塞性肺疾病
C. 肺栓塞
D. 心绞痛
E. 严重肺结核

52. 新生儿胸外心脏按压的部位是
A. 胸骨下 2/3 部位
B. 胸骨下 1/3 部位
C. 胸骨下缘
D. 胸骨上缘
E. 胸骨正中

53. 患者女，28 岁，已婚，因“外阴瘙痒、阴道大量脓性泡沫状分泌物”就诊，首选的治疗药物是
A. 广谱抗生素
B. 雌激素
C. 制霉菌素
D. 红霉素
E. 甲硝唑

54. 患者男性，39 岁，输尿管结石准备行输尿管切开取石。病人进入手术室后需做的特殊准备是
A. 拍片定位
B. 静脉肾盂造影
C. 留置导尿
D. 留置胃管
E. 输注抗生素

55. 患者女，24 岁。已婚，平素月经周期规律，现停经 45 天，阴道少量出血伴左下腹部隐痛 1 天来诊。B 超提示左侧宫旁见低声区并探及胚芽，诊断为“左侧输卵管妊娠”采用甲氨蝶呤治疗。患者在治疗期间提示病情发展的指征是
A. 腹痛加剧
B. 腹泻
C. 食欲减退
D. 脱发
E. 药物性皮炎

56. 患者男，55 岁，诊断为前列腺增生，昨日化验检查发现肾功能不全。护士应采取下列哪项治

疗措施

A. 配合医生做耻骨上膀胱穿刺
B. 教育病人不要服用肾毒性药物
C. 留置尿管持续引流
D. 禁蛋白质饮食
E. 积极行术前准备

57. 焦虑症的核心症状是

A. 运动性不安
B. 焦虑和烦躁
C. 自主神经功能兴奋
D. 过分警觉
E. 情绪低落

58. 为了减轻伤口疼痛，子宫内膜异位症患者术后应取

A. 半卧位
B. 去枕平卧位
C. 头低足高位
D. 侧卧位
E. 头高足低位

59. 患者女，66岁，慢性便秘2年，加重1周，遵医嘱给予稀释性泻剂治疗，护士应着重观察患者的

A. 意识变化
B. 生命体征
C. 肢体活动情况
D. 水电解质情况
E. 情绪变化

60. 针对失眠症的护理措施，错误的是

A. 创造安静舒适的睡眠环境
B. 日间督促病人起床活动
C. 睡前温水泡脚
D. 采取暗示疗法
E. 病人入睡前饮适量咖啡

61. 属于右心功能不全特征性体征的是

A. 肝颈静脉回流征阳性
B. 右心室扩大
C. 三尖瓣区收缩期吹风样杂音3/6级
D. 心率123次/分
E. 发绀

62. 患儿女，8岁，被开水烫伤。双下肢有水疱，剧痛，胸腹部为红斑。估计该患儿Ⅱ度烫伤面积是

A. 20%
B. 41%
C. 42%
D. 46%
E. 59%

63. 患者女，26岁，因与丈夫争吵后突然倒地，呼之不应，推之不动，入院查体，双目紧闭，眼睛颤动，四肢肌力对称，神经反射正常，诊断为“癔症性躯体障碍”。该患者首要的治疗措施是

A. 输液治疗
B. 心理治疗
C. 中医治疗
D. 药物治疗
E. 针灸治疗

64. 空腔脏器损伤主要的临床表现是

A. 急性腹膜炎
B. 腹腔内出血
C. 急性肠梗阻
D. 剧烈腹痛
E. 恶心、呕吐

65. 患者男，70岁，COPD病史20年，近日感冒后病情加重，夜间咳嗽频繁，痰量多，查体：神志清，口唇轻度发绀，桶状胸，双肺叩诊呈过清音，呼吸音低，动脉血气分析：PaO_2 55mmHg，$PaCO_2$ 60mmHg，经治疗后病情缓解，此时正确的健康指导是

A. 适当锻炼，低糖低蛋白饮食
B. 避免感冒，长期使用抗生素
C. 加强营养，低糖低蛋白饮食
D. 长期使用抗生素，加强营养
E. 避免感冒，进行缩唇呼吸及腹式呼吸

66. 有机磷农药对人体的主要毒性是

A. 引起急性肾衰竭
B. 使血液凝固发生障碍
C. 抑制中枢神经系统
D. 抑制乙酰胆碱酯酶活力
E. 增加乙酰胆碱的产生

67. ARDS最早出现的症状是

A. 代谢性酸中毒
B. 进行性呼吸窘迫
C. 低氧血症
D. 咳粉红色泡沫样痰
E. X线检查可见大片状浸润阴影

68. 某中学 20 余名学生中午在食堂就餐 2 小时后出现腹痛、腹泻、呕吐等症状，伴有恶心、呕吐，送至医院急诊，对可疑食物、患者呕吐物、粪便进行细菌培养，找到沙门菌。首选抗生素为

A. 喹诺酮类

B. 四环素

C. 阿米卡星

D. 青霉素

E. 大环内酯类

69. 急性肾小球肾炎最常见的症状是

A. 腰疼

B. 恶心、呕吐

C. 头疼

D. 水肿

E. 乏力

70. 患者男性，21 岁，左腿扎伤，创面较深，污染较重。为预防破伤风，最有效的方法是

A. 注射破伤风类毒素

B. 清创 + 注射破伤风抗毒素

C. 注射大剂量抗生素

D. 伤口用过氧化氢溶液（双氧水）冲洗

E. 注射破伤风免疫球蛋白

71. 以膀胱刺激症状为主要临床表现的疾病是

A. 肾肿瘤

B. 肾炎

C. 多囊肾

D. 肾结核

E. 肾结石

72. 患者女性，19 岁，骑自行车摔伤左肩到医院就诊。检查见左侧方肩畸形，肩关节空虚，弹性固定，诊断为肩关节脱位。复位后用三角巾悬吊。指导患者行垂臂、甩肩锻炼的时间是

A. 复位固定后即开始

B. 复位固定 1 周后

C. 复位固定 2 周后

D. 复位固定 3 周后

E. 复位固定 4 周后

73. 针对猩红热患儿家长的健康指导，错误的做法是

A. 急性期绝对卧床休息 1 周

B. 疹退后脱皮时不可强行剥离

C. 隔离患儿至咽拭子培养 3 次阴性

D. 病程 2~3 周时做尿液检查

E. 发热期间给予半流质营养饮食

74. 患者女性，65 岁。行食管癌切除术，术后胃管保留时间一般为

A. 1~2 天

B. 3~4 天

C. 5~6 天

D. 7~10 天

E. 11~14 天

75. 患者女，25 岁，双胎妊娠。孕 38 周时经阴道分娩。当第 2 个胎儿娩出后，阴道出血量约为 600ml，色暗红，可凝。检查产道无裂伤。胎盘、胎膜完整，子宫体软，轮廓不清，血压 110/80mmHg。为明确其出血原因，应重点评估的是

A. 胎盘、胎膜娩出情况

B. 血压

C. 血液是否凝固

D. 子宫收缩情况

E. 软产道是否有裂伤

76. 患者女性，48 岁，患宫颈癌。今日行手术治疗，护士对病人进行饮食指导，正确的是

A. 手术日流食，次日可以进食半流食

B. 手术当日禁食，次日可以进流食

C. 手术当日及次日均禁食

D. 手术当日禁食，次日不可以进流食

E. 手术后禁食 3 天，静脉补充能量

77. 2 月龄健康小儿根据儿童计划免疫程序，目前应接种的疫苗是

A. 乙脑减毒活疫苗

B. 脊髓灰质炎疫苗

C. 卡介苗

D. 乙肝疫苗

E. 麻风疫苗

78. 患者女，51 岁，子宫内膜癌术后 1 年复发，护士化疗时不慎发生药物外渗，护士立即用生理盐水皮下注射加以稀释，同时还须采取的措施是

A. 热水袋湿热敷

B. 50% 硫酸镁湿热敷

C. 95% 酒精湿热敷

D. 芒硝湿敷

E. 冰袋冷敷

79. 患者女，28 岁，某外企主管。近 2 日出现咽干、咽痛、喉痒、发热、头痛、全身不适。对该

患者的健康指导，错误的内容是

A. 避免上呼吸道感染等诱发因素

B. 生活规律、劳逸结合

C. 遇到流感流行时使用抗生素预防感染

D. 坚持冷水洗脸

E. 坚持适度的运动，增强体质

80. 患者男性，34 岁，患原发性甲状腺功能亢进症 2 年，经内科治疗无效，拟手术治疗。术前用复方碘化钾溶液，正确的服药方法是

A. 每日 3 次，从 3 滴开始，逐日增加 1 滴至 16 滴维持

B. 每日 2 次，从 10 滴开始，逐日增加 1 滴至 20 滴

C. 从 15 滴开始，每日 2 次，逐日减少至 5 滴维持

D. 从 15 滴开始，每日 3 次，逐日减少至 3 滴维持

E. 每日 2 次，从 5 滴开始，逐日增加 1 滴至 15 滴维持

81. 患者男，50 岁，去年经常大便后有出血症状，鲜血不与粪便相混，无其他症状，近 2 个月便血加重，便后不适。为明确诊断，应立即进行的检查是

A. 乙状结肠镜

B. 直肠指诊

C. 纤维光束结肠镜

D. 血常规

E. X 线钡剂灌肠

82. 营养不良患儿最初的表现是

A. 消瘦

B. 乏力

C. 纳差

D. 体重不增

E. 皮下脂肪减少

83. 患者男，68 岁，突发头痛，呕吐，左侧肢体不能动，诊断为脑出血，行保守治疗，目前正确的护理措施是

A. 观察呕吐物及大便的颜色及性质，及时留取标本，早期发现消化道出血倾向

B. 绝对卧床休息，床头抬高 45°，保持环境安静

C. 遵医嘱增加输入液体的量，以高渗液为主

D. 每 4 小时测体温一次

E. 禁食 72 小时后自主进食

84. 患者男性，18 岁，接种乙肝疫苗 1 天后出现低热、食欲减退。该患者出现上述症状属于

A. 中毒反应

B. 正常反应

C. 过敏反应

D. 特异性反应

E. 排斥反应

85. 患者男，25 岁。因撞击导致肋骨骨折引起血气胸，给予局部固定和胸腔闭式引流治疗，目前已经拔出引流管，责任护士给予其健康指导错误的内容是

A. 避免剧烈活动

B. 避免撞击骨折的部位

C. 定时做深呼吸

D. 保持大便通畅

E. 尽量不活动患侧肩关节

86. 产妇，34 岁，顺产后第 14 天出现情绪低落，表情淡漠。家人以为是生产和哺乳期身体疲惫，所以没在意。第 16 天早上，病人反复说“活着没意思，不如死了”等类话。该患者目前的心理反应是

A. 焦虑

B. 抑郁

C. 躁狂

D. 矛盾

E. 担忧

87. 患者男，60 岁，因失眠服用地西泮 20mg 后不能被唤醒，压眶有反应，瞳孔对光反射，角膜反射存在，考虑为地西泮中毒，此时患者的意识为

A. 深昏迷

B. 昏睡

C. 浅昏迷

D. 嗜睡

E. 意识模糊

88. 妊娠最早的临床表现是

A. 黑格征

B. 子宫体变软

C. 乳房出现蒙氏结节

D. 停经

E. 胎心音

89. 患者男，55 岁，慢性咳嗽、咳痰、气短 5 年。为明确该患者是否为慢性阻塞性肺疾病，最有价值的一项指标是

A. 最大通气量低于预计值的 80%

B. 第一秒用力呼气量 / 用力肺活量＜ 70%
C. 潮气量低于预计值的 80%
D. 残气量 / 肺总量＞ 40%
E. PaO_2 低于正常

90. 一女性病人急诊入院，面色苍白，失血性休克面容。查体：BP 80/50mmHg，腹部明显压痛和反跳痛，叩诊有移动性浊音，初步诊断为异位妊娠，准备剖腹探查，针对该病人的术前护理，不妥的是
A. 协助病人取半卧位
B. 立即给氧、保暖
C. 迅速输液
D. 做好输血准备
E. 做好术前准备

二、以下提供若干个案例，每个案例有若干个考题。请根据提供的信息，在每题的 A、B、C、D、E 五个备选答案中选择一个最佳答案，并在答题卡上按照题号，将所选答案对应字母的方框涂黑。

（91~92 题共用题干）
患者男，67 岁。因心前区疼痛 3 小时，呈压榨样，伴冷汗，恐惧来院就诊。
91. 目前该患者需要立即进行的检查是
A. 肺功能检查
B. 血常规
C. 心电图检查
D. 超声心动图
E. CT

92. 根据目前病情，暂不需要处理的是
A. 测体温
B. 心电监护
C. 护理评估
D. 血液生化检查
E. 胸部 X 线检查

（93~95 题共用题干）
患者女，38 岁，长期大量饮酒。昨日酗酒后上腹剧烈疼痛并向腰部放射，伴阵发性加剧，T38.8℃，BP80/50mmHg。初步考虑为急性胰腺炎。
93. 为明确诊断，应做哪项检查
A. 血清转氨酶
B. 血肌酐
C. 血淀粉酶
D. 血磷酸肌酸激酶
E. 血沉

94. 治疗过程中病人血压降至 80/50mmHg，最可能的原因是
A. 合并感染
B. 食道静脉破裂
C. 伴胃溃疡
D. 出血坏死
E. 上呼吸道感染

95. 护士指导病人禁食、禁水的目的是
A. 避免引起胃炎
B. 减少胃酸、胰液分泌
C. 减轻疼痛
D. 减轻腹胀
E. 避免感染

（96~98 题共用题干）
患者男，35 岁，因车祸导致多根多处肋骨骨折，出现右侧胸壁浮动，极度呼吸困难。
96. 患者呼吸时，患处最可能出现
A. 吸气和呼气时均内陷
B. 吸气时凸，呼气时内陷
C. 吸气和呼气时均外陷
D. 呼气时外凸，吸气时正常
E. 吸气时内陷，呼气时外凸

97. 该患者的病理生理改变不包括
A. 纵隔扑动
B. 胸膜腔负压消失
C. 回心血量下降
D. 进行性呼吸困难
E. 缺氧、二氧化碳潴留

98. 此时给予该患者的首要处理措施是
A. 固定胸腔
B. 吸氧
C. 应用抗生素
D. 半卧位
E. 补充血容量

99. 住院期间，患者病情进一步发展，体检：体温 37℃，脉搏 110 次 / 分，呼吸 28 次 / 分，血压 80/60mmHg，患者面色苍白，口唇发绀，右下肺叩诊音稍浊，听到少量湿啰音。应考虑为
A. 小叶性肺炎
B. 休克性肺炎
C. 右侧胸膜炎
D. 右侧气胸
E. 肺脓肿

100. 为防止病情恶化，应特别注意观察
A. 血压变化
B. 体温变化
C. 肺部体征变化
D. 血白细胞变化
E. 呼吸系统症状变化

（101~106 题共用题干）
初产妇，31 岁。足月妊娠临产，2 小时前肛查宫口开 4cm，现肛查宫口仍开 4cm，检查：宫缩 7~8 分钟一次，持续约 30 秒，胎膜未破，余无异常。
101. 根据上述表现，考虑该产妇为
A. 潜伏期延长
B. 活跃期延长
C. 活跃期停滞
D. 第二产程延长
E. 第二产程停滞

102. 患者如出现了上述情况，正确的处理措施是
A. 静脉滴注催产素
B. 人工破膜
C. 会阴侧切
D. 给予镇静剂
E. 产钳助产

103. 若进行人工破膜，应在什么情况下进行
A. 宫缩时
B. 孕妇屏气时
C. 宫缩间歇时
D. 孕妇深呼吸时
E. 孕妇喊叫时

104. 人工破膜前最重要的观察点是
A. 胎心的变化
B. 面色
C. 体温
D. 脉搏
E. 血压

105. 破膜 1 小时后需观察的重点是
A. 面色
B. 体温
C. 脉搏
D. 血压
E. 宫缩

106. 破膜 1 小时后观察到的宫缩仍为 7~8 分钟一次，持续时间 30 秒，应采取的措施是
A. 静脉滴注催产素
B. 嘱孕妇向下用力
C. 会阴侧切
D. 给予镇静剂
E. 产钳助产

（107~110 题共用题干）
患儿，女，15 岁。今日出现发热、疲倦乏力、体重下降、面部蝶形红斑严重，全身浮肿 1 周，患儿入睡困难，不愿照镜子，经常从梦中惊醒。查体：BP120/70mmHg，腹水征阳性。实验室检查：尿蛋白（+++），尿沉渣红细胞 0~2/HP；血丙氨酸氨基转氨酶 30U/L，血红蛋白 22g/L，胆固醇 8mmol/L，血尿素氮 10.5mmol/L，血 Scr98μmol/L，抗核抗体（+），抗双链 DNA 抗体（+）。
107. 该患儿最可能的诊断是
A. 慢性肾小球肾炎急性发作
B. 急性肾小球肾炎
C. 肾病综合征
D. 急进性肾小球肾炎
E. 系统性红斑狼疮

108. 关于该病的叙述，不正确的是
A. 心肌可出现“洋葱皮样”改变
B. 是自身免疫性疾病
C. 大多数病人的首发症状是关节肿痛
D. 大多数病人有轻至中度贫血
E. 急性呼吸衰竭是病人死亡的常见原因

109. 在对该患儿进行健康评估时，不正确的是
A. 注意了解起病的时间、病程及病情变化的情况
B. 注意评估患儿的心理状态
C. 询问与本病有关的病因及诱因
D. 在评估患儿全身和局部症状时，要注意诱导性提问
E. 重点了解患儿皮疹出现的时间及变化情况，关节和肌肉疼痛及部位、性质、特点等

110. 该患儿目前次要的护理诊断是
A. 体液过多
B. 自我形象紊乱
C. 焦虑
D. 知识缺乏
E. 皮肤完整性受损

（111~113 题共用题干）

患者男性，45 岁，3 天来不吃饭，只喝水，说有人一直在告诉她饭里有毒，要求家人陪同去派出所报案。

111. 该患者的症状为
A. 感觉障碍
B. 知觉障碍
C. 思维奔逸
D. 被害妄想
E. 强制性思维

112. 从题干信息还能得知患者可能存在
A. 情感淡漠
B. 思维贫乏
C. 思维鸣响
D. 无故发笑
E. 自知力缺乏

113. 患者入院后护士应重点评估病人
A. 有无冲动行为
B. 有无躯体感染
C. 有无躯体受伤
D. 精神症状严重程度
E. 基本生理需要量是否满足

（114~117 题共用题干）

患者女性，33 岁，体重 60kg。不慎被开水烫伤，自觉剧痛，头面部、颈部及双上肢均有水疱。

114. 该患者的烧伤面积为
A. 30%
B. 20%
C. 27%
D. 32%
E. 35%

115. 此患者的烧伤程度为
A. 轻度烧伤
B. 中度烧伤
C. 重度烧伤
D. 特重度烧伤
E. 轻中度烧伤

116. 伤后 3 小时，患者诉口渴。体检：脉搏 100 次 / 分，血压 80/60mmHg，尿量 15ml/h。患者血容量减少的主要原因是
A. 大量出汗
B. 血浆外渗到组织间隙
C. 心排出量减少
D. 末梢血管扩张
E. 输液量不足

117. 若对该患者实施补液治疗，伤后第一个 8 小时应输入的电解质溶液量为
A. 810ml
B. 910ml
C. 1620ml
D. 1215ml
E. 8100ml

（118~120 题共用题干）

患者女性，42 岁。发现口渴、多饮、消瘦 3 个月，突发昏迷 2 日。血糖 30mmol/L，血钠 132mmol/L，血钾 4.0mmol/L，尿素氮 9.8mmol/L，CO_2 结合力 18.3mmol/L。尿糖、尿酮体强阳性。

118. 该患者首选的治疗措施为
A. 快速静脉滴注生理盐水 + 小剂量胰岛素
B. 快速静脉滴注高渗盐水 + 小剂量胰岛素
C. 快速静脉滴注低渗盐水 + 小剂量胰岛素
D. 快速静脉滴注生理盐水 + 大剂量胰岛素
E. 快速静脉滴注碳酸氢钠 + 大剂量胰岛素

119. 治疗 8 小时后，患者神志渐清，血糖降至 12.8mmol/L，血钾 3.2mmol/L。此时可采取的治疗是
A. 输 5% 葡萄糖 + 普通胰岛素
B. 输 5% 葡萄糖 + 普通胰岛素 + 适量钾
C. 输 10% 葡萄糖 + 普通胰岛素
D. 输碳酸氢钠 + 普通胰岛素
E. 输低渗盐水 + 普通胰岛素 + 适量钾

120. 护士应首先采取的护理措施是
A. 每 2 小时监测血糖、神志和生命体征
B. 皮肤护理
C. 监测尿量
D. 预防感染
E. 口腔护理

全国护士（师）资格考试预测卷系列

2026

护士执业资格考试预测卷及人机对话模拟考场

预测卷（七）

王　冉　主编

中国健康传媒集团
中国医药科技出版社·北京

内 容 提 要

本套试卷包含专业实务和实践能力两个方面。试卷根据最新考试大纲要求，通过分析历年考试真题，并在研究命题规律的基础上精心编写而成，具有针对性和应试性。可供考生进行模拟自测，梳理对知识点的掌握程度。试卷中题型、题量及题目难易程度与考试真题保持高度一致，本书适合所有参加护士执业资格考试的考生使用。

图书在版编目（CIP）数据

2026 护士执业资格考试预测卷及人机对话模拟考场 / 王冉主编 . -- 北京 : 中国医药科技出版社 , 2025. 8.
(全国护士（师）资格考试预测卷系列). -- ISBN 978-7-5214-5413-0

Ⅰ . R192.6-44

中国国家版本馆 CIP 数据核字第 2025H0P285 号

美术编辑 陈君杞
版式设计 也 在

出版 **中国健康传媒集团** | 中国医药科技出版社
地址 北京市海淀区文慧园北路甲 22 号
邮编 100082
电话 发行：010-62227427 邮购：010-62236938
网址 www.cmstp.com
规格 880 × 1230mm $^{1}/_{16}$
印张 19 $^{1}/_{4}$
字数 681 千字
版次 2025 年 8 月第 1 版
印次 2025 年 8 月第 1 次印刷
印刷 北京印刷集团有限责任公司
经销 全国各地新华书店
书号 ISBN 978-7-5214-5413-0
定价 49.00 元

编 委 会

主　编　王　冉

副主编　陈　寒　刘　飞　阳　军　叶　峰

编　者（以姓氏笔画为序）

王　冉　王　冰　王　涛　王春妮
叶　峰　叶琪双　田志成　冯　旗
成晓霞　刘　飞　阳　军　吴良红
余　凡　张　璐　张立君　陈　寒
范国正　罗先武　季　诚　周维春
常菊群　程明文　焦平丽　曾　芍
谢　萍　路　兰　蔡秋霞　谭花凡
谭丽娇

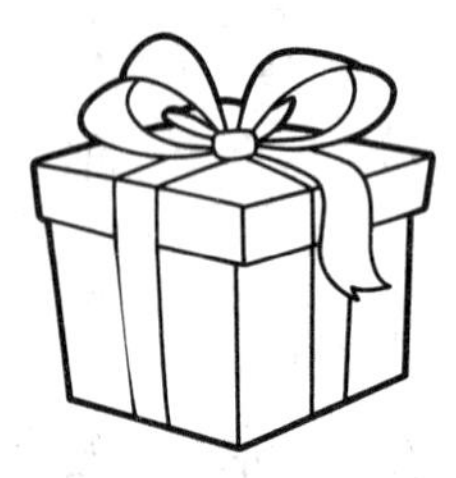

免费赠送数字资源（10 月份左右上线）

获取方式见封底

专业实务

一、以下每一道考题下面有 A、B、C、D、E 五个备选答案。请从中选择一个最佳答案，并在答题卡上将相应题号的相应字母所属的方框涂黑。

1. 心脏的正常起搏点是
A. 窦房结
B. 结间束
C. 房室结
D. 希氏束
E. 浦肯野纤维

2. 小肝癌的直径范围是
A. ≤ 3cm
B. 3.1~4cm
C. 4.1~5cm
D. 5.1~10cm
E. ≥ 10cm

3. 患者男性，49 岁。患风湿性心脏病二尖瓣狭窄，与此病发病有密切关系的细菌是
A. 乙型溶血性链球菌
B. 金黄色葡萄球菌
C. 表皮葡萄球菌
D. 革兰阴性杆菌
E. 大肠埃希菌

4. 帕金森病患者，出现面部表情呆板，活动笨拙，起床、翻身、步行及转身都迟缓，手指精细动作困难，拟给予药物治疗，对于药物治疗的叙述，正确的是
A. 从小剂量开始，缓慢递增
B. 用足量已达到满意疗效
C. 一旦症状改善即可逐渐减量
D. 首选抗胆碱能药物
E. 可在晚上加用单胺氧化酶 B 抑制剂

5. 患者女性，34 岁。急性心包炎入院。行 X 线检查，心影多呈
A. 梨形
B. 向左侧增大
C. 向两侧增大，立位时呈烧瓶样
D. 向两侧增大，立位时呈球形
E. 靴形

6. 患者男，46 岁，因肝性脑病处于昏迷状态，护士为其行口腔护理时，张口器放入的正确位置是
A. 侧切牙
B. 臼齿
C. 门齿
D. 尖牙
E. 正切牙

7. 患者男性，41 岁。胃大部切除术后 1 周，进食后上腹饱胀并呕吐，呕吐食物无胆汁，最可能发生的并发症是
A. 吻合口梗阻
B. 吻合口近侧空肠梗阻
C. 吻合口远侧空肠梗阻
D. 十二指肠残端破裂
E. 倾倒综合征

8. 某患者因为心衰需要长期口服双氢克尿噻治疗，护士向该患者解释该药物不会导致
A. 肠鸣音可增强
B. 血钾可降低
C. 可能出现腹胀
D. 可能出现乏力
E. 心电图 U 波会增高

9. 患者女性，54 岁。大便后滴鲜血，用力排便后有肿块自肛门脱出，不能自行回缩，需用手送回。最可能是
A. 一期内痔
B. 二期内痔
C. 三期内痔
D. 四期内痔
E. 混合痔

10 患者女，38 岁，在接受经腹输卵管结扎术后，护士对其进行术后护理中错误的是
A. 鼓励其术后 4~6 小时下床活动
B. 排气前给予半流质饮食
C. 注意观察体温、血压、脉搏
D. 协助取平卧位
E. 督促其术后 12 小时内自解小便

11. 患者女性，45 岁，高热，右上腹痛 7 天。B 型超声波和 CT 检查提示肝脓肿，曾有胆道感染病

史。引起该疾病最可能的原因是
A. 化脓性阑尾炎
B. 胰腺炎
C. 细菌性心内膜炎
D. 胃溃疡穿孔
E. 胆道感染

12. 不属于护士职业损伤的是当护士在
A. 护理临终患者时受到负性刺激
B. 上班途中被社会车辆撞伤
C. 工作中感染乙肝病毒
D. 准备化疗药物时药液溅到皮肤上
E. 搬运患者过程中扭伤腰部

13. 不属于肺炎链球菌肺炎病理分期的是
A. 消散期
B. 红色肝变期
C. 溃疡期
D. 灰色肝变期
E. 充血期

14. 注射硬化剂治疗Ⅰ、Ⅱ度内痔的药理作用，不正确的是
A. 组织纤维增生
B. 蛋白凝固
C. 痔块硬化
D. 小血管闭塞
E. 痔块萎缩

15. 纵隔摆动常见于
A. 闭合性气胸
B. 开放性气胸
C. 张力性气胸
D. 损伤性气胸
E. 急性脓胸

16. 某护理专科毕业生进入某综合医院工作，欲申请护士执业注册，不符合申请条件的是
A. 高中毕业后获得护理专业函授大专学历
B. 申请人年龄为 19 岁
C. 在三级综合教学医院有 8 个月护理临床实习经历
D. 申请人身高 155cm
E. 双眼裸眼视力分别为 0.7 和 0.8

17. 产后子宫内膜恢复未孕状态的时间是
A. 产后 7 天
B. 产后 10 天
C. 产后 14 天
D. 产后 28 天
E. 产后 42 天

18. 慢性乙型肝炎抗病毒治疗的首选药物是
A. α－干扰素和膦甲酸钠
B. 拉米夫定和膦甲酸钠
C. α－干扰素和拉米夫定
D. β－干扰素和拉米夫定
E. γ－干扰素和拉米夫定

19. 初产妇，孕 35 周，有液体从阴道流出，无腹痛。行肛查，触不到羊膜囊，上推胎儿先露部可见到流液量增多。胎心率正常。最可能的原因为
A. 先兆流产
B. 先兆早产
C. 临产
D. 胎膜早破
E. 胎盘早剥

20. 患者男，65 岁，1 天前因右腹股沟疝嵌顿，实行手法复位后，继发肠穿孔坏死、弥漫性腹膜炎、中毒性休克。护士迅速建立静脉通路，并遵医嘱静脉滴注头孢地嗪，在用药前，护士向患者说明此药的作用是
A. 补充血容量
B. 抗感染
C. 增强机体免疫力
D. 镇痛
E. 调节电解质紊乱

21. 产妇女，25 岁。在当地医院足月分娩后 10 天，阴道出血量突然增多，检查恶露色红、量多，无臭味，子宫底高度在脐与耻骨联合之间，宫颈口松弛，在评估时应重点询问的病史是
A. 月经史
B. 婚姻史
C. 分娩史
D. 既往史
E. 家族史

22. 患儿，女，8 岁，确诊猩红热 2 周后并发急性肾小球肾炎，引发并发症的主要原因是链球菌及其毒素入侵人体后产生的
A. 化脓性病变
B. 非特异性炎症
C. 感染性病变
D. 中毒性病变

E. 变态反应性病变

23. 患者，男性，49 岁，患慢性肾小球肾炎 20 年，近来精神萎靡、食欲差，24 小时尿量 80ml，下腹部空虚，无胀痛。该病人的排尿型态为

A. 尿潴留
B. 尿失禁
C. 少尿
D. 无尿
E. 排尿正常

24. 患者女，44 岁，肛瘘 5 个月余，行手术治疗，术后三天出现肛门轻度失禁，少量粪便自行外溢。护士给予其的健康指导中，错误的是

A. 出院后发现异常应及时就诊
B. 建议患者择期行肛门成形术
C. 解释肛门失禁原因
D. 保持肛周皮肤干燥，可局部涂抹氧化锌
E. 保持肛门周围皮肤清洁，勤换内裤

25. 烧伤患者入院第 5 天出现发热，体温 39.2℃，创面有黄绿色分泌物伴有恶臭味，引起感染的细菌考虑为

A. 溶血性链球菌
B. 大肠埃希菌
C. 金黄色葡萄球菌
D. 铜绿假单胞菌
E. 梭形芽孢杆菌

26. 患者男，50 岁，支气管扩张病史 15 年，每日咳痰约 200ml。2 天前因发热，咳嗽伴大量黄脓痰液来院就诊。今日患者出现多次少量咯血，护士的回答，不妥的是

A. “别紧张，咯血是支气管扩张的常见症状，我们有丰富的处理经验”

B. “肺内的血一定要咯出，否则堵住气道后果很严重”

C. “您别太紧张，护士会经常巡视病房，一旦发现异常将及时处理”

D. “我已将您的情况告知医生了，马上会采取措施帮助止血”

E. “您现在要绝对卧床休息，这样有利于减少出血”

27. 患者女性，49 岁。塌方事故中发生骨盆、左股骨及胫腓骨多处骨折，可能引起的并发症是

A. 休克
B. 脂肪栓塞
C. 骨筋膜室综合征
D. 骨折部位感染
E. 缺血性肌痉挛

28. 患者女，56 岁。患慢性肺源性心脏病 10 年。2 周前出现双下肢水肿，自行每日 3 次服用氢氯噻嗪。近日来主诉全身乏力，心跳不规律。最可能的原因是该药物导致了

A. 心肌缺血
B. 周围神经炎
C. 低血钾
D. 低血糖
E. 肠黏膜出血

29. 某男性更年期患者，出现骨质疏松症状，询问护士骨质疏松的好发部位，护士正确的回答是

A. 股骨
B. 肩胛带
C. 骨盆带
D. 脊椎
E. 指（趾）骨

30. 正常人体温在 24h 内呈周期性波动，体温最高出现在

A. 上午 7~8 点
B. 清晨 2~6 点
C. 午后 13~18 点
D. 上午 9~11 点
E. 中午 12 点左右

31. 患者男性，62 岁，B 超提示右肾癌，病史中提示与肾癌发病相关的信息是

A. 曾是潜水员
B. 12 岁开始吸烟至今
C. 父亲患有高血压
D. 有尿道结石病史
E. 每日饮酒半斤

32. 5% 葡萄糖氢氧化钠溶液属于

A. 低渗溶液
B. 胶体溶液
C. 等渗溶液
D. 高渗溶液
E. 生物制品溶液

33. 子宫内膜癌最常见的病理类型是

A. 腺癌
B. 腺鳞癌

C. 鳞状细胞癌
D. 透明细胞癌
E. 髓样癌

34. 患者男，72 岁，因骨折住院治疗。病人因听力不好没有听清楚责任护士的讲话，而同意使用某种价格昂贵的护理材料，随后患者子女以此为理由拒付相关费用，在这一纠纷中，责任护士有可能忽略了患者的
A. 自主能力
B. 同意能力
C. 选择能力
D. 知情能力
E. 经济能力

35. 3~4 个月婴儿佝偻病激期较特异的表现是
A. 颅骨软化
B. 方颅
C. 枕秃
D. 肋骨串珠
E. 夜间惊啼

36. 神经外科的护士长根据科室护士的特长分配不同的任务，例如，护士甲有绘画才能，负责病区的宣传；护士乙很细心，负责病区物品的管理。该护士长的行为符合
A. 职责与职权相应的原则
B. 管理幅度原则
C. 适当授权原则
D. 管理层次原则
E. 精简与高效原则

37. 3 岁小儿的平均身长是
A. 71cm
B. 75cm
C. 81cm
D. 85cm
E. 96cm

38. 患者男，50 岁，输血过程中出现头部胀痛，四肢麻木，腰背部剧烈疼痛，呼吸困难、发绀等症状。下列护理措施中错误的是
A. 严密观察生命体征和尿量
B. 静脉注射碳酸氢钠
C. 冷敷肾区，减轻疼痛
D. 停止输血，保留余血
E. 吸氧，建立静脉通路

39. 患者男性，21 岁，因甲状腺功能亢进住院，护士为其准备床单位应
A. 根据病情需要选择床位
B. 将其安排在危重病房
C. 将其安置在隔离病室
D. 按其要求安排床位
E. 安排在靠近护士站

40. 病理学上区分内痔与外痔的分界线为
A. 直肠肛门移行带
B. 内括约肌
C. 齿状线
D. 白线
E. 肛垫

41. 患者女性，剖宫产术后 6~8 小时不能自行排尿，拟行导尿术，应为患者安置的体位是
A. 膝胸位
B. 右侧卧位
C. 去枕仰卧位
D. 头低足高位
E. 屈膝仰卧位

42. 责任制护理的特点不包括
A. 整体性
B. 连续性
C. 协调性
D. 个体化
E. 高效性

43. 压疮淤血红润期的主要护理措施是
A. 去除病因，定时翻身
B. 局部使用抗生素，避免感染
C. 厚层滑石粉包扎，减少摩擦
D. 清洁创面，除腐生新
E. 红外线照射，干燥创面

44. 阿尔茨海默病的神经病理变化的指标，不包括
A. 脑室扩大
B. 脑回变浅
C. 大脑皮质萎缩
D. 脑重量减轻
E. 小脑萎缩

45. 低盐饮食要求每日限用食盐
A. 2g
B. 4g

C. 6g
D. 8g
E. 10g

46. 患者女，内镜下诊断为慢性浅表性胃炎。医生治疗前建议患者行快速尿素酶试验，该试验可检测
A. 胃酸
B. 壁细胞抗体
C. 血氨
D. 胃泌素
E. 幽门螺杆菌

47. 患者男性，51 岁，患风湿性心脏病伴心功能不全，双下肢及身体下垂部位严重水肿，该患者每日饮食中应控制
A. 摄入盐量不超过 5g
B. 摄入盐量不超过 2g
C. 摄入盐量不超过 0.5g
D. 摄入钠量不超过 2g
E. 摄入钠量不超过 0.5g

48. 某患者因为心力衰竭需要长期服用双氢克尿噻治疗，护士向该患者介绍不可能出现的情况是
A. 心电图 U 波会增高
B. 可出现乏力
C. 可能出现腹胀
D. 血钾可降低
E. 肠鸣音可增强

49. 帮助留置导尿病人锻炼膀胱反射功能，护理措施是
A. 温水冲洗外阴 2 次 / 日
B. 每周更换导尿管
C. 间歇性引流夹管
D. 定时给病人翻身
E. 鼓励病人多饮水

50. 患儿男，10 月龄。人工喂养。腹泻伴呕吐两天，大便呈黏液状，带脓血，有腥臭味。应采取的处理措施是
A. 给予止泻剂
B. 去乳糖配方奶粉
C. 给予糖皮质激素
D. 禁食、禁水 12 小时
E. 给予肠黏膜保护剂

51. 超声波雾化器在使用中，水槽内水温超过一定温度应更换冷蒸馏水，此温度是
A. 30℃
B. 40℃
C. 50℃
D. 60℃
E. 70℃

52. 亚硝酸盐常被误认为食盐造成中毒，其中毒机制是
A. 将血红蛋白中高价铁还原为亚铁
B. 抑制胆碱酯酶的活性
C. 抑制转氨酶活性
D. 使血红蛋白氧化为高铁血红蛋白
E. 激活胆碱酯酶活性

53. 患者女性，67 岁。需输 1000ml 液体，用滴系数为 15 的输液器，每分钟 40 滴，输完需用
A. 2 小时 15 分钟
B. 2 小时 45 分钟
C. 4 小时 15 分钟
D. 4 小时 45 分钟
E. 6 小时 15 分钟

54. 患者女，24 岁。发热待查，体温最高可达 39℃以上，一般状况尚可，护士再次测体温并在旁守候，再测一次。患者犹豫了一下，告诉护士说自己为了多休假在测体温前先在腋窝放置热水袋再测体温，希望护士保守这个秘密，护士答应替她暂时保守这个秘密。但要求她尽快出院
A. 完全是正确的
B. 应该得到表扬，因为她很好地处理了矛盾
C. 基本是对的
D. 符合护理执业要求
E. 是错误的

55. 患者女性，50 岁。初步诊断为“糖尿病”，需做尿糖定量检查，为保持尿液化学成分不变，尿标本中需加入
A. 浓盐酸
B. 甲苯
C. 甲醛
D. 草酸
E. 乙醇

56. 患者，女，35 岁，患急性胆囊炎入院手术治疗。术后患者回到病房，护士跟她说：“你已经做完手术回到病房了”，这是属于
A. 一般性沟通

B. 事务性沟通
C. 治疗性沟通
D. 情感性沟通
E. 共鸣性沟通

57. 去除口臭宜选择的漱口液是
A. 朵贝尔液（复方硼酸溶液）
B. 1%~2% 碳酸氢钠溶液
C. 2%~3% 硼酸溶液
D. 0.1% 醋酸溶液
E. 生理盐水

58. 正常人排便生理不包括
A. 每天大便量约为 150~300g
B. 颜色为棕黄色或黄褐色
C. 大便有腥臭味
D. 为成形软便
E. 一般成人每天排便 1~3 次

59. 尸斑通常出现在死亡后
A. 2~4 小时
B. 4~6 小时
C. 6~8 小时
D. 8~10 小时
E. 10~12 小时

60. 患者女，45 岁。因即将手术处在焦虑状态，烦躁不安，对护士的询问“听而不闻”。问：在此次护患沟通的过程中，出现问题的环节是
A. 信息
B. 发送者
C. 途径
D. 接受者
E. 环境

61. 患者男性，43 岁，患慢性胃炎 3 年，现腹痛难忍，10：00AM 医生开医嘱“克洛曲，1#，SOS”，此医嘱失效的时间是
A. 当日 6:00PM
B. 当日 8:00PM
C. 当日 10:00PM
D. 次日 10:00AM
E. 以医生注明时间为准

62. 患者女，55 岁。患亚急性感染性心内膜炎，得知有各种心脏并发症的危险。护士对其进行护理，最恰当的是
A. 告知患者如不配合治疗，将会危及生命
B. 建议患者听音乐
C. 叮嘱患者严格卧床休息
D. 解除患者疑惑，增强信心
E. 鼓励患者大量喝水

63. 滋补药的煎煮时间是
A. 第一煎 30 分钟，第二煎 25 分钟
B. 第一煎 20 分钟，第二煎 15 分钟
C. 第一煎 60 分钟，第二煎 50 分钟
D. 第一煎 40 分钟，第二煎 25 分钟
E. 第一煎 50 分钟，第二煎 30 分钟

64. 患者女，36 岁，因慢性再生障碍性贫血入院治疗。治疗 2 个月后出现痤疮，最可能导致出现这些副作用的药物是
A. 糖皮质激素
B. 丙酸睾酮
C. 环孢素
D. 促红细胞生成素
E. 白细胞介素

65. 根据甲类传染病的疫情控制要求，当遇到甲类传染病的密切接触者时，应采取的处理措施是
A. 确诊前在指定场所单独隔离治疗
B. 确诊后在指定场所单独隔离治疗
C. 在指定场所进行医学观察
D. 必须限制其活动范围，防止疾病传播
E. 不必进行特别的管理

66. 患者男，28 岁，瘦高体型，于今晨醒后出现剧烈咳嗽、胸痛，随即感到胸闷、憋气、呼吸困难，遂入院治疗。患者住院期间由于疼痛、呼吸困难出现紧张、焦虑、恐惧等反应。此时护士应采取的护理措施不包括
A. 注意患者的心理需求
B. 当患者呼吸困难时尽量在床旁陪伴
C. 指导患者深呼吸、有效咳嗽
D. 做各项检查前向患者解释
E. 解释病情，及时回应患者的需求

67. 患者女性，68 岁，因高血压，在路上行走突然晕倒，经 CT 检查发现为高血压脑出血，急诊行开颅手术，术后送入神经外科病房，神志不清，脏器功能紊乱，给予监护。该患者应采取的最佳护理方式是
A. 个案护理
B. 功能制护理
C. 责任制护理

D. 小组护理
E. 临床路径

68. 以下哪项不是巡回护士的职责
A. 按麻醉和手术要求安置患者体位
B. 协助手术人员穿手术衣
C. 传递器械
D. 仔细核对手术患者
E. 为患者建立静脉通路

69. 患者女性，69 岁。因冠心病发作被送入急诊室，症状及检查结果均明确提示心肌梗死。患者意识清醒，但拒绝住院，坚持要回家。此时护士应该
A. 尊重患者自主权，自己无任何责任，同意他回家
B. 尊重患者自主权，但应尽力劝导患者住院，无效时办好相关手续
C. 尊重患者自主权，但应尽力协助医生劝导患者住院，无效时行使干涉权
D. 行使护理自主权，为治救病人，强行把患者留在医院
E. 行使家长权，为治病救人，强行把患者留在医院

70. 破伤风抗毒素治疗破伤风的机制
A. 控制痉挛
B. 抑制破伤风杆菌生长
C. 中和血液中的游离毒素
D. 中和与神经结合的毒素
E. 杀死破伤风杆菌

71. 为了切实做到尊重病人自主决定，医生向病人提供信息时要避免
A. 理解
B. 诱导
C. 适量
D. 适度
E. 开导

72. 患者男性，65 岁，晚期肝癌，治疗效果不佳，病人变得平静，让护士通知家属来交代后事。此心理反应属于
A. 否认期
B. 愤怒期
C. 协议期
D. 忧郁期
E. 接受期

73. 护士的非语言交流技巧不包括
A. 微笑
B. 医疗文件书写
C. 面部表情
D. 沉默
E. 皮肤接触

74. 疝内容物最多见的是
A. 小肠
B. 大网膜
C. 盲肠
D. 阑尾
E. 乙状结肠

75. 昏迷患者应采取的护患关系模式是
A. 主动 – 被动型模式
B. 指导 – 合作型模式
C. 指导 – 被动型模式
D. 共同参与型模式
E. 被动参与型模式

76. 上呼吸道和下呼吸道的分界是
A. 环状软骨
B. 甲状软骨
C. 气管分叉
D. 胸骨角
E. 左、右主支气管入肺门处

77. 护士在运用非语言沟通技巧时做法不妥的是
A. 与患者交流时注意身体等高
B. 倾听时一直注视对方眼部
C. 触摸时应考虑患者的性别、年龄、病情等因素
D. 对于异性患者，每次注视时间不超过 10 秒
E. 微笑是最有吸引力的面部表情但要注意适度

78. 一般成人血压下肢比上肢高
A. 40~50mmHg
B. 20~40mmHg
C. 10~20mmHg
D. 9~10mmHg
E. 3~5mmHg

79. 马斯洛提出的人类基本需求层次理论不包括
A. 生理的需求
B. 知识的需求
C. 安全的需求
D. 自尊的需求

E. 自我实现的需求

80. 一个医生（科室副主任）开出医嘱交给护士执行，护士发现医嘱有误，护士开始时是拒绝执行，但医生说一切后果由他负责。此时护士应该

A. 置之不理
B. 执行医嘱
C. 让医生再次承诺他负责后执行
D. 跟同事商量后执行
E. 拒绝执行

81. 把长 15cm 的持物镊浸泡在消毒液中，镊子前部浸泡于液面下的部分长度应为

A. 5cm
B. 7.5cm
C. 10cm
D. 12.5cm
E. 15cm

82. 患者女，62 岁。因肠梗阻入院治疗。责任护士来到其床边自我介绍，询问病史，此时他们的关系处于护患关系的

A. 准备期
B. 初始期
C. 工作期
D. 结束期
E. 延续期

83. 使用下列哪种药物时需要观察尿量

A. 硫酸镁注射液
B. 西地兰
C. 20% 甘露醇
D. 50% 葡萄糖
E. 5% 碳酸氢钠

84. 关于肺循环的途径，正确的是

A. 右心房 – 右心室 – 肺动脉 – 肺毛细血管 – 肺静脉 – 左心房 – 左心室
B. 右心房 – 右心室 – 肺静脉 – 肺毛细血管 – 肺动脉 – 左心房 – 左心室
C. 左心房 – 左心室 – 肺静脉 – 肺毛细血管 – 肺动脉 – 右心房 – 右心室
D. 左心房 – 左心室 – 肺动脉 – 肺毛细血管 – 肺静脉 – 右心房 – 右心室
E. 右心房 – 右心室 – 肺动脉 – 奇静脉 – 肺静脉 – 左心房 – 左心室

85. 服用下列哪类药物后需多饮水

A. 铁剂
B. 止咳糖浆
C. 助消化药
D. 健胃药
E. 磺胺类药

86. 乙醇擦浴时当体温降至多少以下时，即可取下头部冰袋

A. 35℃
B. 36℃
C. 37℃
D. 38℃
E. 39℃

87. 中分子右旋糖酐的主要作用是

A. 提高血浆胶体渗透压
B. 补充蛋白质，改善循环
C. 供给热能，保持酸碱平衡
D. 补充营养和水分，减轻水肿
E. 降低血液黏稠度，改善微循环

88. 中医中的五行是指

A. 金、木、水、火、气
B. 金、木、水、火、土
C. 金、木、水、气、土
D. 金、木、气、火、土
E. 金、气、水、火、土

89. 忌碘饮食要求在检查治疗前禁食海带、紫菜等含碘高的食物的具体时间是

A. 3 天
B. 7 天
C. 10 天
D. 1 个月
E. 2 周

90. 具有“主运化”功能的脏是

A. 肝
B. 心
C. 脾
D. 肺
E. 肾

91. 小陈是某患者的责任护士，但第一次交谈失败，下列哪种情况会导致交谈失败

A. 表情沉着、镇定
B. 在病人吃饭前交谈
C. 热情介绍自己

D. 选择安静环境进行交谈
E. 仪表大方、整洁

92. 患者男，30 岁，半小时前因汽车撞伤头部入院，入院时已昏迷，对于此患者应采取的护患关系模式是
A. 主动—主动型
B. 被动—被动型
C. 主动—被动型
D. 指导—合作型
E. 共同参与型

93. 患者男，43 岁，患风湿性心脏病 8 年。体检：双颊紫红，口唇发绀，心尖部闻及舒张期隆隆样杂音。考虑为
A. 二尖瓣狭窄
B. 二尖瓣关闭不全
C. 主动脉瓣狭窄
D. 主动脉瓣关闭不全
E. 联合瓣膜病变

94. 患者男性，76 岁，在家滑倒后入院治疗。入院后诊断为股骨颈骨折，给予皮牵引治疗，患者平卧。请问易发生压疮的部位是
A. 髋部
B. 背部
C. 腹部
D. 头部
E. 骶尾部

95. 国内急性胰腺炎最常见的病因是
A. 胆道疾病
B. 代谢异常
C. 酒精中毒
D. 特异性感染疾病
E. 药物因素

96. 下列哪项是异位妊娠最主要的原因
A. 输卵管发育不良
B. 子宫内膜异位症
C. 放置宫内节育器
D. 输卵管炎
E. 精神因素

二、以下提供若干个案例，每个案例有若干个考题。请根据提供的信息，在每题的 A、B、C、D、E 五个备选答案中选择一个最佳答案，并在答题卡上按照题号，将所选答案对应字母的方框涂黑。

（97~99 题共用题干）

患者女性，49 岁，头部外伤 15 小时急诊入院。查体：呼唤能睁眼，回答问题不切题，疼痛存在，双侧瞳孔等大、等圆，直径 3mm，对光反射灵敏，低热。

97. 若患者一侧瞳孔先缩小后散大，对光反射减弱或消失，提示
A. 桥脑损伤
B. 小脑幕切迹疝
C. 枕骨大孔疝
D. 脑干损伤
E. 额中回后部分损伤

98. 该患者 GCS 评分是
A. 14 分
B. 13 分
C. 12 分
D. 11 分
E. 10 分

99. 若患者躁动不安，下列护理措施中错误的是
A. 不强加约束，以免过分挣扎
B. 勤剪指甲，以防抓伤
C. 给予吗啡镇静
D. 加床档保护
E. 必要时派人守护

（100~101 共用题干）

患者男，22 岁，破伤风，患者出现了喉头痉挛，实施了气管切开术，呼吸机辅助呼吸。

100. 护士在设定呼吸机参数时，呼吸频率和每分通气量应设为
A. 16~20 次 / 分，10~15L
B. 10~16 次 / 分，8~10L
C. 10~12 次 / 分，6~8L
D. 8~10 次 / 分，6~8L
E. 6~8 次 / 分，4~6L

101. 患者通气量合适的表现是
A. 皮肤潮红
B. 气促
C. 吸气时胸廓起伏
D. 兴奋
E. 表浅静脉充盈消失

（102~103 题共用题干）

孕妇，32 岁。头胎，第一次产前门诊，诉自己平时月经规律，28 天 1 次，持续 4 天。现已停经 8

周，感疲乏，乳房触痛明显。

102. 如考虑该妇女怀孕，除以上体征，还可出现
A. 妊娠纹
B. 胎动感
C. 恶心
D. 妊娠斑
E. 晕厥

103. 化验报告提示尿妊娠反应（+），此试验的目的是检查哪种激素
A. 缩宫素
B. 黄体酮
C. 雌激素
D. 绒毛膜促性腺激素
E. 黄体生成素

（104~105 共用题干）
传染病区护士，正在对新入科学生进行隔离技术培训。

104. 关于一次性口罩的使用，描述错误的是
A. 使用时完全遮住口鼻
B. 使用时间不超过 2 小时
C. 口罩有潮湿时应立即更换
D. 口罩摘下后污染面向内折叠放入胸前口袋
E. 污染双手不得接触口罩

105. 护士指导学生接触流脑患者时应实施
A. 保护性隔离
B. 接触隔离
C. 昆虫隔离
D. 呼吸道隔离
E. 肠道隔离

（106~108 共用题干）
患者女，31 岁，自去年冬季以来每日空腹痛。进食后疼痛缓解。平时伴有恶心、打嗝、反酸。查体：剑突下右侧有局限压痛，无反跳痛。

106. 该患者可能为
A. 急性胃炎
B. 慢性胃窦炎
C. 胃溃疡
D. 十二指肠溃疡
E. 食管憩室

107. 做下列哪种检查可明确诊断
A. 检测胃酸
B. 胃镜
C. CT
D. B 超
E. 血常规

108. 目前认为是何种细菌感染
A. 链球菌
B. 铜绿假单胞菌
C. 肺炎球菌
D. 化脓球菌
E. 幽门螺杆菌

（109~110 共用题干）
一建筑工人，中午在工地食堂就餐 2 小时后出现腹痛、腹泻、呕吐等症状，呕吐物为食用的食物，大便为绿色水样便。入院后被诊断为食物中毒。

109. 引起食物中毒最常见的病原菌是
A. 金黄色葡萄球菌
B. 副溶血性弧菌
C. 沙门菌属
D. 大肠埃希菌
E. 溶血性链球菌

110. 入院后对病人呕吐物、粪便进行细菌培养，找到了沙门菌。在治疗时应首选的抗生素是
A. 氯霉素
B. 四环素
C. 阿米卡星
D. 青霉素
E. 大环内酯类

（111~114 题共用题干）
患者女性，68 岁。南方人，普通话不标准。胃大部切除术后第 2 天。护士将要和患者交谈，了解其术后情况。

111. 护士与病人交谈前应做准备，但以下哪项不需要
A. 了解病人基本情况
B. 确定交谈目的
C. 选择交谈时间、环境
D. 制定交流提纲
E. 记录病人病情变化情况

112. 护士在与其交流时应特别注意应用的沟通技巧
A. 鼓励
B. 沉默
C. 提问
D. 倾听
E. 核实

113. 护士在与其交谈过程中，以下问题属于开放式提问的是

A.“昨天早上是谁把你送到手术室的？”

B.“您昨晚睡着没有？”

C.“您现在伤口疼吗？”

D.“您现在有哪些不舒服？”

E.“您现在口渴吗？”

114. 当患者谈及下午医院周边工地施工噪音影响其睡眠时异常激动、不满。为了缓解患者的情绪，护士此时可采取的沟通技巧是

A. 倾听

B. 沉默

C. 提问

D. 阐释

E. 核实

（115~117 题共用题干）

患者女性，患急性阑尾炎合并穿孔，急诊在硬膜外麻醉下行阑尾切除术，术中顺利，术后血压稳定，病情平稳，即将被送回病房。

115. 患者回到病房后，护士为患者安置的体位是

A. 仰卧屈膝位 6 小时

B. 去枕平卧 6 小时

C. 侧卧位 6 小时

D. 中凹卧位 6 小时

E. 头高足低位 6 小时

116. 术后第 2 天患者体温 38.2℃，并诉切口疼痛，此时护士为患者安置的体位是

A. 头高足低位

B. 仰卧屈膝位

C. 右侧卧位

D. 半坐卧位

E. 端坐位

117. 取上述卧位的目的是

A. 减少局部出血

B. 有利于增进食欲

C. 减轻心脏负担

D. 减轻肺部淤血

E. 减轻切口缝合处的张力，缓解疼痛

（118~120 题共用题干）

患者男性，45 岁。因脑外伤入院，神志不清，昏迷。查体：体温 39℃，脉搏 108 次 / 分，呼吸 24 次 / 分，血压 160/100mmHg，现需通过鼻饲维持营养。

118. 当胃管插至会厌部时，护士应

A. 使患者头后仰

B. 嘱患者做吞咽动作

C. 将患者的头偏向一侧

D. 将患者的头靠近胸骨

E. 减慢插管动作

119. 上述做法的目的是

A. 避免恶心、呕吐

B. 减少病人痛苦

C. 以免损伤食管黏膜

D. 增大咽喉部通道的弧度

E. 使咽部肌肉放松

120. 给予鼻饲液的温度是

A. 0℃~4℃

B. 24℃~28℃

C. 28℃~35℃

D. 41℃~42℃

E. 45℃~48℃

实践能力

一、以下每一道题下面有A、B、C、D、E五个备选答案。请从中选择一个最佳答案，并在答题卡上将相应题号的相应字母所属的方框涂黑。

1. 二尖瓣听诊区所在的部位为

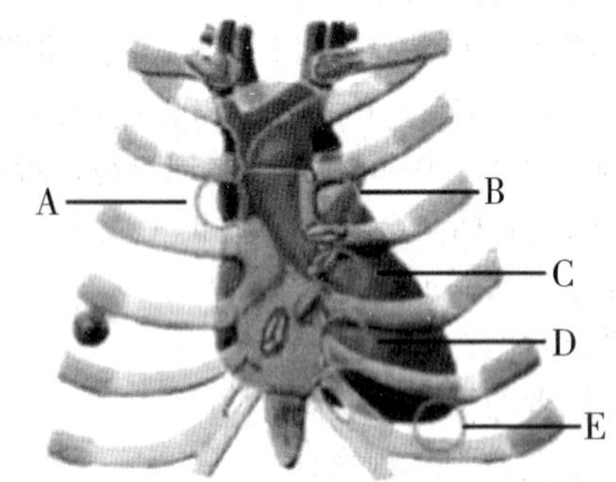

A. A
B. B
C. C
D. D
E. E

2. 对早期胃癌最具诊断价值的检查是
A. X线钡餐检查
B. 大便隐血试验
C. 胃液检查
D. 胃镜及活检
E. 血沉

3. 患儿，女，2岁。患法洛四联症，由母亲在家照顾。社区护士在进行健康教育中指出，对法洛四联症患儿进行护理时，为防止发生脑血栓，应特别注意
A. 避免过劳
B. 低盐饮食
C. 预防感染
D. 多喂水
E. 必要时哺喂前后吸氧

4. 肺癌的早期症状为
A. 咳嗽
B. 发热
C. 大咯血
D. 持续性胸痛
E. Horner综合征

5. 长期高血压易引起下列哪些脏器出现并发症
A. 心、肺、脑
B. 肝、肺、肾
C. 心、肝、肾
D. 肝、肾、脑
E. 心、脑、肾

6. 为防止中草药变性影响疗效，煎药用具最好选用
A. 陶瓷锅
B. 不锈钢锅
C. 搪瓷锅
D. 玻璃烧杯
E. 铁锅

7. 患者女，61岁。因持续胸闷、胸痛发作6小时急诊入院，入院诊断：急性前壁心肌梗死，1小时后，因病情恶化死亡。最可能的死亡原因是
A. 脑出血
B. 呼吸衰竭
C. 心源性休克
D. 心功能衰竭
E. 心律失常

8. 有关宫颈糜烂物理治疗的健康教育，错误的是
A. 治疗后阴道分泌物增多，甚至有阴道大量排液或出血
B. 治疗后一般3~4周创面可愈合，重者6~8周
C. 是目前治疗效果最好的方法
D. 治疗后1周内禁止性生活
E. 治疗前应排除恶性病变

9. 风湿性心脏瓣膜病患者，因心源性水肿给予噻嗪类利尿药治疗，护士应重点监测
A. 低钾血症
B. 高钠血症
C. 低钠血症
D. 高钾血症
E. 低镁血症

10. 初产妇，28岁，妊娠42周，自觉胎动消失12小时，胎心音140次/分，无宫缩，正确的处理方法是

A. 催产素引产
B. 立即吸氧
C. 立即剖宫产
D. 人工破膜
E. 左侧卧位

11. 患者女性，34 岁。诊断为肥厚型心肌病。该患者不可能出现下列哪项临床表现
A. 劳力性呼吸困难
B. 收缩期杂音
C. 心前区疼痛
D. 晕厥
E. 奇脉

12. 孕妇李女士，妊娠 37 周。第 1 胎，头先露。临产 11 小时，宫口开全 30 分钟，见“拨露”及流出的羊水浑浊，医生立即产钳助产，娩出一体重 2800g 活女婴。刘女士需产钳助产的原因是
A. 早产
B. 胎儿窘迫
C. 第一产程延长
D. 第二产程延长
E. 屏气用力欠佳

13. 深静脉血栓形成的患者急性期绝对卧床休息 10~14 天，床上活动时避免动作幅度过大，禁止按摩患肢，目的是
A. 防止血栓脱落
B. 预防出血
C. 促进静脉回流
D. 缓解疼痛
E. 防止再次血栓形成

14. 患者女，28 岁，已婚。近 3 个月经期均在 10 天左右，月经周期 28 天。子宫正常大小。Hb100g/L。最可能的诊断是
A. 无排卵性功血
B. 黄体功能不足性功血
C. 子宫内膜不规则脱落性功血
D. 稽留流产
E. 不全流产

15. 患者女性，31 岁，自去年冬季以来每日发生腹痛，平时伴有恶心、打嗝、反酸，查体在剑突右侧有局限压痛，无反跳痛，诊断“十二指肠溃疡”。十二指肠溃疡疼痛的特点是
A. 餐后即痛，持续 2 小时后缓解
B. 餐后 1 小时开始，持续 2 小时后缓解
C. 餐后 2 小时开始，持续 2 小时后缓解
D. 餐后 3~4 小时开始，进餐后缓解
E. 无规律性

16. 尿毒症患者心血管系统最常见的表现为
A. 高血压
B. 心力衰竭
C. 尿毒症性心肌病
D. 心律失常
E. 尿毒症性心包炎

17. 患者女，55 岁，7 小时前出现急性腹痛、腹胀、无排气排便，伴呕吐，呕吐物为咖啡色样液体，可能诊断为
A. 机械性肠梗阻
B. 急性阑尾炎
C. 麻痹性肠梗阻
D. 胃溃疡
E. 绞窄性肠梗阻

18. 患者男性，56 岁，诊断为急性肾功能衰竭，该患者少尿期的饮食护理，错误的是
A. 避免含钾丰富的食物
B. 高糖
C. 高维生素
D. 适宜的脂肪
E. 高蛋白

19. 患者，男，46 岁，绞窄性疝行肠切除、肠吻合术后，预防切口感染最主要措施是
A. 及时合理应用抗菌药物
B. 保持敷料清洁、干燥
C. 注意观察体温、脉搏变化
D. 应用止痛药物缓解伤口疼痛
E. 保持引流管通畅

20. 甲状腺功能减退患者便秘时的护理措施不妥的是
A. 严禁使用轻泻剂
B. 每日适度运动
C. 适当按摩腹部
D. 进食粗纤维食物，促进肠蠕动
E. 每日摄入足够水分

21. 某甲状腺功能亢进患者，既往有哮喘病史，在制订治疗方案时，应禁用的药物是
A. 甲硫氧嘧啶
B. 甲亢平

C. 地西泮
D. 普萘洛尔
E. 丙硫氧嘧啶

22. 患者女，37 岁，未婚。近期由于工作劳累紧张，心悸，多汗两个月。查体：甲状腺Ⅱ度肿大，有血管杂音，心率 130 次 / 分，FT3、FT4 升高，TSH 显著降低，首先治疗方案
A. 甲巯咪唑（他巴唑）
B. 甲巯咪唑（他巴唑）+ 普萘洛尔
C. 普萘洛尔
D. ^{131}I
E. 甲状腺切除术

23. 患者女，55 岁，剑突下刀割样疼痛 5 小时，寒战、高热伴黄疸。既往有类似发作史。查体：神志淡漠，T 39℃，血压 80/60mmHg，脉搏 125 次 /min，剑突下压痛，肌紧张，肝区叩击痛。WBC 26×10^9/L，中性粒细胞 95%。应考虑为
A. 急性胰腺炎
B. 胆道蛔虫病
C. 急性胆管炎
D. 溃疡病穿孔
E. 急性梗阻性化脓性胆管炎

24. 患者女，61 岁，糖尿病史 10 年，1 天前诊断为糖尿病酮症酸中毒。该患者呼吸的特点是
A. 呼吸急促
B. 吸气性呼吸困难
C. 呼气性呼吸困难
D. 呼吸表浅
E. 深大呼吸

25. 患者男，32 岁。因急性胰腺炎入院，目前病情稳定，待出院。此时，您认为最重要的保健指导内容是什么
A. 教会患者如何采用减轻疼痛的方法
B. 避免暴饮暴食
C. 适当休息
D. 戒除烟酒
E. 避免劳累

26. 患者女，35 岁，足部被铁钉扎伤后 1 周，出现张口受限、苦笑面容、角弓反张、频繁抽搐。下列护理措施中错误的是
A. 注射破伤风抗毒素
B. 病室安静避光
C. 少食多餐
D. 严密监察病情
E. 消毒隔离

27. 患儿男，3 岁。因咳嗽、咳痰 2 天，喘息半天入院。体格检查：体温 38.4℃，脉搏 95 次 / 分，呼吸 45 次 / 分，呈呼气性呼吸困难，听诊两肺布满哮鸣音及粗湿啰音，患儿咳嗽无力，诊断为哮喘性支气管炎，家长非常焦急，担心转为支气管哮喘。此时，最适合的护理措施是
A. 少量多次饮水
B. 体位引流
C. 超声雾化吸入
D. 定时为患儿拍背
E. 定时负压吸痰

28. 患者男，41 岁，1 小时前被发现昏迷，抽搐、呕吐。查体：多汗、流涎，瞳孔明显缩小，呼吸有大蒜味。分诊护士考虑最可能为
A. 脑出血
B. 一氧化碳中毒
C. 有机磷中毒
D. 食物中毒
E. 癔病

29. 患者，女性，61 岁，主诉咳嗽、咳大量脓痰，以晨起及晚间躺下为重，痰液放置后可分 3 层，该患者最可能患
A. 支气管扩张
B. 肺癌
C. 慢性支气管炎
D. 肺气肿
E. 肺结核

30. 患者女，30 岁，大量饮酒后被送往医院，间断呕吐，查体：P 98 次 / 分，血压 110/70 mmHg，昏睡、能唤醒，瞳孔散大，血液乙醇浓度：58mmol/L。此时患者处于
A. 嗜睡期
B. 昏迷期
C. 兴奋期
D. 共济失调期
E. 抑制期

31. 患者女性，69 岁。有 COPD 病史 30 年。平素体弱，3 天前受凉后再次出现咳嗽咳痰，痰白质黏量多，伴有气急。此时患者应避免使用
A. 溴己新
B. 氨茶碱

C. 可待因
D. 盐酸氨溴索
E. 沙丁胺醇气雾剂

32. 患者的临床特征是：头脑中经常突然出现不属于自己的许多想法，无法摆脱。这种表现很可能是
A. 强迫思维
B. 幻觉
C. 思维扩散
D. 思维奔逸
E. 思维云集

33. 慢性肺源性心脏病发生肺性脑病时应避免使用
A. 抗生素
B. 强心剂
C. 利尿剂
D. 镇静剂
E. 钙通道阻滞剂

34. 患者男，34 岁，已婚。近 3 周来自觉无明显诱因出现情绪低落，兴趣减退，易疲劳，懒言少语，动作迟缓。自觉“脑子变笨，好像木头样，整个世界都是灰色的，什么都没有意思。”觉得自己给家庭带来了很多麻烦，多次有轻生的念头。应考虑该患者是
A. 神经衰弱
B. 抑郁症
C. 癔症
D. 反应性精神病
E. 精神分裂症

35. 某呼吸衰竭病人，应用辅助呼吸和呼吸兴奋剂过程中，出现恶心、呕吐、烦躁、面颊潮红、肌肉颤动等现象，考虑为
A. 肺性脑病先兆
B. 呼吸兴奋剂过量
C. 痰液壅塞
D. 通气量不足
E. 呼吸性碱中毒

36. 患者男，50 岁。患者向来小心谨慎，只要一拿钱，就重复数个不停，买东西前，要先列清单，并反复检查，生怕会有遗漏。出门后，门与灯虽已关了，但他仍不放心，一而再，再而三地重复检查。此患者为
A. 强迫行为
B. 强迫意向
C. 强迫联想
D. 强迫思想
E. 强迫回忆

37. 患者女性，急性甲型肝炎入院，请问该病人的隔离期是
A. 病后 50 天
B. 病后 3 周
C. 病后 1 个月
D. 病后 2 个月
E. 病后 3 个月

38. 患者，女性，39 岁，拒食 4 天，理由是：“植物经过亿万年后，出现了动物，而人是由动物一步步进化而来，因此不论是吃动物还是植物都等于是吃自己，所以我只能饮水。”该患者的症状最可能是
A. 智力障碍
B. 诡辩性思维
C. 联想障碍
D. 强迫性空思竭虑
E. 逻辑倒错性思维

39. 患者，男性，31 岁，主因咳嗽、咳痰、消瘦、乏力、食欲减退、盗汗，午后低热 1 个月入院。X 线检查左肺中上叶可见一云雾状、边缘模糊的阴影，PPD 检查为强阳性。护士遵医嘱给予患者做 PPD 皮试，护士告诉患者看结果的时间是
A. 15~20 分钟
B. 12~24 小时
C. 24~48 小时
D. 48~72 小时
E. 72~92 小时

40. 患者女，58 岁。近两个月来出现下肢麻木，行走困难，患者最可能患了下列哪型颈椎病
A. 神经根型颈椎病
B. 脊髓型颈椎病
C. 椎动脉型颈椎病
D. 交感神经型颈椎病
E. 复合型颈椎病

41. 32 岁初产妇，妊娠 39 周顺产。胎儿经阴道娩出后护士立即为其按摩子宫并协助胎盘娩出，这一行为可能导致不良后果是
A. 胎盘粘连
B. 胎盘卒中
C. 胎盘嵌顿

D. 胎盘植入
E. 胎盘剥离不全

42. 患者，男，22 岁，在野外玩耍时被蛇咬伤，该患者不可能出现的并发症是
A. 休克
B. 病毒性脑膜炎
C. DIC
D. 呼吸衰竭
E. 肾衰竭

43. 孕妇，33 岁，妊娠 30 周。为了胎儿的安全，产前检查时护士教会孕妇做胎动计数，并嘱咐 12 小时胎动计数少于多少次时应及时就诊
A. 10 次
B. 20 次
C. 30 次
D. 40 次
E. 50 次

44. 下列因素中，可能引起窦性心动过缓的是
A. 缺氧
B. 发热
C. 失血性贫血
D. 甲亢
E. 高钾

45. 孕妇，27 岁，平素身体健康，妊娠 28 周，产检：血压 140/90mmHg，尿蛋白（－），下肢水肿（＋）。护士对其进行健康教育时，告知每日休息时间至少为
A. 8 小时
B. 9 小时
C. 10 小时
D. 11 小时
E. 12 小时

46. 随时有猝死危险的心律失常不包括
A. 心室颤动
B. 心室扑动
C. 阵发性室性心动过速
D. 阵发性室上性心动过速
E. 三度房室传导阻滞

47. 某孕妇，25 岁，G1P0，孕 37 周，双胎妊娠，第二个胎儿娩出后为该孕妇腹部放置沙袋的目的是
A. 减轻疼痛
B. 减少出血
C. 预防休克
D. 预防血栓形成
E. 预防感染

48. 主要不良反应为颜面潮红、头痛的药物是
A. 利尿剂
B. β 受体阻滞剂
C. 钙通道阻滞剂
D. 血管紧张素转换酶抑制剂
E. $α_1$ 受体阻滞剂

49. 孕妇，33 岁，宫内孕第一胎，妊娠合并心脏病，使用抗生素预防感染的时间是
A. 无论什么时候使用均可
B. 确定怀孕开始使用
C. 分娩期开始使用至产后一周
D. 分娩期开始持续至整个产褥期
E. 产后立即给予抗生素

50. 患者女，21 岁。因外伤被家人送至急诊。查体：面色苍白，意识模糊；腹部膨隆，右上腹有一刀刺伤口不断流血，如图所示，该患者最可能受伤的腹腔脏器是

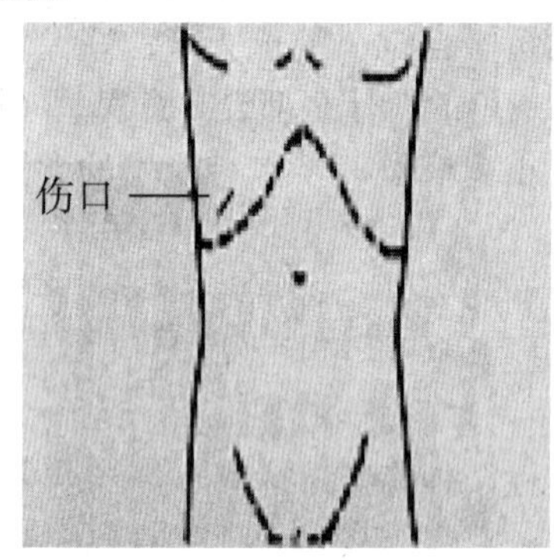

A. 肝
B. 脾
C. 胃
D. 胰
E. 结肠

51. 某患儿患新生儿寒冷损伤综合征，体温不升，护士将其放入暖箱保暖。暖箱温度的调节主要依据患儿的
A. 呼吸
B. 心率
C. 血压
D. 肛温
E. 日龄

52. 患者，女性，63 岁。因下肢静脉曲张入院。

检查时嘱其站立，待下肢静脉曲张充盈后，在大腿上 1/3 扎止血带，嘱其反复下蹲 3~5 次，结果显示曲张静脉充盈度明显减轻。上述检查结果提示

A. 交通支瓣膜功能不全
B. 交通支瓣膜功能正常
C. 大隐静脉瓣膜功能不全
D. 下肢深静脉通畅
E. 下肢深静脉瓣膜功能不全

53. 患者男性，44 岁，尿路结石，因排尿不畅而出现膀胱刺激征，疑为急性肾盂肾炎入院，该患者尿液检查结果会出现

A. 血尿
B. 尿比重降低
C. 脓尿
D. 蛋白尿
E. 透明管型尿

54. 溃疡性口腔炎糜烂面表面有

A. 黄白色膜样渗出物
B. 灰白色假膜
C. 白色乳凝块样物
D. 白色片状物
E. 黄白色小水泡

55. 患者女性，56 岁，患老年性外阴炎，医生嘱坐浴。护士指导患者坐浴的方法及注意事项时，错误的是

A. 会阴部应浸没于浸泡液中
B. 水温为 40℃左右
C. 每次坐浴 10 分钟
D. 月经期禁止坐浴
E. 每日 2 次

56. 溃疡性结肠炎的临床表现不包括

A. 黏液脓血便
B. 腹胀
C. 左下腹压痛
D. 腹泻
E. 肠出血

57. 患者女，50 岁，孕 2 产 2，主诉腰骶部酸痛，有下坠感。妇科检查：嘱病人平卧向下屏气用力，发现宫颈外口达处女膜缘。子宫脱垂分度为

A. Ⅰ度轻型
B. Ⅰ度重型
C. Ⅱ度轻型
D. Ⅱ度重型
E. Ⅲ度

58. 艾滋病肺孢子菌肺炎属于艾滋病的哪一期

A. 急性感染期
B. 潜伏期
C. 艾滋病期
D. 无症状感染期
E. 持续性全身淋巴结肿大期

59. 下列哪种药物不能改善阿尔茨海默病病人的认知功能

A. 多奈哌齐（安理申）
B. 艾斯能
C. 石杉碱甲（哈伯因）
D. 二氢麦角碱
E. 劳拉西泮

60. 肾癌的三联征是指

A. 尿频、尿急、尿痛
B. 发热、血尿、腰部肿块
C. 血尿、腰部肿块和腰痛
D. 血尿、排尿困难和尿潴留
E. 脓尿、腰部肿块和腰痛

61. 患者，男性，22 岁。双手深Ⅱ度烧伤康复期。护士指导其双手平时正确的放置位置是

A. 握拳位
B. 半握拳位
C. 伸直位
D. 半伸直位
E. 双手互握

62. 患儿女，5 岁，诊断为法洛四联症。患儿缺氧发作时宜采取的体位是

A. 去枕平卧位
B. 取半坐位
C. 膝胸卧位
D. 患儿头肩抬高 15°~30°
E. 侧卧位

63. 患者女性，32 岁。汽车撞伤腹部，感腹部疼痛，伴恶心、呕吐。疑有腹腔脏器损伤。确诊前对病人的护理措施错误的是

A. 禁食
B. 胃肠减压
C. 应用抗生素
D. 严密病情观察
E. 应用哌替啶止痛

64. 慢性粒细胞白血病慢性期最突出的体征是
A. 胸骨下段压痛
B. 脾大
C. 发热
D. 骨关节痛
E. 贫血

65. 患者男性，61岁，饮酒史20余年，昨晚与同事聚会，饮白酒约400ml。陷入昏迷状态，心率130次/分、血压80/60mmHg，呼吸慢而有鼾音。处于急性酒精中毒状态，入院后准备行血液透析。问透析指征是血乙醇含量达到
A. > 108mmol/L（500mg/dl）
B. < 54mmol/L（250mg/dl）
C. > 87mmol/L（400mg/dl）
D. < 108mmol/L（500mg/dl）
E. < 87mmol/L（400mg/dl）

66. 绒毛膜癌的治疗原则是
A. 手术为主，化疗为辅
B. 手术为主，放疗为辅
C. 化疗为主，手术为辅
D. 放疗为主，化疗为辅
E. 放疗为主，手术为辅

67. 患儿女，6岁，诊断支气管异物。采用内镜检查取出异物后家长咨询进食时间，护士的正确回答是
A. 30分钟后
B. 1小时后
C. 2小时后
D. 3小时后
E. 4小时后

68. 系统性红斑狼疮最常受累的器官是
A. 心脏
B. 脑
C. 肾
D. 肝
E. 肺

69. 患者女性，43岁。右胸部外伤后，胸壁局部软化浮动，出现反常呼吸运动，首先应采取的急救方法是
A. 止痛
B. 吸氧
C. 肋骨牵引固定
D. 应用胸腔闭式引流
E. 加压包扎固定胸壁

70. 一切全肺切除术后病人应取
A. 平卧位
B. 头低足高仰卧位
C. 健侧卧位
D. 1/4侧卧位
E. 患侧卧位

71. 患者女性，系统性红斑狼疮病史5年，请问该患者死亡的主要原因是
A. 尿毒症
B. 心包炎
C. 神经系统损害
D. 肝硬化
E. 肺间质纤维化

72. CO中毒患者首要的处理措施是
A. 将病人转移到空气新鲜处
B. 高流量吸氧
C. 控制高热
D. 防治脑水肿
E. 促进脑细胞功能恢复

73. 原发性肝癌最突出的体征是
A. 腹水呈血性
B. 腹膜刺激征
C. 肝进行性肿大
D. 黄疸与发热
E. 腹壁静脉曲张

74. 目前诊断子宫内膜异位症的最佳方法是
A. 双合诊检查
B. 阴道B超
C. 腹腔镜检查
D. 分段诊断性刮宫
E. 盆腔X线摄片

75. 患者女，41岁，普查发现宫颈癌，入院后行宫颈癌根治术，术后护士告诉病人拔除尿管的时间是
A. 1~2天
B. 3~4天
C. 5~6天
D. 7~14天
E. 15~21天

76. 初产妇，妊娠37周入院待产。查体：左枕

前位，胎心率 140 次 / 分，规律宫缩达 18h，宫口开大 2cm，宫缩间歇期长，宫缩持续时间短，宫缩达高峰时子宫体不隆起和变硬，无头盆不称。应考虑该产妇为

A. 潜伏期延长
B. 活跃期延长
C. 活跃期停滞
D. 胎头下降延缓
E. 第二产程延长

77. 患者女性，45 岁，右乳房肿块，质硬，尚能活动，如其皮内、皮下淋巴管被癌细胞堵塞时，典型的临床体征是

A. 乳头湿疹样改变
B. 乳腺急性炎症
C. 乳头凹陷
D. 乳腺皮肤橘皮样改变
E. 皮肤凹陷

78. 病人平卧患肢抬高 70°~80°，持续 60 秒，若出现麻木、疼痛、苍白或腊黄色者，提示

A. 浅静脉通畅试验阳性
B. 勃格试验阳性
C. 交通支静脉通畅试验阳性
D. 深静脉通畅试验阳性
E. 腰交感神经阻滞试验阳性

79. 患者男性，47 岁，诊断为甲状腺功能亢进症，近日来突眼明显，护士指导患者休息时采取哪种卧位

A. 去枕平卧
B. 去枕侧卧
C. 降低头部
D. 抬高头部
E. 俯卧位

80. 面部“危险三角区”的疖禁用热疗是为了防止

A. 面部蜂窝织炎
B. 眼球内感染
C. 上颌骨骨髓炎
D. 海绵状静脉窦炎
E. 脑脓肿

81. 患者，女性，43 岁。痛风病史 5 年。因担心疾病的预后，思想负担重，情绪低落。此时，护士给予最恰当的护理措施是向患者说明

A. 积极坚持规范的治疗可维持正常的生活
B. 疾病反复发作会导致关节畸形
C. 痛风是一种终身性疾病
D. 疼痛会影响睡眠
E. 疼痛会影响进食

82. 患者，女，28 岁。30 分钟前因汽车撞伤头部发生颅前窝骨折入院，采取保守治疗。对此患者的护理措施不正确的是

A. 床头抬高 15°~20°
B. 抗生素溶液冲洗鼻腔
C. 禁忌堵塞鼻腔
D. 禁止腰椎穿刺
E. 保持外耳道、口腔、鼻腔的清洁

83. 孕妇，28 岁，孕 1 产 1，每次经期下腹疼痛，月经第 1 天最强烈，2~3 天后疼痛缓解，余无异常。平素采用安全期避孕法。为缓解症状，最恰当的处理是

A. 腹部局部冷敷
B. 口服避孕药
C. 口服雄激素
D. 长期服镇痛药
E. 口服前列腺素类药物

84. 确诊宫颈癌最可靠的辅助检查方法是

A. 宫颈刮片细胞学检查
B. 碘试验
C. 宫颈活体组织检查
D. 阴道镜检查
E. B 型超声

85. 老年人血管变化的特点是

A. 脉压降低
B. 收缩压升高
C. 主动脉壁变薄
D. 周围动脉壁变薄
E. 血管软化程度增加

86. 诊断癫痫最有价值的检查是

A. 脑电图
B. CT
C. MRI
D. 脑脊液检查
E. 脑血管造影

87. 肺结核患者咯血出现窒息时应首先

A. 给氧
B. 输血

C. 注射止血剂
D. 清除呼吸道内血块
E. 进行人工呼吸

88. 水痘患儿的隔离时间至少为
A. 疱疹全部结痂后 3 天
B. 疱疹全部结痂后 7 天
C. 疱疹全部消失后
D. 出疹后 7 天
E. 出疹后 14 天

89. 小儿化脓性脑膜炎使用敏感性抗生素的时间至少是
A. 3~7 天
B. 7~10 天
C. 2~3 周
D. 4~5 周
E. 5~6 周

90. 患者女性，20 岁。因车祸致头部受伤，伤后当即昏迷 1h，清醒后诉头痛，有呕吐，右上肢肌力Ⅱ级；脑脊液检查有红细胞，CT 扫描见左额顶叶脑挫裂伤。目前的关键处理措施是
A. 静卧、休息
B. 床头抬高 15°~30°
C. 营养支持
D. 应用抗生素
E. 防治脑水肿

91. 患者男，19 岁，口服安定 100 片，被家人发现时呼之不应，意识昏迷，急诊来院。错误的护理措施是
A. 立即洗胃
B. 立即催吐
C. 硫酸镁导泻
D. 0.9% 生理盐水洗胃
E. 监测生命体征

92. 患儿男，11 个月。因发热、咳嗽 3 天，病情加重来诊。查体：患儿烦躁不安，气促，口唇发绀。T39℃，P180 次 / 分，呼吸 50 次 / 分。肺部可闻及较多细湿啰音，心音低钝，肝肋下 3cm。对该患儿的护理错误的是
A. 面罩给氧
B. 置患儿于半卧位
C. 避免各种刺激
D. 加快输液速度
E. 备好抢救用品

93. 测定人体是否感染过结核菌，最有效的方法是
A. 纤维支气管镜检查
B. PPD 试验
C. X 线检查
D. CT 检查
E. 痰结核菌检查

94. 患者女，43 岁。无诱因突发四肢抽搐，呼吸急促、面色发绀、两眼上翻、口吐白沫、呼之不应。症状持续约 3 分钟后，抽搐停止但仍昏迷。家属急送医院救治。医生查体时患者再次出现类似发作，此时不应当
A. 解开患者的衣领、衣扣和腰带
B. 将患者的头部朝向一边
C. 在患者的上下臼齿间放压舌板
D. 按压患者的肢体以制止抽搐
E. 给予安定静脉推注

二、以下提供若干个案例，每个案例下设若干个考题。请根据各考题题干所提供的信息。在每题下面 A、B、C、D、E 五个备选答案中选择一个最佳答案，并在答题卡上将相应题号的相应字母所属的方框涂黑。

（95~96 题共用题干）
32 岁初产妇，行会阴左侧切开术后第 3 天，伤口无红肿、恶露正常。
95. 该产妇子宫底高度应在
A. 平脐
B. 脐下 2~3 横指
C. 脐与耻骨联合连线中点
D. 耻骨联合上 2~3 横指
E. 缩复至骨盆腔内

96. 该产妇最适宜的体位是
A. 半卧位
B. 仰卧位
C. 膝胸卧位
D. 左侧卧位
E. 右侧卧位

（97~98 题共用题干）
患者，男性，43 岁，间断性下腹部疼痛伴腹泻近 2 年，每天排便 4~5 次，伴里急后重感，并且排便后疼痛能够缓解。入院后诊断为溃疡性结肠炎。
97. 上述疾病药物治疗首选
A. 柳氮磺吡啶

B. 泼尼松
C. 免疫抑制剂
D. 氢化可的松
E. 奥沙拉嗪

98. 上述药物的正确服用方法是
A. 饭前服用
B. 饭后服用
C. 与第一口同服
D. 睡前服用
E. 用温开水稀释后服用

（99~100 题共用题干）

患者女性，31 岁，一次与人发生口角，对方声音洪亮，患者自感不是对手。第二天起出现无法说话，与之交谈只能用手势表示。能正常咳嗽，耳鼻喉科、脑部 MRI 检查均无异常。

99. 考虑该患者为
A. 缄默
B. 违拗症
C. 躯体化障碍
D. 强迫症
E. 癔症

100. 护理该患者时最应注意
A. 转移注意力
B. 建立良好的关系
C. 协助患者料理生活
D. 运用良好的沟通技巧
E. 医、护高度保持一致

（101~103 题共用题干）

患者男，69 岁，前列腺肥大压迫尿道，造成排尿受阻，出现尿潴留。

101. 下列描述与之不相符的是
A. 膀胱容积可增至 3000~4000ml
B. 膀胱高度膨胀，可到脐部
C. 耻骨上可扪及囊样包块，叩诊呈鼓音
D. 局部有压痛
E. 患者主诉下腹胀痛，排尿困难

102. 护士采取的护理措施中，错误的是
A. 安慰患者，消除其焦虑和紧张情绪
B. 病情允许，用力按压，协助排尿
C. 热敷、按摩
D. 针刺中极、曲骨、三阴交穴等，刺激排尿
E. 听流水声或用温水冲洗会阴

103. 上述正确的处理仍不能解除尿潴留，为患者行导尿术，操作中正确的是
A. 初步消毒，先消毒尿道口、龟头、冠状沟
B. 插管时，提起阴茎与腹壁成 40° 角
C. 使耻骨前弯消失
D. 将尿管轻轻插入尿道 10~15cm，见尿再插入 1~2cm
E. 第一次放尿不得超过 500 ml

（104~106 题共用题干）

患者，女，57 岁。3 个月来腹胀、水肿，近 1 周加重伴腹痛。20 年前曾发现 HBsAg（+）。查体：可见肝掌及蜘蛛痣。蛙状腹，肝未触及，脾肋下 4cm，全腹压痛，无明显反跳痛，移动性浊音阳性。化验：血白蛋白 24 g/L，血球蛋白 31g/L，血钾 3.8mmol/L，血钠 136mmol/L，血氯 98mmol/L。

104. 该患者最必要的检查是
A. 腹水常规 + 细菌培养
B. 尿常规及尿钠检测
C. 腹部 B 超检查
D. 腹部 CT 检查
E. 胃镜检查

105. 该患者最可能的诊断是
A. 原发性肝癌
B. 乙肝肝硬化
C. 慢性乙型肝炎
D. 原发性肾病综合征
E. 结核性腹膜炎

106. 对该患者不宜采用的治疗措施是
A. 腹水回输
B. 应用抗生素
C. 应用保肝药物
D. 输注白蛋白
E. 输注血浆

（107~108 题共用题干）

患者，女性，59 岁。阑尾切除术后发生粘连性肠梗阻，脐周阵发性疼痛 2 天，恶心呕吐较频繁，尿少，口渴明显。查体：脉搏 96 次 / 分，血压 100/70mmHg，腹胀不明显，偶见肠型，脐右侧有轻压痛，肠鸣音亢进。采用禁食、胃肠减压、输液及应用抗生素等非手术治疗。

107. 非手术治疗期间最重要的护理措施是
A. 密切观察病情
B. 应用解痉剂
C. 胃肠减压

D. 输液、应用抗生素
E. 详细记录出入液量

108. 解除胃肠减压最主要的指征是
A. 腹痛减轻
B. 腹胀消失
C. 呕吐停止
D. 肛门排气
E. 未见肠型

（109~111 题共用题干）
11 个月大女婴，因腹泻就诊，诊断为轮状病毒肠炎。
109. 下列哪项不是此病的主要临床表现
A. 发热
B. 大便蛋花汤样
C. 鼻塞和流涕
D. 大便脓血样
E. 脱水和酸中毒

110. 如此婴确诊为中度脱水，失水量约为体重的
A. 5%
B. 5%~10%
C. 10%~15%
D. ＞ 15%
E. ＞ 20%

111. 其静脉补液量前 24 小时为每公斤体重
A. 50~100 ml
B. 80~120 ml
C. 90~150 ml
D. 120~150 ml
E. 150~200 ml

（112~113 题共用题干）
患者女，53 岁，诊断为子宫肌瘤，拟行次全子宫切除术，患者得知病情后沉默寡言，情绪低落，时不时浮现出轻生念头。
112. 患者目前的心理反应主要为
A. 震惊
B. 矛盾
C. 焦虑
D. 抑郁
E. 恐惧

113. 此时首要的护理措施为
A. 继续观察
B. 心理护理
C. 止血
D. 改善睡眠状态
E. 尽快术前准备

（114~115 题共用题干）
患者女，17 岁。发热、咽痛半个月，肉眼血尿 3 天。尿常规示尿蛋白（+++），红细胞满视野，白细胞 5~10/HP，血清 C3 和总补体低。为进一步诊治行肾活检检查。
114. 术前护理措施错误的是
A. 向患者说明检查的目的和意义
B. 详细解释肾脏穿刺的必要性和操作过程，消除恐惧心理
C. 教会患者练习憋气及床上排尿
D. 术前禁食 8~12 小时
E. 术日晨清洁灌肠

115. 患者肾活检术后，下列护理措施不妥的是
A. 术后平卧 24 小时，如有肉眼血尿应延长卧床时间
B. 定时观察生命体征、尿色及有无腰痛、腹痛
C. 患者大量饮水以免血块阻塞尿路
D. 包扎腹带，局部沙袋压迫穿刺部位
E. 术后 3 天使用止血药和抗生素

（116~117 题共用题干）
患者，女性，25 岁，公司白领。近日工作紧张，情绪低落，对周围事情淡漠。今日发现其动作迟缓，表情呆板，卧床不起，拒绝生活料理，呼之推之无反应。
116. 该患者最可能的情况是
A. 缄默状态
B. 木僵状态
C. 癔症
D. 延迟性应激反应
E. 偏执状态

117. 护理该患者最应注意的问题是
A. 保证患者安全
B. 保证患者的饮食需要
C. 提供精神安慰
D. 满足患者自尊需要
E. 给予正性鼓励

（118~120 题共用题干）
患者，女，67 岁。确诊慢性阻塞性肺病近 10 年，因呼吸困难一直需要家人护理和照顾起居。今

晨起大便时突然气急显著加重，伴胸痛，送来急诊。

118. 采集病史时应特别注意询问
A. 胸痛部位、性质和伴随症状
B. 冠心病、心绞痛病史
C. 吸烟史
D. 近期胸部 X 线检查情况
E. 近期服药史如支气管舒张剂、抗生素等

119. 体检重点应是
A. 肺下界位置及肺下界移动度
B. 肺部啰音
C. 病理性支气管呼吸音
D. 胸部叩诊音及呼吸音的双侧比较
E. 颈动脉充盈

120. [假设信息] 经检查确诊肺气肿并发左侧自发性气胸，其治疗拟选择胸腔插管水封瓶引流。护士应向患者解释，引流的主要目的是
A. 维护已经严重受损的肺功能，防止呼吸衰竭
B. 缩短住院时间
C. 防止形成慢性气胸
D. 防止胸腔继发感染
E. 防止循环系统受扰和引起并发症

全国护士（师）资格考试预测卷系列

2026

护士执业资格考试预测卷及人机对话模拟考场

预测卷（八）

王　冉　主编

中国健康传媒集团
中国医药科技出版社·北京

内 容 提 要

本套试卷包含专业实务和实践能力两个方面。试卷根据最新考试大纲要求，通过分析历年考试真题，并在研究命题规律的基础上精心编写而成，具有针对性和应试性。可供考生进行模拟自测，梳理对知识点的掌握程度。试卷中题型、题量及题目难易程度与考试真题保持高度一致，本书适合所有参加护士执业资格考试的考生使用。

图书在版编目（CIP）数据

2026 护士执业资格考试预测卷及人机对话模拟考场 / 王冉主编 . -- 北京 : 中国医药科技出版社 , 2025. 8.
(全国护士（师）资格考试预测卷系列). -- ISBN 978-7-5214-5413-0

Ⅰ . R192.6-44

中国国家版本馆 CIP 数据核字第 2025H0P285 号

美术编辑 陈君杞
版式设计 也 在

出版 **中国健康传媒集团** | 中国医药科技出版社
地址 北京市海淀区文慧园北路甲 22 号
邮编 100082
电话 发行：010-62227427 邮购：010-62236938
网址 www.cmstp.com
规格 880 × 1230mm $^{1}/_{16}$
印张 19 $^{1}/_{4}$
字数 681 千字
版次 2025 年 8 月第 1 版
印次 2025 年 8 月第 1 次印刷
印刷 北京印刷集团有限责任公司
经销 全国各地新华书店
书号 ISBN 978-7-5214-5413-0
定价 49.00 元

编委会

主　编　王冉

副主编　陈寒　刘飞　阳军　叶峰

编　者（以姓氏笔画为序）

王冉　王冰　王涛　王春妮
叶峰　叶琪双　田志成　冯旗
成晓霞　刘飞　阳军　吴良红
余凡　张璐　张立君　陈寒
范国正　罗先武　季诚　周维春
常菊群　程明文　焦平丽　曾芍
谢萍　路兰　蔡秋霞　谭花凡
谭丽娇

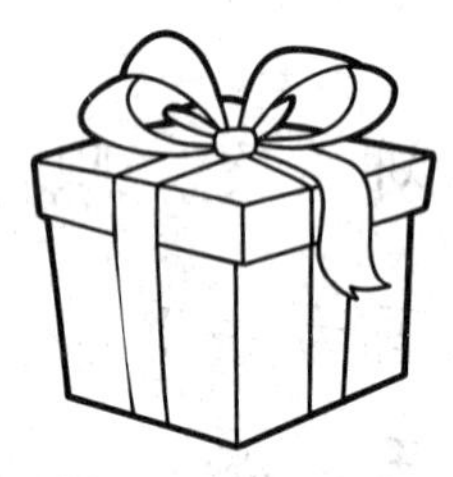

免费赠送数字资源（10 月份左右上线）

获取方式见封底

专业实务

一、以下每一道考题下面有 A、B、C、D、E 五个备选答案。请从中选择一个最佳答案，并在答题卡上将相应题号的相应字母所属的方框涂黑。

1. 可引起左心室后负荷过重的疾病是
A. 二尖瓣狭窄
B. 二尖瓣关闭不全
C. 主动脉瓣狭窄
D. 主动脉瓣关闭不全
E. 甲状腺功能亢进

2. 不利于保持良好护际关系的行为是
A. 互尊互学
B. 相互配合
C. 相互支持
D. 相互理解
E. 自行其是

3. 患者，男性，61 岁，高血压病史 12 年，一直间断服用降压药物，血压多为 160/100mmHg。4 小时前心前区持续疼痛，出冷汗急诊入院，经心电图检查确诊为急性心肌梗死，入院 1 小时后病人出现呼吸困难，两肺满布湿啰音，心率 112 次 / 分，律齐。首先考虑为
A. 急性左心衰竭
B. 心肌再次梗死
C. 肺部感染
D. 严重心肌缺血、缺氧
E. 肺栓塞

4. 患者女，56 岁。以“全身性皮肤黄染 20 天伴消瘦纳差”入院，诊断为胰头癌。患者入院后情绪低落，思想负担较重，责任护士对其采取较为适宜的护理措施是
A. 为了避免患者术前情绪波动，尽量减少探视
B. 介绍同病种术后康复期病友与其交流
C. 尽量避免谈及患者的病情
D. 注意强调手术治疗的效果
E. 对患者隐瞒病情以取得配合

5. 患者女性，34 岁，患急性心包炎、心包积液 1 月余，近日出现咳嗽、活动后气促，有心绞痛样胸痛。体检：颈静脉怒张、肝大、腹水、下肢水肿、心率增快，可见 Kussmaul 征。考虑为
A. 急性心包炎
B. 缩窄性心包炎
C. 亚急性心包炎
D. 渗出性心包炎
E. 纤维蛋白性心包炎

6. 某医院护理部要求各科室提交的工作计划需根据医院的总体工作目标制定护理计划的总目标，内容清晰明确，高低适当。这体现的是护理管理组织原则中的
A. 专业化分工与协作原则
B. 等级和统一指挥的原则
C. 任务和目标一致原则
D. 集权分权结合原则
E. 管理层次的原则

7. 与消化性溃疡发生关系密切的细菌是
A. 链球菌
B. 霍乱弧菌
C. 幽门螺杆菌
D. 痢疾杆菌
E. 大肠埃希菌

8. 关于牛奶与母乳成分的比较，对牛奶的叙述正确的是
A. 蛋白质含量高，以酪蛋白为主
B. 铁含量少，吸收率高
C. 矿物质含量少于母乳
D. 含不饱和脂肪酸较多
E. 乳糖含量高于母乳

9. 患者女性，34 岁，患内痔 2 年。检查见痔块位于截石位 3 点。膝胸位应记录为几点钟
A. 3 点
B. 7 点
C. 5 点
D. 9 点
E. 11 点

10. 中医在诊治疾病的活动中，主要在于
A. 辨识治疗方法
B. 辨识体征
C. 辨病
D. 辨证

E. 辨症

11. 患者女性，48岁，诊断为肝硬化。其血清免疫学检查中，升高最明显的是
A. IgA
B. IgG
C. IgE
D. IgD
E. IgM

12. 青春期少年最容易出现的心理行为是
A. 破坏性行为
B. 自我形象不满
C. 学校恐惧症
D. 遗尿症
E. 咬指甲

13. 肺炎最常见的病原体是
A. 细菌
B. 病毒
C. 支原体
D. 衣原体
E. 军团菌

14. 患儿，男，6岁。因腮腺炎入院，给予对症治疗。该患儿特别害怕打针，为其输液时，下列措施不正确的是
A. 以鼓励的态度支持患儿
B. 指导患儿深呼吸
C. 给患儿讲故事
D. 与患儿建立相互信赖的友好关系
E. 待其睡眠后输液

15. 患者男，43岁，胸外伤后呼吸困难，发绀，脉快。提示张力性气胸的是
A. X线见胸腔大量积气
B. X线显示纵隔移位
C. 胸膜腔穿刺有高压气体冲出
D. 伤口处发出嘶嘶声响
E. 局部叩诊成鼓音

16. 某三级甲等医院ICU，共有10张床位。按照国家卫生健康委员会对ICU护士与床位比的要求，该科室配备护士人数应不少于
A. 10名
B. 15名
C. 20名
D. 25名
E. 30名

17. 产妇，24岁，第1胎孕40周，经阴道分娩，产褥期子宫颈恢复正常形态的时间是
A. 1周
B. 2周
C. 3周
D. 4周
E. 5周

18. 患者男，70岁，高血压病史20年，糖尿病史15年。平时血压控制在160~170/100~105mmHg之间。该患者的高血压危险度分层属于
A. 极高危险组
B. 高度危险组
C. 中度危险组
D. 低度危险组
E. 无危险组

19. 孕妇，25岁，第1胎36周，自觉胎动频繁，下列不属于胎儿宫内窘迫的表现是
A. 胎儿头皮血pH下降
B. 胎动0~2次/小时
C. 胎心率大于160次/分，不规律
D. NST试验阳性
E. OCT试验阳性

20. 患者男，57岁。因严重肝病导致昏迷，呼吸微弱，浅而慢。护士为其测量呼吸的正确方法是
A. 用少许棉花置患者鼻孔前观察棉花飘动次数
B. 用手感觉呼吸气流通过的次数
C. 计算所听到的呼吸音的次数
D. 测脉率后观察胸腹起伏次数
E. 以1/4的脉率计算

21. 患者女，29岁，双胎妊娠，孕37周时经阴道分娩，当第2个胎儿娩出后，阴道出血约为700ml，色暗红，可凝。检查产道无裂伤，胎盘胎膜完整，子宫体软，轮廓不清，血压110/80mmHg。为明确产妇出血的原因应重点评估
A. 胎盘、胎膜娩出情况
B. 软产道是否有裂伤
C. 子宫收缩情况
D. 血液是否凝固
E. 血压

22. 患者男，75岁，患慢性阻塞性肺疾病30余年，现处于疾病稳定期，在为其制定肺功能康复计

划时，应是

A. 护士与患者共同制定，护士指导患者执行
B. 患者自行制定，由护士指导执行
C. 患者自行制定并执行
D. 护士单独制定，指导患者执行
E. 护士单独制定，强制患者执行

23. 产妇，23 岁，正常阴道分娩，护士给病人讲解正常的脐带结构是

A. 一条动脉，一条静脉
B. 一条动脉，两条静脉
C. 两条动脉，一条静脉
D. 静脉较粗壁厚
E. 动脉较细壁薄

24. 6 个月肺炎患儿，精神不振，食欲差，对该患儿饮食指导错误的是

A. 给予营养丰富半流质饮食
B. 耐心喂养防呛咳
C. 尽量少饮水
D. 少量多餐
E. 继续母乳

25. 不属于精神分裂症阴性症状的是

A. 情感淡漠
B. 思维贫乏
C. 意志减退
D. 社交缺乏
E. 病理性象征性思维

26. 某患者半小时前在硬膜外麻醉下行胃大部切除术，麻醉床的正确铺法是

A. 橡胶中单和中单铺于床头
B. 橡胶中单和中单铺于床中部
C. 橡胶中单和中单铺于床头和床尾
D. 橡胶中单和中单铺于床中部和床尾
E. 橡胶中单和中单铺于床中部和床头

27. 患者女性，25 岁，胸部损伤后诊断为单纯肋骨骨折，下列哪项症状对诊断最有意义

A. 胸部叩击为鼓音
B. 胸部叩击为浊音
C. 纵隔移向健侧
D. 反常呼吸
E. 胸部挤压试验阳性

28. 某护士给外伤患者做头孢菌素皮试，其结果为阳性，但医生仍坚持用药，此时该护士最应该坚持的是

A. 继续执行医嘱
B. 与其他护士进行商量
C. 拒绝使用
D. 做对照试验
E. 重新做一次

29. 患者男性，41 岁，工人。发现全身暴露部位有对称性皮疹，关节肌肉酸痛 1 个月，常有低热，经检查发现有蛋白尿、血尿，怀疑系统性红斑狼疮收入住院。以下哪一项是 SLE 的标志性抗体

A. 血补体
B. 抗核抗体
C. 抗 SM 抗体
D. 抗双链 DNA 抗体
E. 血或骨髓找狼疮细胞

30. 患者女，45 岁，清洁工，患尿毒症入院，入院后家人一直陪伴身边，当得知需要长期透析治疗后，患者经常独自流泪，默默发呆，不愿与人交流，最可能的原因是

A. 尿毒症引起的精神症状
B. 害怕透析带来后遗症
C. 无力承受高额费用
D. 家属感情支持不足
E. 担心疾病影响工作

31. 患者女性，52 岁。有胃溃疡病史 10 余年，近期腹痛较为严重，且规律消失，大便隐血试验持续阳性。此时应建议病人

A. 胃镜检查
B. 口服抑酸药
C. CT 检查
D. B 超检查
E. 应用止血药物

32. 测量血压的方法，错误的是

A. 放气速度以 4mmHg/ 秒为宜
B. 打气至 240mmHg
C. 袖带松紧以一指为宜
D. 测量时肱动脉、心脏处于同一水平
E. 测量前安静休息 20~30 分钟

33. 患者女性，32 岁，入院后诊断为子宫肌瘤，护士告知该病可能与女性激素刺激子宫肌细胞有关，该激素是

A. 黄体生成素
B. 孕激素

C. 雄激素
D. 肾上腺素
E. 雌激素

34. 患者女，40 岁。近 1 个月来自觉疲乏，无力，头晕。医嘱给予硫酸亚铁溶液口服，为减少不良反应，正确的给药指导是
A. 服药后及时漱口
B. 牛奶送服
C. 茶水送服
D. 直接喝取
E. 饭前服用

35. 患儿，女，10 个月。母乳喂养，近 3 个月来面色渐苍黄，间断腹泻，坐立不稳，手足颤抖。体检：面色苍黄，轻度水肿，表情呆滞，血红蛋白 80g/L，红细胞 2.0×10^{12}/L，白细胞 6.0×10^{9}/L。确诊需做的检查是
A. 血清维生素 B_{12}、叶酸测定
B. 血清钙、磷、碱性磷酸酶测定
C. 脑电图检查
D. 血清铁检查
E. 脑 CT

36. 骨结核患者中，最常见的发病部位是
A. 耻骨
B. 脊椎骨
C. 胫骨
D. 股骨
E. 指骨

37. 下列哪一条血管破裂可引起硬脑膜外血肿
A. 大脑中动脉
B. 脑膜中动脉
C. 颞浅动脉
D. 海绵窦
E. 枕动脉

38. 某护士在急诊科工作 13 年，由于工作长期处于紧张状态，在患者行动不便时还要协助搬运患者，劳动强度较大，经常感到身心疲惫，近期腰部不适加重，检查为腰椎间盘突出，导致其损伤的职业因素属于
A. 心理因素
B. 机械性因素
C. 放射性因素
D. 生物性因素
E. 化学性因素

39. 学龄前期常见的心理行为不包括
A. 吮拇指
B. 咬指甲
C. 违拗
D. 遗尿
E. 攻击性行为

40. 患者，女，58 岁，直肠癌晚期进行化疗，需定期监测血常规，护士再次采血时患者拒绝，并说："我太瘦了，血都快没了，不采了！"此时护士最适宜回答是
A. "采血是为了更好地给您治疗，请您配合好吗？"
B. "采血是为了监测您的病情，必须得采！"
C. "不采就算了反正您的血管也不好扎。"
D. "那您找你主治医生去吧！他若同意不化验就行。"
E. "您怎么这么不听话啊？采血不是为你好吗？"

41. 一般病人入院，值班护士接到住院处通知后应首先
A. 准备床单位
B. 迎接新病人
C. 填写入院病历
D. 通知医生
E. 通知营养室

42. 患者男，31 岁。因肥厚型梗阻性心肌病入院治疗。患者常有胸痛症状出现，护士需要告知其避免胸痛发作的诱因，其中不包括
A. 长时间卧床
B. 饱餐
C. 情绪激动
D. 持举重物
E. 突然屏气

43. 某病室长 4m、宽 3m、高 3m，用食醋熏蒸消毒空气，食醋用量为
A. 100ml
B. 120ml
C. 140ml
D. 160ml
E. 180ml

44. 患者，男，70 岁。患肺结核 20 年，近年来病情反复，经常咯血，表现为烦躁，焦虑。护士在护理过程中，应注意的是

A. 高流量高浓度吸氧
B. 患者咯血期间可进温软饮食
C. 采取健侧卧位
D. 讲解疾病知识，给予鼓励和帮助
E. 采取严密隔离

45. 体温过低见于
A. 无菌性炎症
B. 大量失血性休克
C. 组织破坏
D. 恶性肿瘤
E. 免疫反应

46. 患者男，70岁，因脑出血急诊入院，目前患者各种反射消失，瞳孔散大，心跳停止，呼吸停止，脑电波平坦，目前该患者处于
A. 临终状态
B. 临床死亡期
C. 濒死期
D. 深昏迷期
E. 生物学死亡期

47. 腹泻病人应给予
A. 少渣饮食
B. 高脂肪饮食
C. 高膳食纤维饮食
D. 低盐饮食
E. 低胆固醇饮食

48. 患者女，25岁，产后1周出现会阴侧切伤口感染，细菌培养结果为金黄色葡萄球菌感染。该细菌最有可能对下列哪种抗生素存在耐药性
A. 两性霉素B
B. 青霉素
C. 甲硝唑
D. 红霉素
E. 头孢菌素

49. 患儿，11岁，上呼吸道感染发热，体温40℃，降温方式错误的是
A. 颈前颌下放置冰囊
B. 乙醇擦浴
C. 头部冷湿敷
D. 温水浴
E. 头部用冰袋

50. 护士为甲亢患者进行服用甲基硫氧嘧啶的用药指导，用药后1~2个月需要观察的主要副作用是
A. 听神经损伤
B. 胃肠道不适
C. 肾功能损害
D. 粒细胞减少
E. 静脉炎

51. 患者男性，61岁，近日来出现咳嗽、打喷嚏时不自主排尿现象，这种现象称为
A. 压力性尿失禁
B. 反射性尿失禁
C. 急迫性尿失禁
D. 功能性尿失禁
E. 部分尿失禁

52. 符合老年人用药原则的用药方式是
A. 足量给药，尽量减少用药种类
B. 联合用药，进行血药浓度监测
C. 首次剂量加倍，进行血药浓度监测
D. 合理选药，足量给药
E. 从小剂量开始用药，尽量减少用药种类

53. 防止血标本溶血，下列哪项是错误的
A. 选用干燥注射器和针头
B. 避免过度震荡血标本
C. 采血后带针头沿管壁将血液注入
D. 标本应及时送检
E. 需全血标本时，应采用抗凝管

54. 患者男，74岁。因膀胱癌住院手术，术后接受顺铂化疗，在给药前后，护士遵医嘱给患者输入大量液体进行水化，此做法是为了防止该药物对患者产生
A. 肝功能损害
B. 神经毒性
C. 胃肠道反应
D. 肾功能损害
E. 骨髓抑制

55. 患者男性，62岁。确诊慢性肾小球肾炎10余年，近1周来出现双下肢水肿加重。为其输液治疗应选用的胶体溶液为
A. 浓缩白蛋白注射液
B. 中分子右旋糖酐
C. 低分子右旋糖酐
D. 低分子羟乙基淀粉
E. 水解蛋白注射液

56. 患者男，62岁。因胃癌行根治性胃大部切

除术，术后安全返回病房。责任护士遵医嘱给予患者

A. 四级护理
B. 三级护理
C. 二级护理
D. 一级护理
E. 特级护理

57. 吸痰时如痰液黏稠，下列处理措施错误的是
A. 滴少量生理盐水
B. 增大负压吸引力
C. 叩拍胸背部
D. 协助更换卧位
E. 雾化吸入

58. 患者男，75 岁，因脑出血进行手术已有数小时。家属焦急地问病房护士：手术怎么还没结束啊，我很担心！”此时最能安慰家属的回答是
A. “对不起，我不清楚手术的情况。”
B. “这种手术的时间就是很长，您去手术室门口等着吧。”
C. “您的心情我能理解，我可以打电话了解情况后再告诉您。”
D. “这样的病情手术风险本来就很大，您就别催促了。”
E. “假如手术有问题，医生会通知您的。”

59. 代谢性酸中毒的表现是
A. 呼吸深快，口唇青紫
B. 呼吸深快，口唇樱红
C. 呼吸浅快，口唇青紫
D. 呼吸浅快，口唇樱红
E. 呼吸深慢，口唇樱红

60. 孕妇发生早产时容易变得焦虑，主要是因为担心
A. 宫缩乏力
B. 早产儿预后
C. 产程延长
D. 胎儿畸形
E. 难产

61. 在医院死亡的传染病病人，护士用消毒液清洁尸体后，填塞尸体孔道的棉球应浸有
A. 1% 苯扎氯铵溶液
B. 过氧化氢溶液
C. 生理盐水
D. 乙醇
E. 碘酊

62. 患者男，70 岁，因呼吸衰竭进行呼吸机辅助呼吸，提示患者出现了过度通气的体征是
A. 血压升高、脉搏加快
B. 表浅静脉充盈消失
C. 皮肤潮红、多汗
D. 抽搐、昏迷
E. 烦躁不安

63. 为防止中草药变性，影响疗效，煎药用具不宜选
A. 砂锅
B. 瓦罐
C. 搪瓷罐
D. 铁锅
E. 不锈钢锅

64. 患者女，72 岁，胃溃疡 12 年，听说“胃溃疡可能会导致癌变”后闷闷不乐，一言不发，暗自垂泪。感觉自己没有未来，担心拖累家人。目前其心理反应最可能为
A. 否认
B. 孤独
C. 抑郁
D. 焦虑
E. 烦躁

65. 医疗卫生机构出现下列情形且逾期没有改正，可以暂停其 6 个月以上、1 年以下执业活动的是
A. 未为护士提供卫生防护用品
B. 对从事直接接触有毒有害物质的护士，未按照国家有关规定给予津贴
C. 未按照国家有关规定为护士足额缴纳社会保险费用
D. 允许未依照条例规定办理执业变更手续的护士在本机构从事诊疗技术规范规定的护理活动
E. 没有专科护士培训制度

66. 患者男，28 岁，患支气管哮喘。经常入睡后发作。患者白天没有精力工作，每到晚上就害怕病情发作，甚至危及生命，惶惶不可终日。该患者最主要的心理反应是
A. 抑郁
B. 焦虑
C. 悲观
D. 恐惧

E. 依赖

67. 属于医疗事故的情形是

A. 在现有医学科学技术条件下，发生无法预料或者不能预防的不良后果的

B. 无过错输血感染造成不良后果的

C. 因病人原因延误诊疗导致不良后果的

D. 抢救车祸病人导致病人声带损伤

E. 使用超剂量药物，导致病儿耳聋

68. 患者男，67 岁，进行性呼吸困难 4 年，尿闭 2 小时，门诊以“急性尿潴留、前列腺增生”收入院。护士为其进行留置导尿，如图所示，导尿管终点应保留的部位是

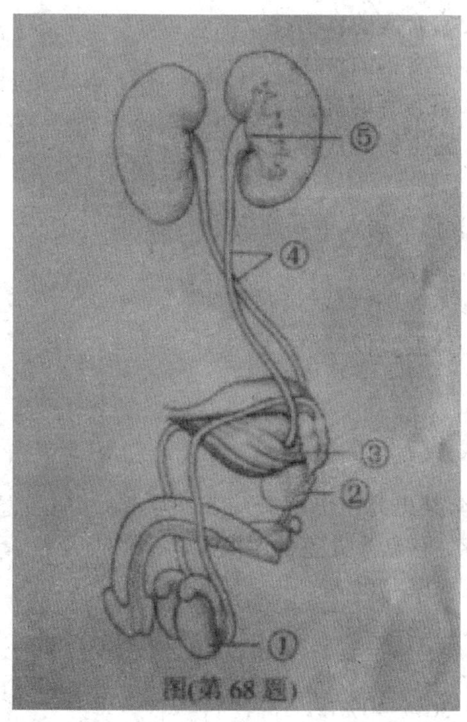

图(第 68 题)

A. ⑤

B. ④

C. ③

D. ②

E. ①

69. 由责任护士和辅助护士负责一定数量病人从入院到出院，以护理计划为内容，包括入院教育、各种治疗、基础护理和专科护理、护理病历书写、病情观察、心理护理、健康教育、出院指导。这种形式的护理方式是

A. 个案护理

B. 功能制护理

C. 责任制护理

D. 小组护理

E. 临床路径

70. 患儿女，10 岁，发热 4 天，伴有咳嗽，全腹疼痛。查体：体温 38℃~39℃，右下肺有湿啰音，全腹轻度腹胀，腹肌紧张，压痛、反跳痛，肠鸣音减弱，腹腔穿刺抽出稀薄无味脓汁。诊断为肺内感染合并原发性腹膜炎，该患儿腹腔脓液图片镜检最可能检出的致病菌是

A. 厌氧杆菌

B. 变形杆菌

C. 大肠埃希菌

D. 金黄色葡萄球菌

E. 溶血性链球菌

71. 老年人早中晚三餐食量的比例最好为

A. 20%、30%、50%

B. 25%、35%、40%

C. 30%、30%、40%

D. 30%、40%、30%

E. 40%、30%、30%

72. 29 岁产妇，因双胎妊娠行剖宫产娩出两活婴。新生儿均因轻度窒息转儿科治疗。该产妇因患有活动性乙型肝炎，护士告知其需要退奶。产后第 2 天值班护士查房时发现产妇情绪低落，其可能的原因不包括

A. 家属对新生儿的高度关注带来的失落感

B. 产妇体内雌、孕激素水平急剧下降

C. 生产过程中缩宫素的使用

D. 手术后疲劳

E. 母婴分离

73. 对病人自主与医生做主之间关系的正确理解是

A. 病人自主与医生做主是对立的

B. 病人自主与医生做主不是对立的

C. 强调病人自主，也充分看到医生做主的存在价值

D. 强调医生决定，兼顾病人自主

E. 强调病人自主，目的在于减轻医生的责任

74. 中医四诊包括

A. 望嗅问触

B. 望闻问触

C. 望嗅问切

D. 望听问切

E. 望闻问切

75. 属于人际关系主要特点的是

A. 单纯性

B. 灵活性
C. 稳定性
D. 多重性
E. 随意性

76. 某护士在抽吸药液的过程中，不慎被拋开的安瓿划伤了手指，不妥的处理方法是
A. 用肥皂水彻底清洗伤口
B. 及时填写锐气伤登记表
C. 从伤口的远心端向近心端挤压
D. 用 75% 乙醇消毒伤口并包扎
E. 用 0.5% 碘伏消毒伤口，并包扎

77. 护士在医疗护理活动中，在医生面前总感到自卑、低人一等而影响医护关系，造成这种现象的主要影响因素是
A. 角色心理差位
B. 角色期望冲突
C. 角色压力过重
D. 角色权利争议
E. 角色理解欠缺

78. 短绌脉常见于
A. 肺动脉高压患者
B. 心包积液患者
C. 左心房传导阻滞患者
D. 动脉导管未闭患者
E. 心房纤颤患者

79. 患者女性，32 岁。急腹症入院。护士张某在询问患者腹痛情况时，还特别注意观察患者的非语言表现，这是因为非语言沟通比语言沟通更加
A. 规范
B. 严谨
C. 易懂
D. 真实而难以掩饰
E. 艺术

80. 患者男，35 岁。9 月 10 日因胆结石收入院，在院期间饮食，作息、排泄均正常，手术拟于 9 月 18 日进行，9 月 16 日值班护士巡视时发现其晚上入睡困难，夜间常醒来，且多次询问护士做手术是不是很痛，手术有无危险，对于该患者目前的情况，正确的护理问题是
A. 睡眠型态紊乱：与生理功能改变有关
B. 睡眠型态紊乱：与即将手术，心理负担过重有关
C. 睡眠型态紊乱：与护士夜间巡视有关
D. 睡眠型态紊乱：与环境的改变有关
E. 睡眠型态紊乱：与入睡困难，夜间常醒有关

81. 对成年病人收集病史，可忽略的健康资料是
A. 既往患病史
B. 免疫接种史
C. 过敏史
D. 家族病史
E. 婚育史

82. 患儿女，9 岁，患有先天性心脏病，应用强心苷类药物治疗。护士对其家长进行有关饮食营养的健康教育时，应强调多给患儿进食
A. 富含铁的食物
B. 富含镁的食物
C. 富含钙的食物
D. 富含钾的食物
E. 富含钠的食物

83. 伤寒病人常见的热型是
A. 间歇热
B. 不规则热
C. 体温过低
D. 稽留热
E. 弛张热

84. 某患儿，出生 1 天诊断为“新生儿室息入暖箱治疗，该新生儿室的湿度波动范围应为
A. 60%~70%
B. 50%~60%
C. 40%~50%
D. 30%~40%
E. 20%~30%

85. 下列不属于大量不保留灌肠适应证的是
A. 为便秘者软化、清除粪便
B. 为急腹症病人做肠道准备
C. 腹腔手术前的准备
D. 为分娩者做肠道准备
E. 为高热病人降温

86. 患儿男，11 个月，2015 年 10 月因发热、呕吐，腹泻入院。大便为黄色蛋花汤样，每日十余次，良多，无腥臭味，前囟、眼窝稍凹陷，尿量减少，大便镜检（–)。对该患儿的治疗不恰当的是
A. 使用蒙脱石散
B. 应用双歧杆菌
C. 补钾

D. 补液
E. 及时足量使用广谱抗生素

87. 下列不符合无痛注射原则的是
A. 病人侧卧位时上腿伸直，下腿弯曲
B. 进针后、注射前，应抽动活塞
C. 推注药物的速度宜慢
D. 注射刺激性强的药物时，进针要深
E. 多种药物同时注射时，先注射刺激性强的药物，再注射无刺激性药物

88. 护患沟通首要原则是
A. 尊重性
B. 艺术性
C. 规范性
D. 保密性
E. 治疗性

89. 直接输新鲜血 100ml 需加入 3.8% 枸橼酸钠溶液的量是
A. 5ml
B. 10ml
C. 15ml
D. 20ml
E. 25ml

90. 急性胰腺炎患者应慎用的药物是
A. 洛赛克
B. 生长抑素
C. 吗啡
D. 奥曲肽
E. 钙剂

91. 患者女性，54 岁，因呼吸困难、咳嗽、咳痰，入院后给予氧气吸入。因需进食，对正在吸氧应采取的最佳措施是
A. 先关流量开关，后拔管
B. 先关总开关，后拔管
C. 分离氧气管道，鼻导管保留
D. 先拔出鼻导管再关流量开关
E. 边进食边吸氧

92. 患者男，62 岁，吞咽困难 1 个月余，经检查后确诊为食管癌并肝转移。患者哭泣、烦躁。目前患者的心理反应是
A. 接受期
B. 抑郁期
C. 协议期
D. 愤怒期
E. 否认期

93. 左心功能不全引起的呼吸困难是由于
A. 上腔静脉淤血
B. 体静脉淤血
C. 门静脉淤血
D. 下腔静脉淤血
E. 肺循环淤血

94. 患儿男，10 岁。患室间隔缺损，拟次日行室间隔缺损修补术。夜间护士巡视病房时发现患儿不肯入睡，哭诉不想手术。此时患儿的主要护理问题是
A. 焦虑恐惧
B. 有感染的危险
C. 潜在并发症：心力衰竭
D. 营养失调：低于机体需要量
E. 活动无耐力

95. 上消化道出血最常见的原因是
A. 慢性胃炎
B. 食管胃底静脉曲张破裂
C. 胃癌
D. 消化性溃疡
E. 贲门黏膜撕裂症

二、以下提供若干个案例，每个案例下设若干个考题，请根据各考题题干所提供的信息，在每题下面 A、B、C、D、E 五个备选答案中选择一个最佳答案，并在答题卡上将相应题号的相应字母所属的方框涂黑。

（96~97 题共用题干）

孕妇，31 岁，自述妊娠 42^{+1} 周，无临产先兆，胎动次数每 12 小时 6 次，估计胎儿体重约 4200 克。

96. 为准确核实该孕妇孕周还应收集的资料是
A. 胎心率
B. 末次月经情况
C. 子宫底高度
D. 早孕反应开始时间
E. 胎动开始出现时间

97. 此时应采取的正确措施为
A. 待其自然分娩
B. 立即行剖宫产术
C. 立即静脉滴注缩宫素
D. 改善胎儿情况后剖宫产

E. 改善胎儿情况后静脉滴注缩宫素

（98~99 题共用题干）

某医院手术室护士长在例行的护理质量检查中，发现一个外科手术包过期，随即召集科室护士开会，分析问题，查找原因，制定整改计划，并对直接责任人进行了批评和相应的处罚。

98. 保证无菌物品的合格率属于质量控制中的
A. 过程控制
B. 反馈控制
C. 后馈控制
D. 同期控制
E. 前馈控制

99. 关于手术室治疗管理标准内容不正确的叙述是
A. 三类切口感染有追踪登记制度
B. 对感染手术严格执行消毒隔离制度
C. 不需要对无菌物品进行细菌培养
D. 无菌手术感染率小于 0.5%
E. 手术室有定期清扫制度

（100~102 题共用题干）

患者女性，41 岁。中学教师。以“胰岛素依赖型糖尿病”1 小时前入院治疗。护士王某为其责任护士。

100. 此时护患关系处于
A. 萌芽期
B. 初始期
C. 发展期
D. 工作期
E. 结束期

101. 此期的工作重点是
A. 满足患者需要
B. 解决患者主要健康问题
C. 建立信任感
D. 征求意见
E. 评价护理目标实现情况

102. 最佳的护患关系模式为
A. 指导型
B. 被动型
C. 共同参与型
D. 指导 – 合作型
E. 主动 – 被动型

（103~104 题共用题干）

患者男，65 岁。农民，小学文化，胃癌术后第 1 天，护士就减轻术后疼痛的方法与其进行交谈时，恰逢患者的亲属探望。此时患者感到伤口阵阵疼痛，略显烦躁，导致交谈难以继续。

103. 影响此次护患沟通的隐秘因素是
A. 患者文化程度
B. 患者亲属在场
C. 患者伤口疼痛
D. 患者情绪烦躁
E. 患者性别

104. 导致此次交谈困难的最主要的生理因素是患者
A. 无法起床活动
B. 饥饿
C. 情绪烦躁
D. 伤口疼痛
E. 高龄，身体衰弱

（105~108 题共用题干）

患者女性，45 岁，输血过程中出现头胀、四肢麻木、腰背部剧痛、呼吸急促、血压下降、黄疸等症状。

105. 该病人因输血发生了
A. 发热反应
B. 过敏反应
C. 溶血反应
D. 急性肺水肿
E. 枸橼酸钠中毒反应

106. 病人尿液中可含有
A. 红细胞
B. 淋巴液
C. 大量白细胞
D. 胆红素
E. 血红蛋白

107. 护士可给病人应用热水袋，放置于
A. 足底
B. 腹部
C. 腰部
D. 背部
E. 腋窝处

108. 病人经过治疗后，恢复了社会生活能力，但表现出依赖性增强，安于病人角色。属于
A. 病人角色行为缺如

B. 病人角色行为冲突
C. 病人角色行为强化
D. 病人角色行为消退
E. 病人角色行为适应

（109~111 题共用题干）
患者男，43 岁。开放性肺结核，咳嗽，咳痰 1 周入院。
109. 作为隔离病区的护士在护理该患者时，应明确该病的传播途径是
A. 空气传播
B. 共同媒介传播
C. 消化道传播
D. 间接接触传播
E. 直接接触传播

110. 正确的隔离区域划分和方法是
A. 护理人员离开病房等半污染区前要洗手
B. 医护人员值班室属于清洁区
C. 医护办公室属于清洁区，护理人员穿隔离衣可进入
D. 存放患者各种标本处属于清洁区，患者不得进入
E. 走廊属于污染区

111. 对该患者的护理措施，正确的是
A. 患者的呼吸道分泌物必须消毒后方可丢弃
B. 注意开门开窗使病室内空气流通
C. 患者离开病房应不受限制
D. 家属可以随意探视
E. 必须单间隔离

（112~114 题共用题干）
患者男，68 岁，因患膀胱癌入院，入院时，护士主动与其交流："您好，我是您的责任护士，有事请找我。"患者治疗多日病情不见好转，情绪低落，化疗不良反应重，护士悉心照顾、鼓励，患者深受感动，患者经治疗后即将出院，对护士的服务非常满意。
112. 该责任护士与该患者的关系模式属于
A. 被动 – 主动型
B. 自主 – 合作型
C. 指导 – 合作型
D. 主动 – 被动型
E. 共同参与型

113. 影响患者与责任护士沟通的因素不包括
A. 护士的专业能力
B. 患者的籍贯
C. 患者的身体状况
D. 患者的情绪
E. 患者的感受

114. 患者出院时，责任护士最主要的工作是
A. 评估患者，制定随访计划
B. 保持与患者信任关系
C. 征求患者意见，寻找护理工作中问题
D. 评价护理措施
E. 向患者交代出院后的注意事项

（115~116 题共用题干）
患者男，40 岁。汉族，教师。以心慌、气短，疲乏为主诉入院，护士入院评估：P120 次 / 分，BP70/46mmHg。脉搏细弱；口唇发绀，呼吸急促，患者自述纳差、便秘。此外还收集了患者的病史、家庭关系、排泄等资料。
115. 以下属于患者主观资料的是
A. 心慌、气短、疲乏
B. 心慌、疲乏、口唇发绀
C. P120 次 / 分，BP70/46mmHg，脉搏细弱
D. 心慌、气短、脉搏细弱
E. P120 次 / 分、心慌、气短

116. 患者应该优先解决的问题是
A. 潜在并发症：心律不齐
B. 营养失调
C. 便秘
D. 语言沟通障碍
E. 低效性呼吸型态：发绀、呼吸气促

（117~118 题共用题干）
患者女，45 岁。因车祸导致脑外伤，出现昏迷。为保证营养的供给，需要长期鼻饲，取去枕平卧位，准备接受插胃管。
117. 胃管更换的时间是
A. 乳胶胃管每天更换 1 次，硅胶胃管每周更换 1 次
B. 乳胶胃管每周更换 1 次，硅胶胃管每月更换 1 次
C. 乳胶胃管每周更换 1 次，硅胶胃管每月更换 2 次
D. 乳胶胃管每周更换 2 次，硅胶胃管每月更换 1 次
E. 乳胶胃管每天更换 1 次，硅胶胃管每月更换 2 次

118. 为其插胃管至 15cm 时，应采取的护理措施是

A. 使患者头后仰便于胃管插入

B. 让患者取右侧卧位使插管顺利

C. 将患者头托起，使下颌骨靠近胸骨柄

D. 将病床床头摇起，使患者呈半坐卧位

E. 使患者头偏向护士一侧方便胃管插入

（119~120 题共用题干）

患者男，38 岁。1 小时前口服安眠药 2 瓶，由家人急诊入院，呼之无应答，神志昏迷，护士迅速给予洗胃，操作如图所示。

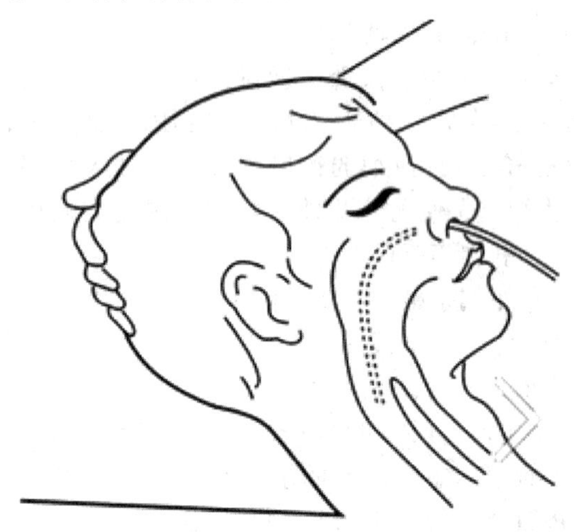

119. 护士做图示动作的目的是

A. 增大咽喉通道的弧度

B. 增大鼻咽通道的弧度

C. 使患者更安全

D. 使患者更舒适

E. 防止患者呕吐

120. 护士应于何时做该图示动作

A. 插胃管至贲门部时

B. 插胃管至鼻咽喉部时

C. 插胃管至咽喉部时

D. 测胃管长度时

E. 插胃管前

实践能力

一、以下每一道题下面有 A、B、C、D、E 五个备选答案。请从中选择一个最佳答案，并在答题卡上将相应题号的相应字母所属的方框涂黑。

1. 如图所示的心电图考虑为

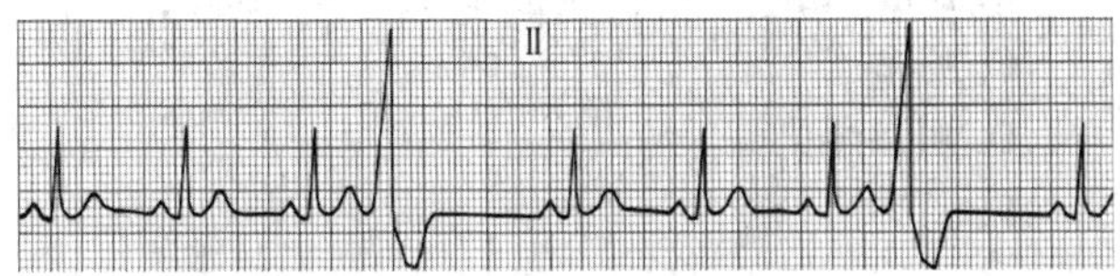

A. 房性早搏
B. 室性早搏
C. 频发室性早搏
D. 室性心动过速
E. 窦性心律

2. 日光浴一般于婴儿早餐后
A. 0.5 小时为宜
B. 1~1.5 小时为宜
C. 2~2.5 小时为宜
D. 2.5~3 小时为宜
E. 3~3.5 小时为宜

3. 先天性心脏病患儿出院时对家长的健康宣教，错误的是
A. 避免患儿长时间哭闹
B. 积极参加各种体育运动
C. 避免受凉、防止感冒
D. 少量多餐，给予高蛋白、高热量、易消化的饮食
E. 按免疫程序接种疫苗

4. 确诊葡萄胎最重要的辅助检查是
A. 血 / 尿 HCG 测定
B. 超声检查
C. 多普勒胎心听诊检查
D. 腹部 CT 检查
E. 腹部 X 线检查

5. 患者男性，66 岁。高血压病史 6 年，血压 146/98mmHg，下列护理措施中错误的是
A. 协助用药尽快将血压降至较低水平
B. 改变体位时动作宜缓慢
C. 沐浴时水温不宜过高
D. 头晕、恶心时协助其平卧并抬高下肢
E. 保持大便通畅

6. 输卵管结扎术的结扎部位是输卵管的
A. 间质部
B. 峡部
C. 壶腹部
D. 伞部
E. 漏斗部

7. 患者男性，57 岁，患高血压病 8 年，近半个月来间断出现胸骨后或心前区疼痛，持续 3~5 分钟，休息后可缓解。经入院检查确诊为心绞痛，责任护士讲解硝酸甘油的用药知识，以下不妥的是
A. 首次应卧位或坐位服药，以防发生体位性低血压
B. 该药应舌下含服，不可吞服
C. 该药可扩张外周血管，减轻心脏负荷
D. 常见不良反应有头面部皮肤潮红、搏动性头痛等
E. 出现不良反应需立即停药

8. 主动脉狭窄患者的突出临床表现是
A. 胸痛伴眩晕
B. 乏力，下肢水肿
C. 呼吸困难、心绞痛和晕厥
D. 乏力、水肿、黑蒙
E. 咳血伴声音嘶哑

9. 感染性心内膜炎病人的临床表现中，哪项不属于周围体征
A. Osler 结节
B. 指（趾）甲下线状出血
C. 瘀点
D. Roth 斑
E. 颈静脉怒张

10. 最易引起原发性肝癌的疾病是
A. 脂肪肝
B. 血吸虫性肝硬化
C. 肝炎后肝硬化
D. 肝血管瘤
E. 肝内胆管结石

11. 患者，男性，41 岁。缩窄性心包炎 1 年，拟择日行心包切除术，夜班护士发现患者失眠，心率 120 次 / 分，双手颤抖。沟通中患者表示恐惧手术发生意外，但又因为病情重不敢不行手术。护士采取的措施不妥的是

A. 向患者介绍手术成功的病历
B. 告诉患者手术没有任何风险
C. 向患者说明手术目的
D. 教会患者学会使用放松技术
E. 鼓励家属在探视时给予心理支持

12. 患者女，27 岁。患风湿性心脏瓣膜病，二尖瓣狭窄伴关闭不全 2 年。1 周前因感冒后病情加重入院治疗，不正确的护理措施是

A. 保持口腔清洁
B. 进食高热量、高蛋白清淡易消化饮食
C. 卧床休息减少活动
D. 定时测体温，注意热型
E. 空腹服用阿司匹林

13. 肾上腺素用于治疗心搏骤停，其主要的药理作用是

A. 增强心肌收缩力
B. 扩张外周血管
C. 减慢心率
D. 抗心律失常
E. 纠正酸碱失衡

14. 患儿，男，3 岁。哭闹时出现口唇发绀，听诊闻及胸骨左缘收缩期杂音，考虑为先天性心脏病。最具有诊断价值的检查是

A. 心电图
B. X 线检查
C. 超声心动图
D. 血常规检查
E. 心肌标志物检查

15. 患者男性，41 岁，以“十二指肠溃疡”收住院，经内科治疗后病情好转。患者出院时咨询饮食相关知识，下列食用汤类中对他较适宜的是

A. 咖喱牛肉汤
B. 菜末蛋花汤
C. 榨菜肉丝汤
D. 老母鸡汤
E. 竹笋肉汤

16. 患者男，76 岁，COPD 病史 5 年。因受凉并发肺部感染咳嗽、咳痰入院。查血气：PaO_2 50mmHg，$PaCO_2$ 55mmHg，pH7.35。该患者最可能的诊断是

A. 支气管哮喘
B. 支气管肺炎
C. 支气管扩张
D. Ⅰ型呼吸衰竭
E. Ⅱ型呼吸衰竭

17. 患者男性，32 岁。行阑尾切除术。术后嘱咐患者早期起床活动，主要是为了防止

A. 内出血
B. 盆腔脓肿
C. 肠粘连
D. 切口感染
E. 肠瘘

18. 某新生儿出生时无呼吸，心率＜ 90 次 / 分，全身苍白，四肢瘫软，经清理呼吸道后的下一步抢救措施是

A. 药物治疗
B. 胸外按压
C. 保暖
D. 建立呼吸，增加通气
E. 建立静脉通道

19. 患者女，39 岁，反复肛门周围肿痛、流脓血。诊断为肛瘘。行瘘管切开术。此肛瘘应是

A. 低位肛瘘
B. 单纯性肛瘘
C. 高位肛瘘
D. 复杂性肛瘘
E. 外瘘

20. 重症肺炎患儿发生腹胀是由于

A. 低钠血症
B. 消化不良
C. 中毒性肠麻痹
D. 低钾血症
E. 低钙血症

21. 患者男性，59 岁，慢性肝炎病史 15 年，患肝硬化 7 年，曾多次住院。护士对该患者进行保健指导，不妥的是

A. 多吃蔬菜、水果，防止便秘
B. 注意保暖、预防感染
C. 戒烟酒
D. 适量脂肪饮食，增进食欲
E. 保证充足休息，定期随访

22. 可出现反常呼吸运动的是
A. 脓胸
B. 桶状胸
C. 漏斗胸
D. 连枷胸
E. 血气胸

23. 患者男，15 岁，右上腹阵发性钻顶样痛，伴右季肋部轻压痛。B 超检查见胆管扩张，内有线条状游动的虫体。针对该患者的治疗，错误的是
A. 解痉镇痛
B. 利胆驱虫
C. 控制感染
D. 纠正水电解质失调
E. 及早手术取虫

24. 患儿男，1 岁。近来出现厌食、呕吐，反应低下。少哭不笑。查体见患儿颜面虚胖、皮肤苍白、表情呆滞，肢体及头部震颤。医嘱应用维生素 B_{12} 治疗，若治疗有效，该患儿最先出现的改变是
A. 网织红细胞上升
B. 血红蛋白上升
C. 精神、食欲好转
D. 震颤缓解
E. 面色转红

25. 患者女，46 岁。急腹症剖腹探查术，诊断为胆石症，并行胆囊切除术，待出院。护士对其健康教育，不妥的是
A. 进低脂易消化饮食，宜少量、多餐、多饮水
B. 避免暴饮暴食
C. T 型管脱落后及时送回
D. 一般术后 10~14 天，无异常可以拔除“T”型管
E. 结石复发率高，出现腹痛，发热，黄疸及时就诊

26. 孕妇自我监测胎儿安危最简单有效的方法是
A. 胎动计数
B. 计算孕龄
C. 测量体重
D. 睡眠情况
E. 情绪波动

27. 患者女性，30 岁，以突然寒战，高热，咳嗽 1 天入院，查体，右下肺呼吸音减弱，可闻及湿性啰音，X 线片示右下肺有大片炎症阴影，拟诊断为肺炎球菌肺炎，此高热病人降温不宜采用
A. 温水擦身
B. 乙醇擦浴
C. 退热药
D. 大血管区放置冰袋
E. 头部放置冰袋

28. 判断肋骨骨折，胸部检查最可靠的依据是
A. 局部肿胀
B. 皮下瘀斑
C. 皮下气肿
D. 胸式呼吸消失
E. 直接和间接压痛

29. 支气管扩张患者出现反复咯血，有窒息的危险。患者最可能出现的心理反应是
A. 抑郁
B. 悲伤
C. 恐惧
D. 愤怒
E. 震惊

30. 患者女，60 岁。慢性咳嗽、咳痰 30 年，下肢水肿 1 年。近半个月咳嗽加重，痰量增多，为黄色脓痰。呼吸困难，腹胀明显，食欲下降。诊断为慢性肺源性心脏病，呼吸衰竭。对患者进行的健康教育，不妥的内容是
A. 鼓励患者进行耐寒锻炼，如坚持冷水洗脸
B. 避免吸入刺激性气体
C. 尽量少去人群拥挤的公共场所，减少呼吸道感染的机会
D. 可以长期应用抗生素预防呼吸道感染
E. 积极改善膳食结构，加强营养

31. 重症哮喘患者可出现
A. 奇脉
B. 洪脉
C. 水冲脉
D. 不规则脉
E. 脉搏短绌

32. 某产妇，妊娠 29 周。因出现无诱因、无痛性阴道流血来院检查，此时一般不主张进行的检查是
A. 测量血压
B. 胎心监护
C. 超声检查
D. 腹部检查
E. 阴道检查

33. 患者女性，47 岁，胸腔闭式引流过程中，水封瓶不慎被打破，护士应立即

A. 通知医生

B. 让病人平卧位

C. 给患者吸氧

D. 用床旁止血钳双重夹住引流管

E. 重新更换引流瓶

34. 某住院患者因持续咳黏痰，经 X 线和痰菌检查，诊断为真菌性肺炎，在护理评估时，需要考虑的发病因素不包括

A. 是否有鼻导管吸氧史

B. 是否有口腔念珠菌感染

C. 是否使用过糖皮质激素

D. 是否长期使用广谱抗生素

E. 是否使用免疫抑制剂

35. 为急性呼吸窘迫综合征患者行气管内吸痰时，错误的操作是

A. 吸痰前洗手，戴无菌手套

B. 抽吸时动作要轻，在气管内上下旋转

C. 抽吸前向导管内滴入 3~7ml 无菌生理盐水

D. 每次抽吸时间少于 30 秒

E. 两次吸痰间隙给予氧气吸入

36. 患儿，男，5 岁，近年来饮水量增多，食量增加，但体重下降，同时倦怠乏力，晚上多次起夜排尿，甚至尿床，该患儿最可能的诊断是

A. 甲状腺功能亢进症

B. 肾小球肾炎

C. 糖尿病

D. 尿崩症

E. 遗尿症

37. 患者男，31 岁，因输血感染艾滋病病毒，病人不敢出门，也不愿与人交谈，完全把自己与外界隔绝了，以下做法不妥的是

A. 对病人实施血液隔离

B. 多与病人沟通，解除病人孤独、恐惧感，使病人正视现实

C. 与病人家属、亲友沟通，教育他们不要歧视病人

D. 尊重病人人格，给予理解、关爱、鼓励和帮助

E. 告知社区群众一般社交活动及空气、水、食物、昆虫叮咬不会传播本病

38. 患者男，55 岁。肺心病并发Ⅰ型呼吸衰竭，遵医嘱给予吸氧。该患者为快速缓解症状，自行调大氧流量，30 分钟后大量出汗，烦躁不安，肌肉震颤，间歇抽搐。考虑该患者最可能并发了

A. 氧中毒

B. 肺性脑病

C. 低钙血症

D. 低镁血症

E. 低钾血症

39. 患者男，21 岁。因近日左足足癣合并感染，突然小腿出现多条红线来诊，红线硬且有压痛，病人非常紧张，害怕得上什么怪病，其心理状态属于

A. 焦虑

B. 恐惧

C. 忧郁

D. 无助感

E. 绝望

40. 某急性发作重度的支气管哮喘者，其首选药物是

A. 氨茶碱

B. 地塞米松

C. 沙丁胺醇

D. 色甘酸钠

E. 异丙托溴铵

41. 产妇，32 岁，第 1 胎孕 40 周，阴道分娩，产后会阴侧切伤口的护理，不妥的是

A. 每天采用消毒液擦洗会阴部 2 次

B. 会阴水肿可用 50% 硫酸镁湿热敷

C. 会阴有侧切者应取伤口同侧卧位

D. 会阴伤口红肿可用红外线照射

E. 侧切口有渗血及时报告医生

42. 患者男，46 岁。建筑工人，入院时诊断为破伤风。以下与本病最有关的既往史是

A. 糖尿病病史

B. 工作时被钉子扎伤过

C. 高血压家族史

D. 吸烟 20 年

E. 对花粉过敏

43. 产妇，32 岁，第 1 胎，孕 32 周，诊断为妊娠期高血压疾病，水肿 ++，是指

A. 踝部及小腿有凹陷性水肿，经休息后消退

B. 踝部及小腿有凹陷性水肿，经休息后不消退

C. 水肿延及大腿

D. 水肿达外阴部及腹部

E. 全身水肿

44. 关于慢性胃炎的叙述，正确的是
A. 多好发于青壮年
B. 自身免疫性胃炎可伴有贫血
C. 常有特征性腹部疼痛特点
D. 均应进行抗幽门螺杆菌治疗
E. 萎缩性胃炎随年龄增加症状可逐渐减轻

45. 对胎盘早剥病人的健康教育，错误的是
A. 妊娠晚期避免长时间侧卧位
B. 防治妊娠期高血压疾病
C. 防止宫腔内压骤降
D. 密切监测胎儿情况
E. 随时做好手术和抢救母儿准备

46. 患儿女，足月儿，因脐带绕颈，出生后 1 分钟 Apgar 评分为 1 分。经窒息复苏后，目前患儿仍嗜睡、反应差、呕吐。此时对该患儿不恰当的护理是
A. 头罩吸氧
B. 监测生命体征
C. 立即开奶
D. 配合亚低温治疗
E. 注意保暖

47. 孕妇，29 岁，第 1 胎孕 33 周，B 超提示双胎、羊水过多，有关双卵双胎的解释正确的是
A. 由一个卵子分别受精形成
B. 两个胎儿间的血液循环不相通
C. 两个胎儿的血型相同
D. 两个胎儿的基因相同
E. 两个胎儿的容貌不同

48. 患者女，52 岁，因慢性心力衰竭，长期低盐饮食及用利尿剂，洋地黄药物治疗，近期出现咳嗽、食欲减退、淡漠、嗜睡等，首先考虑发生了
A. 左心衰加重
B. 洋地黄药物中毒
C. 电解质紊乱
D. 继发感染
E. 消化不良

49. 孕妇女，31 岁，第 2 胎 $37^{+}6$ 周临产，子宫收缩乏力，医嘱使用缩宫素，适应证是
A. 头盆不称
B. 病理性缩复环
C. 不协调性宫缩乏力
D. 协调性宫缩乏力
E. 子宫痉挛性狭窄环

50. 患者，女 20 岁。寒战、发热，右小腿内侧皮肤出现鲜红色片状疹，烧灼样疼痛，附近淋巴结肿大疼痛。错误的护理措施是
A. 嘱患者卧床休息
B. 给予物理降温
C. 局部湿热敷
D. 嘱患者勿抬高患肢
E. 遵医嘱使用抗生素

51. 对新生儿颅内出血的护理，错误的是
A. 保持安静，避免各种惊扰
B. 头肩部抬高 15°~30°，以减轻脑水肿
C. 注意保暖，必要时给氧
D. 经常翻身，防止肺部淤血
E. 喂乳时应卧在床上，不要抱起患儿

52. 患儿男，10 岁。以发热 40.2℃收入院，诊断为乙型脑炎。针对该患儿的高热，护理措施是
A. 密切观察低钾的表现
B. 以物理降温为主，可用小量阿司匹林、安乃近
C. 以药物降温为主，无效时给予物理降温
D. 早期足量给予脱水治疗
E. 严格限制钠盐的摄入

53. 患者男性，42 岁，患甲状旁腺功能亢进症。为预防尿路结石，嘱病人多饮水的目的是
A. 减少尿钙排出
B. 改变尿液 pH 值
C. 使结石溶解
D. 稀释尿液
E. 缓解尿路梗阻

54. 关于右侧腹股沟斜疝嵌顿病人的术后出院须知，正确的叙述是
A. 出院后不必定期随访
B. 可进食刺激性食物
C. 卧床休息，不可增加活动量
D. 出院后 3 天内避免重体力劳动或提举重物
E. 减少和消除引起腹外疝复发的因素

55. 患者男性，59 岁，患良性前列腺增生，进行性排尿困难 1 年余，其前列腺增生主要与下列哪项因素有关
A. 饮水少
B. 习惯性便秘

C. 泌尿系感染
D. 泌尿系结石
E. 雄激素代谢异常

56. 患者女，32 岁，痛经 2 年，呈进行性加重，查体：子宫后倾固定，子宫后壁触及 3 个硬性结节，给予达那唑治疗，目前最重要的护理措施
A. 给予清淡饮食
B. 指导规范用药
C. 湿热敷下腹部
D. 避免剧烈活动
E. 保持心情愉快

57. 孕妇，31 岁，孕 1 产 0。既往月经规律。2 年前，自人工流产后出现痛经并逐渐加重，未避孕而未再孕。妇科检查：子宫后倾固定，正常大小，盆腔后部扪及触痛性结节。该病的预防措施不包括
A. 经期尽量不做妇科检查
B. 输卵管通畅术应于经前 3~7 日进行
C. 经期避免剧烈运动
D. 宫颈管粘连引起经血潴留，及时手术治疗
E. 多次妊娠、流产、剖宫产为可能诱因

58. 如图所示，该心电图显示的心律失常类型是

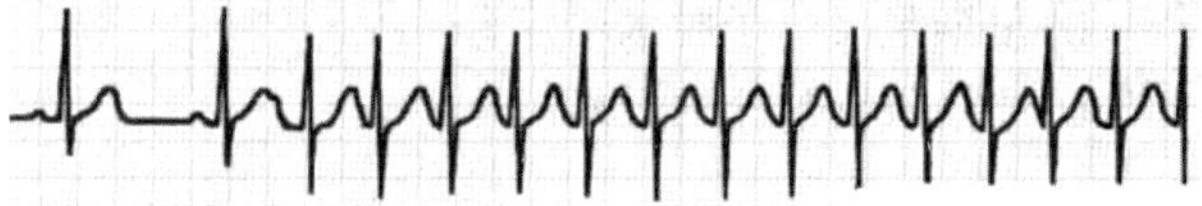

A. 窦性心动过速
B. 阵发性室上性心动过速
C. 房室传导阻滞
D. 阵发性房性心动过速
E. 室颤

59. 失眠患者不宜选择下列哪种镇静催眠药物
A. 咪达唑仑
B. 唑吡坦
C. 佐匹克隆
D. 扎兰普隆
E. 氯硝安定

60. 患者男，16 岁，因支气管哮喘发作入院听诊可闻及
A. 两肺底满布干湿啰音
B. 一侧满布哮鸣音
C. 一侧满布湿啰音
D. 两肺满布哮鸣音
E. 两肺满布湿啰音

61. 患者女性，25 岁。诊断为大面积烧伤。该患者 24 小时内主要的护理措施是
A. 镇静止痛
B. 心理护理
C. 预防感染
D. 保持呼吸道通畅
E. 保证液体摄入

62. 患者男，34 岁，左足麻木，疼痛，走路时小腿酸胀，易疲劳，足底有硬胀感，初步诊断为血栓性闭塞性脉管炎，可确诊的辅助检查是
A. 行动脉造影
B. 行交感神经阻滞
C. 仔细检查肢体各动脉搏动情况
D. 静脉注射硫酸镁 10ml
E. 肢体抬高试验

63. 患者女性，35 岁，因车祸致腹部开放性损伤，伴部分肠管脱出，紧急处理是
A. 迅速将肠管还纳腹腔
B. 用消毒棉垫加压包扎
C. 消毒碗覆盖脱出物包扎转运
D. 用凡士林纱布包扎
E. 敞开伤口，送往医院

64. 某患者因胃癌行胃大部切除术，术后第 1 天除生命体征外，护士最需要重点观察的是
A. 胃管引流液
B. 腹胀
C. 肠鸣音
D. 伤口敷料
E. 神志

65. 有机磷农药中毒最常用的抗胆碱药阿托品，其作用是
A. 缓解肌肉震颤
B. 缓解肌肉抽搐
C. 促使昏迷患者苏醒
D. 使瞳孔缩小
E. 抑制腺体分泌

66. 患者男，48 岁，胃癌根治术后 1 个月余，今日复诊时自诉进食半小时内出现心悸、出汗，面色苍白和头痛，上腹部饱胀不适，护士对其健康教育，不恰当的是
A. 避免过甜，过碱，过浓的流质饮食
B. 宜进低碳水化合物，高蛋白饮食
C. 进餐后宜活动 20 分钟后休息

D. 用餐时限制饮水喝汤
E. 饮食方面少量多餐

67. 气管－支气管异物的典型症状是
A. 呼吸困难
B. 面色青紫
C. 阵发性、痉挛性咳嗽
D. 三凹征
E. 喘憋

68. 患者女，36岁，以重型再生障碍性贫血入院。查体：四肢皮肤瘀斑；口腔较多处溃疡，最大约1.0cm×1.5cm，触痛。牙龈渗血，咽部轻度充血，针对目前状况，预防口腔感染的护理措施是
A. 暂时不要外出活动
B. 每日刷牙3次以上
C. 根据病情选择消毒液漱口，每日3次
D. 嘱患者戴上口罩
E. 住单人病房

69. 闭合性多根、多处肋骨骨折易引起的病理改变是
A. 反常呼吸运动
B. 胸腔负压消失
C. 缺氧及二氧化碳蓄积
D. 纵隔摆动
E. 回心血量下降

70. 某消化性溃疡患者即将出院，责任护士指导其回家后应注意的问题不包括
A. 上腹部疼痛时要及时服用去痛片
B. 抗酸药宜在饭后和睡前服用
C. 保护胃黏膜药宜在餐前1小时服用
D. 避免进食刺激性食物
E. 生活规律，劳逸结合

71. 患者女性，43岁，公交司机，近期出现关节红肿疼痛等类风湿关节炎活动的表现，请问控制类风湿关节炎炎症首选下列哪种药物
A. 雷公藤
B. 阿司匹林
C. 泼尼松
D. 甲氨蝶呤
E. 环磷酰胺

72. 患者女，64岁。摔倒致右股骨头下骨折。因合并有严重心肺疾病，采取非手术治疗12周髋部疼痛没有缓解，下肢活动受限，不能站立和行走。首先考虑该患者出现了
A. 股骨头缺血性坏死
B. 骨折畸形愈合
C. 骨折断端神经损伤
D. 关节感染
E. 关节脱位

73. 患者女性，65岁。患食管癌拟行食管癌切除、食管－胃吻合术，为预防术后发生吻合口瘘，术前消除食道炎症的措施是
A. 餐后口服新霉素
B. 禁食
C. 营养支持
D. 全身使用抗生素
E. 留置胃管

74. 某13岁男孩，近期出现不听从父母安排，常用自己的标准衡量是非曲直。该男孩青春期心理特征属于
A. 行为易冲动
B. 心理向成熟过渡
C. 心理“上锁”
D. 独立性增强
E. 情绪两极化

75. 子宫颈癌患者有大量米汤样或恶臭脓样阴道排液，可选择擦洗阴道的溶液是
A. 1：2000高锰酸钾
B. 新洁尔灭（苯扎溴铵）
C. 洗必泰（氯己定）
D. 1：5000高锰酸钾
E. 1：3000高锰酸钾

76. 不属于新生儿家庭探望内容的是
A. 新生儿预防接种
B. 指导喂养及日常护理
C. 新生儿体格检查
D. 观察新生儿一般状况
E. 询问新生儿出生情况

77. 患者女性，38岁，白血病病史1年，发热伴有咽痛，为预防病人继发感染，请问血液病病人的白细胞低于下列哪项时需进行保护性隔离
A. $1.0 \times 10^9/L$
B. $1.5 \times 10^9/L$
C. $2.0 \times 10^9/L$
D. $2.5 \times 10^9/L$
E. $3.5 \times 10^9/L$

78. 某 4 个月患儿，人工喂养，近日反复出现发作性吸气困难，伴有吸气时喉鸣音，急诊入院，查血钙 1.7mmol/L，其余正常，首先考虑患儿出现了

A. 支气管哮喘
B. 惊厥
C. 支气管异物
D. 喉痉挛
E. 中毒性肺炎

79. 患者男性，31 岁，诊断为血小板减少性紫癜，检查唇和口腔有散在瘀点，轻触牙龈出血，口腔护理时应特别注意

A. 动作轻稳，勿损伤黏膜
B. 夹紧棉球防止遗留在口腔
C. 棉球蘸水不可过湿，以防呛咳
D. 先取下假牙，避免操作中脱落
E. 擦拭时勿触咽部以免恶心

80. 患儿男，13 岁。游泳时不幸发生淹溺，救起后，急救人员应给予该患儿的首要救治措施是

A. 保持呼吸道通畅
B. 胸外心脏按压
C. 口对口人工呼吸
D. 建立静脉通道
E. 给予强心药

81. 患者，女性，58 岁。痛风病史 8 年。该患者不需要加以限制的食物有

A. 豆腐、蘑菇
B. 土豆、鸡汤
C. 红酒、牛排
D. 鸡肝、米饭
E. 水、菠菜

82. 患者女，30 岁。急性支气管炎，咳嗽剧烈，咳脓性痰，量较多，咳嗽时胸痛，查体：T37.8℃，R20 次 / 分。目前该患者最主要的护理问题是

A. 知识缺乏
B. 体温过高
C. 气体交换受损
D. 疼痛
E. 清理呼吸道无效

83. 患者女性，34 岁。因车祸致头部受伤，伤后当即昏迷 1 小时，清醒后诉头痛，有呕吐，右上肢肌力 2 级；脑脊液检查有红细胞，目前的关键处理措施是

A. 静卧、休息
B. 床头抬高 15°~30°
C. 营养支持
D. 应用抗生素
E. 脱水降颅内压

84. 某 26 岁初产妇，双胎妊娠 35 周。因下腹疼痛 2 小时入院，查体：宫口开大 6cm，其最可能发生的情况是

A. 子宫收缩乏力
B. 妊娠高血压综合征
C. 胎盘早剥
D. 前置胎盘
E. 早产

85. 患儿，女，1 岁 2 月。到医院体检身体，体重 9.2kg，身高 78cm，头围 46cm，囟门尚未关闭。护士给予的正确指导是

A. 暂停户外活动
B. 增加脂肪供给
C. 增加蛋白质供给
D. 增加户外活动
E. 预防交叉感染

86. 患者男，20 岁。头部被木棒击伤后昏迷 12 分钟，清醒后诉头痛并呕吐 1 次。入院后，若患者出现急性颅内压增高，伴随其出现的生命体征应是

A. 血压下降，脉搏细速，呼吸急促
B. 血压下降，脉搏缓慢，呼吸深快
C. 血压升高，脉搏加快，呼吸深慢
D. 血压升高，脉搏缓慢，呼吸深慢
E. 血压升高，脉搏加快，呼吸急促

87. 患者女，18 岁，原发性痛经，医嘱：布洛芬 200~400mg，每日 3 次口服。使用布洛芬的作用为

A. 抑制前列腺素合成酶活性
B. 抑制谷氨酰胺合成酶
C. 抑制二氢叶酸合成酶
D. 抑制过氧化氢酶
E. 抑制环氧酶

88. 肾癌根治术后，腹膜后引流管的正常拔除时间是术后

A. 7 天
B. 5~6 天
C. 4~5 天
D. 2~3 天
E. 1 天

89. 诊断感染性心内膜炎最重要的辅助检查是
A. 心电图
B. 超声心动图
C. X 线检查
D. 血培养
E. 免疫学检查

90. 患者男，24 岁。损伤性气胸。遵医嘱给予胸腔闭式引流，其引流装置如图所示。目前该装置给予其胸腔施加的压力是

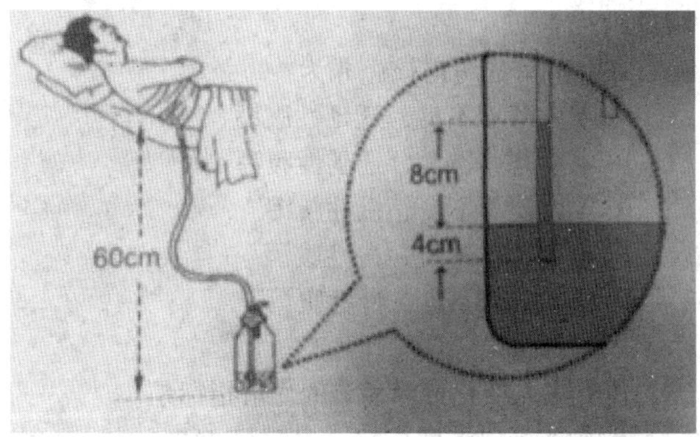

A. $60cmH_2O$
B. $8cmH_2O$
C. $0cmH_2O$
D. $-8cmH_2O$
E. $-60cmH_2O$

91. 阿尔茨海默病患者出现下列哪项情况时，护士应高度关注发生走失的风险
A. 拒绝正确意见，情绪执拗
B. 四处徘徊，无目的地走动
C. 情绪紧张，无故攻击他人
D. 情绪高涨，言语激动
E. 语言啰嗦，反复絮叨

92. 癫痫病人强直阵挛性发作的特征性表现是
A. 表情呆滞，肌肉强直
B. 机械动作持续时间长
C. 连续多次发作，且有意识障碍
D. 意识丧失和全身对称性抽搐
E. 某种活动突然中断

93. 患儿，男，4 个月。近 1 个月来烦躁，夜间啼哭，睡眠不安，易惊醒，汗多，吃奶少，大便稀，每天 2~3 次。生后一直牛奶喂养。引起其睡眠不安最可能的原因是
A. 慢性腹泻
B. 缺乏维生素 D
C. 父母日常护理不当
D. 缺少母乳喂养
E. 生活环境不良

94. 患者女性，44 岁。近两年来常感左下肢麻木、发凉、怕冷，经医院检查后确诊为血栓闭塞性脉管炎缺血期。下列哪项也是此期的主要临床表现
A. 间歇性跛行
B. 肌肉萎缩
C. 足背动脉搏动消失
D. 静息痛
E. 患肢趾端发黑

95. 患者女，53 岁。患风湿性关节炎，接受药物治疗。近日因天气变湿冷，手指间关节疼痛加重，晨僵可达数小时，同时伴活动障碍。目前正确的护理措施是
A. 增加手关节活动量
B. 加大手关节活动度
C. 保持手关节伸展
D. 晨起冷敷手关节
E. 睡前戴手套

二、以下提供若干个案例，每个案例下设若干个考题，请根据各考题题干所提供的信息，在每题下面 A、B、C、D、E 五个备选答案中选择一个最佳答案，并在答题卡上将相应题号的相应字母所属的方框涂黑。

（96~99 题共用题干）

患者女，38 岁。“慢性哮喘病史 12 年”。近日病情加重，夜间咳嗽频繁，痰量多，查体：神志清，口唇轻度发绀，桶状胸，双肺叩诊呈过清音，呼吸音低，有干湿性啰音。经定量雾化吸入治疗后病情缓解，但 PaO_2（55mmHg）仍低。

96. 为防止病情进一步加重，最有效的措施是
A. 每日坚持用药
B. 坚持步行或慢跑等全身运动
C. 进行家庭氧疗
D. 保持情绪稳定
E. 做腹式呼吸加强膈肌运动

97. 对该患者进行健康教育着重在提高
A. 适应工作节奏
B. 生活的规律性
C. 自我管理技能
D. 疾病的处理方法
E. 健康意识

98. 护士鼓励患者记哮喘日记，其监测的内容不包括

A. 上次住院时间

B. 每日症状发作次数

C. 所应用的药物

D. 症状发作程度

E. 吸氧时间及次数

99. 经治疗，患者状况好转。复诊时护士指导该患者注意避免各种诱发因素，特别是

A. 避免剧烈运动

B. 避免呼吸道感染

C. 避免接触外界人员

D. 避免吸入刺激性气体

E. 避免摄入引起过敏的食物

（100~101 题共用题干）

患者女，45 岁。双手掌指关节，近端指间关节疼痛伴晨僵 2 年余。查体：双手指间肌肉萎缩，手指向尺侧偏，双肘关节皮下有一直径约 5mm 的结节，质硬无压痛。入院后诊断为类风湿关节炎。

100. 本病最早出现的关节症状是

A. 晨僵

B. 关节疼痛

C. 关节肿胀

D. 关节畸形

E. 关节功能障碍

101. 该病急性期护理措施不妥的是

A. 温水浴

B. 功能锻炼

C. 关节功能位

D. 给予止痛消炎药

E. 听音乐放松情绪

（102~103 题共用题干）

患儿，男，8 个月，体重 8kg，因严重腹泻入院治疗，医嘱：0.9% 氯化钠静脉滴注，输液速度为 20ml/（kg · h）。

102. 护士每小时应为患儿输入的液体量是

A. 240ml

B. 200ml

C. 180ml

D. 160ml

E. 120ml

103. 患儿病情稳定后，护士在日常护理过程中，不正确的措施是

A. 若患儿呕吐，应禁食，补液

B. 如再次发作急性腹泻，应早期使用止泻剂

C. 腹胀时应注意观察有无低钾血症

D. 加强臀部护理

E. 详细记录出入液体量

（104~107 题共用题干）

患儿女，10 个月，足月产，反复腹泻 1 月余，每天 5~6 次，时稀时稠，生后混合喂养，未添加辅食，查体：神志清，表情呆滞，体重 4.8kg，腹软。腹壁脂肪消失。

104. 应首先考虑该患儿为

A. 重度营养不良，迁延性腹泻

B. 中度营养不良，迁延性腹泻

C. 重度营养不良，慢性腹泻

D. 中度营养不良，慢性腹泻

E. 轻度营养不良，慢性腹泻

105. 患儿变化最为显著的血清指标是

A. 血红蛋白浓度

B. 血清白蛋白浓度

C. 白细胞计数

D. 淋巴细胞计数

E. 红细胞计数

106. 关于该患儿的补液原则，正确的是

A. 补液总量适量增加，保证正常滴速

B. 补液总量适量增加，滴速宜稍慢

C. 补液总量适量减少，保持正常滴速

D. 补液总量适量减少，滴速宜稍快

E. 补液总量适量减少，滴速宜稍慢

107. 患儿住院第 2 天晨起突然神志不清，面色苍白，脉搏细弱，呼吸表浅，出冷汗，首先应静脉注射的是

A. 地高辛

B. 葡萄糖

C. 地西泮

D. 洛贝林

E. 氨茶碱

（108~109 题共用题干）

患者男性，59 岁，因肺炎住院，既往有慢性肺源性心脏病病史，输液过程中突然出现呼吸困难、气促、咳嗽、咳出粉红色泡沫样痰。

108. 病人发生的情况是

A. 急性肺水肿

B. 右心衰竭

C. 肺气肿
D. 支气管哮喘
E. 肺不张

109. 下列急救措施中正确的是
A. 继续输液
B. 给予强心剂
C. 给予血管收缩药
D. 10% 乙醇湿化吸氧
E. 采取左侧卧位和头低足高位

（110~111 题共用题干）
患者女，68 岁，患慢性阻塞性肺疾病 10 年，因咳嗽，咳痰加重，伴发热，喘息 3 天入院，给予氨茶碱等治疗
110. 对该患者进行胸部评估时可发现的体征是
A. 可闻及湿啰音
B. 支气管偏向一侧
C. 呼吸频率减慢
D. 呼气延长
E. 胸廓不对称隆起

111. 应用氨茶碱治疗的目的是
A. 降低体温
B. 松弛支气管平滑肌
C. 稀释痰液
D. 减少支气管分泌物
E. 控制细菌感染

（112~115 题共用题干）
患者，男性，28 岁，主动向医生谈及被狗咬伤的经过，并反复强调怕得狂犬病，知道得狂犬病是不大可能的事儿，却总是担心万一得了呢？为此痛苦而求治心切。
112. 最合理的诊断是
A. 疑病症
B. 精神分裂症
C. 焦虑症
D. 适应障碍
E. 妄想障碍

113. 药物治疗应首选
A. 吩噻嗪类药物
B. 抑制 5-HT 再摄取的药物
C. 苯二氮䓬类药物
D. 锂盐
E. 卡马西平

114. 抗焦虑药物的主要作用为
A. 精神松弛
B. 肌肉松弛
C. 放松精神和肌肉松弛
D. 阻断多巴胺受体
E. 阻断 5- 羟色胺受体

115. 该患者的主要护理问题是
A. 社交障碍
B. 预感性悲哀
C. 思维过程改变
D. 焦虑
E. 生活自理能力降低

（116~117 题共用题干）
患者女性，51 岁，早期肝癌，拟行肝叶切除术。
116. 该患者术前肠道准备时应选择
A. 不灌肠
B. 1 日碱性液灌肠
C. 1 日酸性液灌肠
D. 3 日碱性液灌肠
E. 3 日酸性液灌肠

117. 术后患者病情平稳后取
A. 平卧位，避免过早活动
B. 平卧位，尽早活动
C. 半卧位，尽早活动
D. 半卧位，避免过早活动
E. 左侧卧位，尽早活动

（118~120 题共用题干）
患者男，50 岁，肝硬化 5 年，中午进食后突然呕血，色暗红，量约 350ml，急诊入院，查体：神志清，T37.5℃，P120 次 / 分。BP90/60mmHg，患者情绪高度紧张，诉说有濒死的感觉，经抢救，患者病情平稳后行门体分流术
118. 入院时，患者主要的心理问题是
A. 悲哀
B. 淡漠
C. 焦虑
D. 恐惧
E. 抑郁

119. 患者入院后采取的处理措施中不正确的是
A. 应用肥皂水灌肠
B. 三腔二囊管压迫止血
C. 静脉止血药物的应用
D. 应用保肝药物

E. 输液、输血

120. 分流术后 24 小时内应指导患者采取的卧位是

A. 头低足高位

B. 中凹位

C. 平卧位

D. 俯卧位

E. 半坐卧位

全国护士（师）资格考试预测卷系列

2026

护士执业资格考试预测卷及人机对话模拟考场

预测卷（九）

王　冉　主编

中国健康传媒集团
中国医药科技出版社 · 北京

内 容 提 要

本套试卷包含专业实务和实践能力两个方面。试卷根据最新考试大纲要求，通过分析历年考试真题，并在研究命题规律的基础上精心编写而成，具有针对性和应试性。可供考生进行模拟自测，梳理对知识点的掌握程度。试卷中题型、题量及题目难易程度与考试真题保持高度一致，本书适合所有参加护士执业资格考试的考生使用。

图书在版编目（CIP）数据

2026 护士执业资格考试预测卷及人机对话模拟考场 / 王冉主编 . -- 北京 : 中国医药科技出版社 , 2025. 8. (全国护士（师）资格考试预测卷系列). -- ISBN 978-7-5214-5413-0

Ⅰ. R192.6-44

中国国家版本馆 CIP 数据核字第 2025H0P285 号

美术编辑 陈君杞

版式设计 也 在

出版 **中国健康传媒集团** | 中国医药科技出版社

地址 北京市海淀区文慧园北路甲 22 号

邮编 100082

电话 发行：010-62227427 邮购：010-62236938

网址 www.cmstp.com

规格 880 × 1230mm $^{1}/_{16}$

印张 19 $^{1}/_{4}$

字数 681 千字

版次 2025 年 8 月第 1 版

印次 2025 年 8 月第 1 次印刷

印刷 北京印刷集团有限责任公司

经销 全国各地新华书店

书号 ISBN 978-7-5214-5413-0

定价 49.00 元

获取新书信息、投稿、为图书纠错，请扫码联系我们。

编 委 会

主　编　王　冉

副主编　陈　寒　刘　飞　阳　军　叶　峰

编　者（以姓氏笔画为序）

王　冉　王　冰　王　涛　王春妮
叶　峰　叶琪双　田志成　冯　旗
成晓霞　刘　飞　阳　军　吴良红
余　凡　张　璐　张立君　陈　寒
范国正　罗先武　季　诚　周维春
常菊群　程明文　焦平丽　曾　芍
谢　萍　路　兰　蔡秋霞　谭花凡
谭丽娇

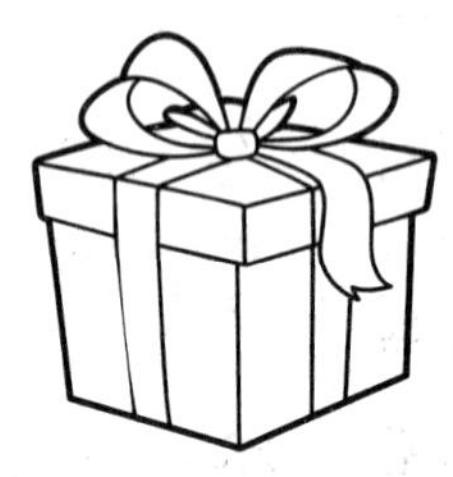

免费赠送数字资源（10 月份左右上线）

获取方式见封底

专业实务

一、以下每一道考题下面有 A、B、C、D、E 五个备选答案。请从中选择一个最佳答案，并在答题卡上将所选答案写在对应的方框内。

1. 引起肝硬化的因素不包括
A. 慢性活动性肝炎
B. 感染血吸虫病
C. 长期大量酗酒
D. 长期服用甲基多巴
E. 长期接触染发剂

2. 下列患者资料中属于主观资料的是
A. 颈项强直
B. 头晕、麻木、乏力
C. 体温 39℃
D. 黄疸、发绀
E. 呼吸困难

3. 关于婴儿期辅食添加原则的描述，错误的是
A. 由少到多
B. 由粗到细
C. 由稀到稠
D. 由一种到多种
E. 循序渐进

4. 护士给某乙肝患者拔针时不小心被粘有该患者血液的针头刺伤，伤口的即刻处理方法不妥的是
A. 按压止血
B. 用肥皂液和流动水冲洗
C. 尽可能挤出损伤处的血液
D. 消毒后包扎伤口
E. 用 75% 乙醇或 0.5% 碘伏消毒

5. 引起窦性心动过速的病因不包括
A. 剧烈运动或情绪激动
B. 使用阿托品
C. 失血性贫血
D. 高血钾
E. 甲状腺功能亢进症

6. 患者女，60 岁，因心慌、心前区不适前来就诊。护士在巡视候诊患者时发现该患者面色苍白、呼吸困难，前去询问无应答，查脉搏 52 次 / 分，呼吸 24 次 / 分。对该患者应
A. 协助医生做检查
B. 做疫情报告
C. 到隔离门诊就诊
D. 按挂号顺序就诊
E. 立即送抢救室抢救

7. 患者男，45 岁。因食管胃底静脉破裂大出血急需输血治疗，遵医嘱给患者输库存血 1000ml，输血 10 分钟后患者感到头部胀痛，四肢麻木，并出现恶心、呕吐，腰背部剧痛。为促进血红蛋白在尿中的溶解度，宜选用的药物是
A. 氯化钠
B. 碳酸氢钠
C. 平衡盐溶液
D. 氯化钙
E. 氯化钾

8. 患者男，45 岁，颈椎骨折，现需要搬运至平车上，平车与床的适当位置是
A. 平车头端与床尾相接
B. 平车头端与床头平齐
C. 平车头端与床头呈锐角
D. 平车头端与床尾呈锐角
E. 平车头端与床头呈钝角

9. 发生青霉素过敏反应，病人最早出现的症状是
A. 意识丧失
B. 血压下降
C. 面色苍白
D. 喉头水肿、气促
E. 幻觉、谵妄

10. 患者男，34 岁，无痛性血尿 2 周，疑为膀胱癌，做膀胱镜检查。应协助其采用的体位为
A. 仰卧位
B. 侧卧位
C. 半坐卧位
D. 截石位
E. 膝胸卧位

11. 患者女，65 岁。胃癌晚期，近来病情发展迅速，患者情绪低落、悲伤、沉默，常哭泣。护士判断该患者的心理反应处于
A. 抱怨期

B. 接受期
C. 妥协期
D. 忧郁期
E. 否认期

12. 属于化学消毒法的是
A. 燃烧法
B. 湿热消毒法
C. 环氧乙烷灭菌法
D. 微波消毒灭菌法
E. 压力蒸汽灭菌法

13. 漏斗胃管洗胃的原理是
A. 空吸
B. 负压吸引
C. 虹吸
D. 正压吸引
E. 置换吸引

14. 患者男，50 岁，经检查发现口腔有感染溃烂、出血，应选用的漱口溶液是
A. 生理盐水
B. 0.02% 呋喃西林溶液
C. 1%~3% 过氧化氢溶液
D. 复方硼酸溶液
E. 1% 醋酸溶液

15. 患者男，30 岁。因高热肺部感染入院，责任护士在评估患者时发现患者有吸毒史，患者要求护士保密不要告诉别人。护士正确的做法是
A. 保护患者隐私，不告诉任何人，包括其他医务人员
B. 保护患者隐私，不告诉患者的配偶和亲属
C. 保护患者隐私，不告诉亲属而要告诉医师
D. 保护患者隐私，告诉患者亲属，不告诉医师
E. 保护患者隐私，告诉患者的单位要求他们保密

16. 患者女，42 岁，患肝硬化腹水、重度高血压，但水肿较轻，因此给予低盐饮食，每日食盐量不超过
A. 3g
B. 0.5g
C. 1g
D. 2g
E. 5g

17. 用平车搬运病人时，做法不妥的是
A. 下坡时病人头在平车后端
B. 中断静脉输液
C. 进门时不可用车撞门
D. 病人向平车挪动时，要保护病人
E. 腰椎骨折病人，车上垫木板

18. 患者男，68 岁，使用热水袋过程中发现局部皮肤潮红，应采取的措施是
A. 将水温调低
B. 改用湿热敷
C. 立即停用，局部涂甲紫
D. 立即停用，局部涂液状石蜡
E. 立即停用，局部涂凡士林

19. 下列外文缩写表示“每晚一次”的是
A. qd
B. qid
C. qn
D. tid
E. qod

20. 解除非尿路梗阻所致的尿潴留，不适合首先采取
A. 下腹部热敷
B. 按摩下腹部
C. 听流水声
D. 温水洗外阴
E. 导尿术

21. 下列哪项不属于医院基本饮食
A. 普通饮食
B. 软质饮食
C. 半流质饮食
D. 流质饮食
E. 治疗饮食

22. 患者男，50 岁，在建筑工地干活时被一铁钉扎伤，医嘱予以破伤风抗毒素肌内注射，以下正确的是
A. 当皮丘周围有伪足、痒感时可以判断为阳性
B. 试验结果为阳性时，可做破伤风脱敏试验
C. 破伤风抗毒素皮试液的浓度是 1500IU/ml
D. 试验结果为阳性时，余液 0.9ml 与皮试剩余剂量做肌内注射
E. 当皮丘直径大于 1.5cm 时，红晕超过 4cm 可以判断为结果阳性

23. 患者男，80 岁。因喉癌手术行气管切开，为其气管内吸痰时，正确的操作是
A. 用同一根吸痰管吸净口腔痰液后，再吸气管

内痰液

B. 吸痰负压为 40.0~53.3kPa

C. 由气管深部开始上下反复提拉吸痰

D. 如痰液较多，可持续吸引至痰液吸尽

E. 储液瓶内的吸出液应及时倾倒，一般不应超过瓶的 1/2

24. 肌内注射选用连线法划分部位时，其注射区域应选择髂前上棘与尾骨两点连线的

A. 外上 1/3 处

B. 外上 1/2 处

C. 中 1/3 处

D. 后 1/3 处

E. 后 1/2 处

25. 急性枕骨大孔疝伴明显脑积水患者，应首先采取的措施是

A. 行脑脊液分流术

B. 钻颅行脑脊液外引流

C. 快速输入脱水药物

D. 大剂量应用肾上腺皮质激素

E. 腰椎穿刺脑脊液引流

26. 有关输血注意事项的途径，错误的是

A. 输血时须两人核对无误后方可输入

B. 输入的血液内可根据需要加入药物

C. 如用库存血，必须认真检查血液质量

D. 如发生严重输血反应时，应立即停止输血

E. 根据医嘱采集血标本，要求每次只为一位患者采集

27. 患者女性，38 岁，因子宫肌瘤入院。入院后在硬膜外麻醉下行子宫肌瘤摘除术，现术后第一天，护士应指导患者进食

A. 普通饮食

B. 软质饮食

C. 半流质饮食

D. 流质饮食

E. 低盐饮食

28. 患者男，30 岁，持续高热，医嘱：血培养，该化验的目的是

A. 测定肝功能

B. 测定血清酶

C. 测定非蛋白氮含量

D. 检查血液中的致病菌

E. 测定电解质

29. 不需要记入排出量的内容是

A. 呕吐物

B. 胸腔积液和腹腔积液

C. 胃肠减压液

D. 胆汁引流液

E. 汗液

30. 吸氧持续 1~2 天，患者会发生氧中毒的最低氧浓度是

A. 60%

B. 30%

C. 45%

D. 50%

E. 70%

31. 患儿，6 岁。先天性心脏病并发充血性心力衰竭。服用地高辛维持治疗 4 个月，住院为进一步治疗。护士为患儿发药时，应先测量

A. 体温

B. 脉压

C. 脉搏

D. 心音

E. 尿量

32. 瞳孔缩小是指瞳孔直径小于

A. 1mm

B. 2mm

C. 3mm

D. 4mm

E. 5mm

33. 小王是 ICU 护士，对其负责单元的患者进行护理记录，其中错误的做法是

A. 字迹端正清晰

B. 动态反映病情变化

C. 使用蓝黑色水笔书写

D. 出现错字时划掉后重写

E. 体现以患者为中心

34. 支气管肺炎患儿，其停用抗生素的时间是抗生素用至体温正常后

A. 1~2 天

B. 3~4 天

C. 5~7 天

D. 8~10 天

E. 10~15 天

35. 不会导致窦性心动过缓的疾病是

A. 颅内压增高
B. 阻塞性黄疸
C. 甲状腺功能亢进症
D. 严重缺氧
E. 器质性心脏病

36. 当中心静脉压小于 2~5cmH_2O 时，常提示的是
A. 右心功能不良
B. 左心功能不良
C. 右心房充盈不佳或血容量不足
D. 左心房充盈不佳或血容量不足
E. 血容量过多

37. 患儿，女，6 岁，患有先天性心脏病，需采用地高辛进行治疗，护士在给药前，应特别监护
A. 心率
B. 呼吸
C. 血压
D. 体温
E. 瞳孔

38. 患者男，50 岁，高血压 1 级，现用药物控制，血压维持在 130/90mmHg 左右，吸烟史 10 年，护士应提醒患者复诊时间
A. 每 1~3 个月 1 次
B. 每 6~9 个月 1 次
C. 每 3 个月 1 次
D. 每 3~6 个月 1 次
E. 每 9~12 个月 1 次

39. 心包穿刺术后护理不正确的是
A. 穿刺部分覆盖无菌纱布
B. 若有引流管，做好引流管护理
C. 密切观察生命体征
D. 指导患者立即下床活动
E. 每天心包抽液量< 25ml 时拔出导管

40. 患者男，37 岁，患下肢静脉曲张，医嘱使用弹力袜以延缓病情进展。护士告诉患者每天开始穿弹力袜的最佳时间是
A. 晚上上床睡觉前
B. 感到患肢酸胀时
C. 早晨出门上班前
D. 午间休息时
E. 清晨起床前

41. 臀大肌注射时，正确的定位是

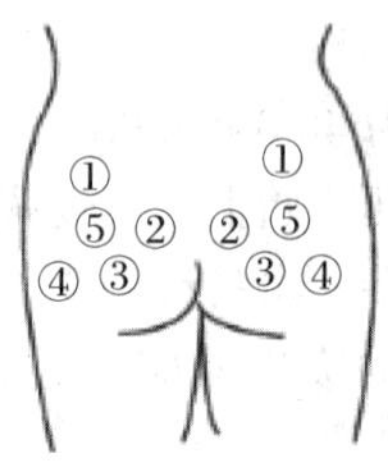

A. ①
B. ②
C. ③
D. ④
E. ⑤

42. 护士为毒蛇咬伤患者施行现场急救措施，其先后次序正确的是
A. 缚扎、排毒、冲洗
B. 冲洗、切开、排毒
C. 冲洗、缚扎、排毒
D. 排毒、冲洗、缚扎
E. 缚扎、冲洗、排毒

43. ABO 血型不合引起的新生儿溶血症常见于
A. 母亲为 A 型，新生儿为 B 型
B. 母亲为 O 型，新生儿为 A 型
C. 母亲为 A 型，新生儿为 O 型
D. 母亲为 AB 型，新生儿为 AB 型
E. 母亲为 B 型，新生儿为 A 型

44. 体温上升期病人的表现为
A. 畏寒、皮肤潮红、无汗
B. 畏寒、皮肤潮湿、出汗
C. 畏寒、皮肤潮红、出汗
D. 畏寒、皮肤苍白、无汗
E. 畏寒、皮肤苍白、出汗

45. 椎管麻醉术后 6~8 小时的病人，护士应协助患者取

A 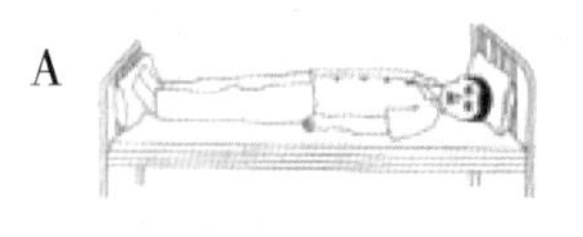

B 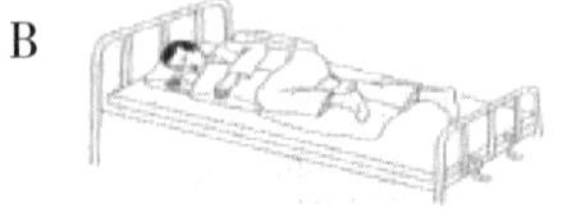

C 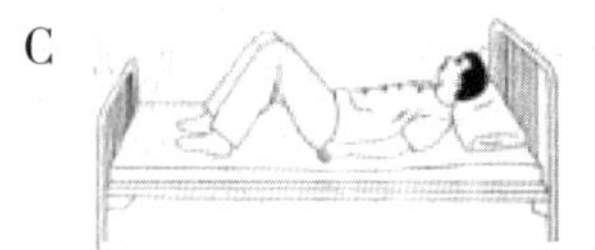

D 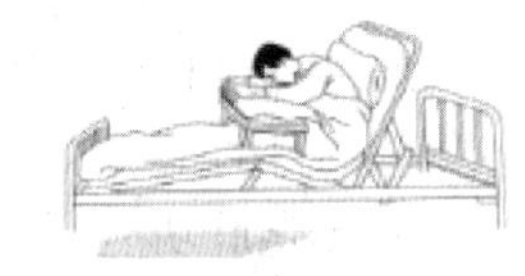

E 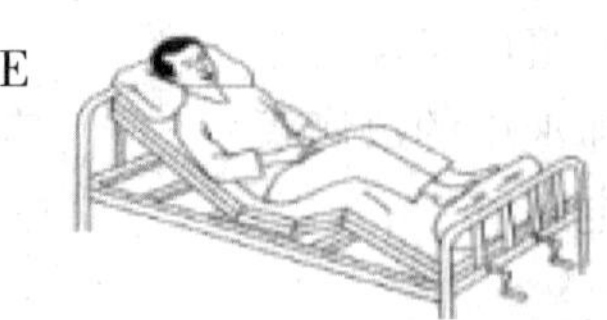

46. 轻型急性胰腺炎患者开始进食无脂低蛋白液饮食的时间为患者病后
A. 3~5 天
B. 不超过 12 小时
C. 5~7 天
D. 7 天以上
E. 1~2 天

47. 患儿男，8 岁，来院时表情痛苦、呼吸急促、面颊潮红、鼻翼扇动。这种面容表现为
A. 甲亢面容
B. 急性面容
C. 慢性面容
D. 脱水面容
E. 贫血面容

48. 急性上呼吸道感染最常见的病原体是
A. 细菌
B. 葡萄球菌
C. 真菌
D. 支原体
E. 病毒

49. 患者男，18 岁，支气管哮喘 2 年，同时使用几种气雾剂治疗。正确的使用顺序是
A. 先用支气管扩张剂，再用激素类气雾剂
B. 先用激素类气雾剂，再用支气管扩张剂
C. 先用激素类气雾剂，再用茶碱类气雾剂
D. 先用支气管扩张剂，再用茶碱类气雾剂
E. 先用茶碱类气雾剂，再用支气管扩张剂

50. 急性呼吸窘迫综合征早期的病理变化不包括
A. 肺间质水肿
B. 肺泡萎陷
C. 肺泡内透明膜形成
D. 肺充血
E. 肺泡纤维化

51. 铺暂空床的目的是
A. 保持患者的舒适
B. 方便患者的治疗
C. 供暂时离床活动的患者卧床休息用
D. 预防卧床并发症
E. 等待手术患者

52. 医院分级护理级别划分的依据是
A. 病情
B. 病种
C. 年龄
D. 性别
E. 自理能力

53. 浸泡纤维胃镜的消毒液宜用
A. 0.1% 苯扎溴铵
B. 0.2% 过氧乙酸
C. 70% 乙醇
D. 2% 戊二醛
E. 碘伏

54. 无菌技术操作时，正确的是
A. 定期检查无菌物品保存情况，有效期为 14 天
B. 操作环境要清洁，操作前 1 小时禁止清扫工作
C. 取出的用物没有用完应及时放回原无菌容器中
D. 操作者不得跨越无菌区，手臂始终保持在操作台面以上
E. 操作者要修剪指甲，为方便操作，应将手表尽量塞进衣袖

55. 患者男，28 岁。在大排档聚餐后出现高热、腹泻，诊断为细菌性痢疾。对该患者采取的护理措施中，错误的是
A. 给予胃肠道隔离
B. 酌情给予流质或半流质食物
C. 给予高蛋白饮食
D. 记录排便的性状，次数
E. 留取便标本送检

56. 下列哪种情况可引起病理性骨折
A. 汽车撞击
B. 从高处跳下
C. 破伤风抽搐发作
D. 骨肿瘤
E. 急行军

57. 以下属于艾滋病病毒传播途径的是
A. 同桌进餐
B. 共用浴具
C. 输血
D. 握手
E. 拥抱

58. 最有利于患者的护理工作交班方法是
A. 床边交班
B. 简要书面交班
C. 详细书面交班
D. 口头交班

E. 无重病员可不交班

59. 患者男，40 岁，肺炎。患者颜面潮红，触之有热感，咳黏稠痰液。腋温 39.8℃，脉搏 110 次 / 分，呼吸 25 次 / 分。患者的护理诊断中有一项为“体温过高”，主要诊断依据是
A. 颜面潮红
B. 痰液黏稠
C. 腋温 39.5℃
D. 呼吸、脉搏均加快
E. 肺炎

60. 患者男，69 岁，因股骨头坏死入院。入院 3 天后为患者行股骨头置换术，手术期间病房护士为其准备麻醉床，操作不妥的是
A. 根据患者的麻醉方式和手术部位，按需要铺橡胶单和中单
B. 麻醉护理盘置床旁桌上
C. 枕头横立于床头，开口背门
D. 盖被三折于一侧床边，开口背门
E. 床旁椅放于背门一侧床边

61. 评估睡眠障碍最重要的检查方法是
A. 头颅 CT
B. 脑电图
C. 头颅 DSA
D. 头颅 MRI
E. 头颅 X 线

62. 关于焦虑症的叙述，正确的是
A. 焦虑发作是先天的对可怕情景的条件反射
B. 焦虑是害怕某些环境刺激所形成的条件反射
C. 女性患病率明显低于男性
D. 发作时紧张程度与现实环境相符
E. 焦虑人格特质与遗传无关

63. 对于强迫症患者，在其自愿参与下，要求患者在出现强迫动作前与护士
A. 减少诱发因素
B. 改善错误的认知
C. 建立护患关系
D. 落实护理计划
E. 减少和控制症状

64. 患者男，33 岁，炼钢工人，工作中不慎被烧伤，Ⅱ度烧伤面积 60%，应采用隔离方式是
A. 接触隔离
B. 消化道隔离
C. 呼吸道隔离
D. 保护性隔离
E. 严密隔离

65. 颅前窝骨折皮下瘀斑的典型体征是
A. 三主征
B. “熊猫眼”征
C. 三凹征
D. Murphy 征
E. 五联征

66. 下列缓解晨僵的措施中正确的是
A. 起床后先用冷水浸泡僵硬关节，然后按摩
B. 尽量不要活动僵硬关节
C. 夜间睡眠戴弹力手套保暖
D. 关节内注射透明质酸
E. 禁用止疼药

67. 关于原发性胃癌的叙述，错误的是
A. 手术是治疗胃癌的首选方法
B. 早期无明显症状及体征
C. 血液转移为晚期胃癌最主要的转移途径
D. 早期均出现恶心、呕吐宿食及进食梗阻感
E. 好发于胃窦部

68. 引起再生障碍性贫血最常见的药物是
A. 氯霉素
B. 保泰松
C. 苯妥英钠
D. 磺胺药
E. 阿司匹林

69. 甲亢患者的饮食正确的是
A. 高纤维素饮食
B. 高热量、高蛋白饮食
C. 茶、咖啡
D. 海带、紫菜等海产品
E. 卷心菜、甘蓝

70. 关于二甲双胍治疗糖尿病的途径，错误的是
A. 每天最大剂量不应超过 2g
B. 可改善胰岛素敏感性，减轻胰岛素抵抗
C. 服用时应与第一口饭同时咀嚼
D. 可导致腹部不适、恶心、腹泻等不良反应
E. 治疗肥胖或超重的 2 型糖尿病的首选药

71. 提示全身麻醉患者意识完全清醒的指标是
A. 能准确回答问题

B. 对光反射灵敏
C. 能唤醒
D. 眼球转动
E. 轻拍或轻推时，出现呻吟

72. 患者男，45岁，因尿急、尿频、尿痛就诊。医嘱做尿培养，患者神志清楚，一般情况好，护士指导患者留尿标本的方法是
A. 随机留尿
B. 收集12h尿
C. 留取中段尿
D. 收集24h尿
E. 留晨起第一次尿

73. 护士小李在检查急救车药品时，发现升压药中混有强心药物，为防止发生差错，应将下列哪种药物取出
A. 阿拉明
B. 异丙肾上腺素
C. 多巴胺
D. 去甲肾上腺素
E. 西地兰

74. 患儿男，出生5个月。哭闹时出现右腹股沟斜疝，可回纳，应采用
A. 急诊手术
B. 限期手术
C. 暂不手术
D. 择期手术
E. 禁忌手术

75. 患者男，对肌内注射非常恐惧，护士除了给予安慰和鼓励外，给予无痛注射法，下列哪项不符合无痛注射法的要求
A. 分散患者注意力
B. 使肌肉松弛
C. 注射时做到“二快一慢”
D. 注射刺激性强的药物针头要长
E. 先注射刺激性强的药物，后注射刺激性弱的药物

76. 患者女，50岁，因患呼吸系统疾病，需同时服用几种药物，最后服用的药物是
A. 维生素
B. 罗红霉素
C. 维生素 B_1
D. 复方甘草口服液
E. 乙酰半胱氨酸胶囊

77. 患者男性，66岁，输液时主诉胸部不适，呼吸困难，严重发绀，心前区听诊闻及持续响亮的“水泡音”，其原因为
A. 过敏反应
B. 发热反应
C. 右心衰竭
D. 空气栓塞
E. 肺水肿

78. 患者男，30岁，由于车祸致腹腔内出血，出现面色苍白、出冷汗，血压70/50mmHg，需紧急输血补充血容量，护士给予患者输血时，错误的操作是
A. 应两人进行“三查八对”
B. 勿剧烈振动血液，以免红细胞破坏
C. 输血前应先输注少量生理盐水
D. 在血中加入异丙嗪25mg，以防过敏反应
E. 输血前做血型鉴定和交叉配血试验

79. 中医理论中，“具有防御作用而运行于脉外之气”被称为
A. 元气
B. 营气
C. 肺气
D. 卫气
E. 真气

80. 中医中舌对应的器官是
A. 心
B. 肝
C. 肺
D. 肾
E. 脾

81. 某患者住院期间因输入不合格血液导致乙型肝炎，其索赔对象应为
A. 当地疾病控制中心
B. 当地卫生计划行政部门
C. 血站和医院
D. 当地公安部门
E. 执行输血操作的护士

82. 患者男，72岁，因“急性左心衰、心房颤动”急诊收入院，输液过程中突然出现肺栓塞，经抢救无效死亡。提出医疗事故鉴定申请。当地卫生行政部门应在当事人提出几日内移送上一级主管部门
A. 21天
B. 14天

C. 3 天
D. 7 天
E. 10 天

83. 根据人体器官移植相关规定，下列不属于活体器官的接受人的是
A. 配偶
B. 儿子
C. 姑姑
D. 姐姐
E. 朋友

84. 某血站违反有关操作规程和制度采集血液，由下列哪个部门责令其改正
A. 县级以上的地方人民政府卫生计划行政部门
B. 县级以上的行业协会
C. 县级以上的卫生防御机构
D. 县级以上的医疗保健机构
E. 县级以上的地税机构

85. 某市血站工作人员，在进行血液质量检查时发现某献血者为艾滋病病人，应在多长时间内上报
A. 6 小时内向当地卫生防疫机构上报传染病报告卡
B. 48 小时内向当地卫生防疫机构上报传染病报告卡
C. 4 小时内向当地卫生防疫机构上报传染病报告卡
D. 24 小时内向当地卫生防疫机构上报传染病报告卡
E. 12 小时内向当地卫生防疫机构上报传染病报告卡

86. 对于献血者的叙述，错误的是
A. 献血者年龄 18~55 岁
B. 献血一次不超过 400ml
C. 献血两次间隔要大于 3 个月
D. 献血者要身体健康，符合献血的条件
E. 血站对献血者必须免费进行必要的健康检查

87. 由责任护士和其辅助护士负责一定数量患者从入院到出院期间各种治疗、基础护理、专科护理、护理病例书写、病情观察、用药治疗及健康教育的护理方式属于
A. 临床路径
B. 功能制护理
C. 个案护理
D. 小组护理
E. 责任制护理

88. 患者对护理工作的满意度属于
A. 护理服务质量评价指标
B. 终末质量评价指标
C. 主观感受度评价指标
D. 要素质量评价指标
E. 环节质量评价指标

89. 患者男，50 岁，流浪人员，因车祸致右下肢开放性骨折被路人送入院，医生和护士及时为其止血，建立静脉通路并做好急救准备，护士保护了患者
A. 人格受到尊重的权利
B. 参与治疗的权利
C. 选择诊疗方式的权利
D. 知情同意权
E. 享有平等医疗服务的权利

90. 不属于患者家属角色特征的是
A. 患者护理计划实施的参与者
B. 患者生活的照顾者
C. 患者原有社会功能的替代者
D. 患者的心理支持者
E. 患者病痛的共同承受者

91. 患者女，30 岁，全身浮肿，腰以下为甚，按之凹陷难复，伴有脘闷纳减，尿清便溏，畏寒肢冷，面色萎黄，神倦乏力，苔白滑腻，脉沉缓，辨证为脾阳虚之浮肿。饮食调整护理正确的是
A. 营养丰富，易于消化
B. 肥甘厚味的油腻食品
C. 黏滑硬固食物
D. 饮食宜咸
E. 饮食宜多

92. 医生小张与护士小李由于一次交谈中发生摩擦，双方各执己见。谁也不肯主动认错，日久天长，俩人见面都不说话了，致使隔阂日益加深。一次，正赶上她们两人值夜班，一名患者剧烈头痛，找到护士小李，小李打电话给医生办公室，简单地说明了情况，就在这边等医嘱，怎知医生小张不愿和小李说话，将医嘱悄悄放下就走了，小李并未发现医嘱，碍于脸面，也不愿意去问小张，故未执行医嘱，家属等待着急大发雷霆，责怪医护人员不负责任。此案例主要说明了
A. 因医护关系不和谐而影响患者的利益
B. 护士的工作不主动

C. 医生下达医嘱不规范
D. 医护关系未协调好
E. 医护之间彼此不信任

93. 患者女，45岁。清洁工，患尿毒症入院。入院后家人一直陪伴身边，当得知需要长期透析治疗后，患者经常独自垂泪，默默发呆，不愿与人交流。最可能的原因是
A. 担心疾病影响工作
B. 无力承受高额费用
C. 家属感情支持不足
D. 尿毒症引起的精神症状
E. 害怕透析带来后遗症

94. 某再生障碍性贫血患者，贫血程度较重，给予丙酸睾酮治疗。该药的正确使用方法是
A. 深部肌内注射
B. 用药1个月后见效即可停药
C. 该药不良反应较少，用量可以适当加大
D. 长期用药不会损害肝脏的功能
E. 需经常更换注射部位，防止注射处发生肿块

95. 患者女，57岁。入院诊断为大叶性肺炎，今天患者康复出院，护士对患者说："请多保重，注意按时复查。"此语言属于
A. 礼貌用语
B. 迎接用语
C. 工作用语
D. 送别用语
E. 介绍用语

二、以下提供若干个案例，每个案例下设若干个考题，请根据各考题题干所提供的信息，在每题下面A、B、C、D、E五个备选答案中选择一个最佳答案，并在答题卡上将所选答案写在对应的方框内。

（96~97题共用题干）

患儿男，3岁，因误服5ml炉甘石洗剂到某医院急诊。急诊医生准备25%硫酸镁20ml导泻，但将口服误写成静脉注射。治疗护士心想："25%硫酸镁能静脉注射吗？似乎不能，但又拿不准。"又想："反正是医嘱，执行医嘱是护士的责任。"于是给予静脉注射，致使患儿因高血镁死于呼吸麻痹。

96. 该案例中护士违背多项护理道德要求，哪项描述错误
A. 彼此制约，相互监督
B. 团结协作，齐心协力
C. 敢当风险，勇于承担
D. 灵活主动，尽职尽责
E. 尊重医生，绝对配合

97. 从这一案例本身，应吸取哪些教训
A. 这是一个技术性事故，护士对于某些用药的方法尚存在错误认识
B. 这次事故更大部分原因在伦理道德层面，而不是技术层面
C. 这位护士胆子太小，做事过于谨慎了
D. 只要提高了我们的医疗护理质量就能避免类似事件的发生
E. 如果医生总是开错医嘱，那他就不值得信任了

（98~99题共用题干）

患者女，53岁。乳腺癌晚期，身体极度衰竭，卧床不起，情绪暴躁、常无端发脾气。

98. 此时患者的心理反应是
A. 否认期
B. 接受期
C. 协议期
D. 忧郁期
E. 愤怒期

99. 护理该患者时，不恰当的护理措施是
A. 给予精神支持
B. 允许患者表达不良情绪
C. 防止患者的过激行为
D. 劝患者不要轻易表达不良情绪
E. 做好与家属的沟通

（100~101题共用题干）

患者女，37岁，以"右上腹阵发性绞痛"收入院，诊断为胆石症。行胆总管切开取石术、T管引流术。

100. 术后5天，引流液每天2000ml，提示
A. 胆总管下段梗阻
B. 胆汁量正常
C. 胆汁量减少
D. 肝功能衰竭
E. T管堵塞

101. 术后15天，T管引流液清亮，约200ml/日，无腹痛腹胀，试夹管24~36小时未出现不适，皮肤及巩膜黄疸消退，T管造影显示胆道通畅，针对患者目前状况可考虑的是
A. 带T管出院
B. 拔出T管

C. 继续更换
D. 继续保留 T 管 2 周
E. 继续保留 T 管 1 周

（102~103 题共用题干）

患者男，18 岁。淋雨后感冒，1 天后出现寒战、高热、痰液为铁锈色，诊断为肺炎链球菌肺炎，体温持续在 39℃ ~40℃。

102. 患者的热型呈
A. 弛张热
B. 间歇热
C. 回归热
D. 稽留热
E. 波状热

103. 给予肺炎高热患者降温处理时，正确的操作是
A. 为防止病情加重，患者出汗后减少擦拭，更衣
B. 及时使用退热药
C. 采取物理方法逐渐降温，防止脱水
D. 快速降温，使体温降至正常
E. 松解衣服，自行降温

（104~106 题共用题干）

患者男，70 岁，因“慢性咳嗽、咳痰 20 年，进行性呼吸困难 3 年，症状加重 1 周”，拟诊“慢性阻塞性肺疾病、肺心病”收入院。

104. 导致 COPD 最常见的因素是
A. 吸烟
B. 职业粉尘
C. 大气污染
D. 感染
E. 蛋白酶－抗蛋白酶失调

105. 提示患者并发右心衰的体征是
A. 半坐卧位
B. 双侧颈静脉充盈
C. 双肺弥漫性湿啰音
D. 眼睑浮肿
E. 口唇发绀

106. 指导患者腹式呼吸锻炼正确的是
A. 每次进行 30~60 分钟
B. 每分钟 18~20 次
C. 吸气时间短，呼气时间长
D. 吸气收腹，呼气挺腹
E. 用鼻吸气，用鼻呼气

（107~108 题共用题干）

患儿，15 岁，以流行性脑脊髓炎普通型入院。

107. 该病的皮疹特点是
A. 麻疹
B. 丘疹
C. 斑丘疹
D. 荨麻疹
E. 瘀斑、瘀点

108. 对于其密切接触的妹妹，预防措施正确的是
A. 隔离观察 5 天
B. 隔离观察 7 天
C. 医学观察 5 天
D. 医学观察 7 天
E. 不需要观察

（109~110 题共用题干）

初产妇，29 岁，既往月经规律，妊娠 38^{+2} 周，门诊查体；宫高在脐剑之间，胎心率 140 次 / 分。

109. 孕妇进行的最简便有效的判断胎儿安危的方法是
A. 胎儿电子监护
B. B 超
C. 羊膜镜检查
D. OCT 检查
E. 胎动计数

110. 该产妇自然分娩 1 小时在产房观察，应注意
A. 泌乳量
B. 会阴切口
C. 心理状态
D. 体温
E. 宫缩情况

（111~112 题共用题干）

患者男，43 岁。因胸部挤压伤收住院。查体：左侧胸廓塌陷畸形，左侧第 3~7 肋骨骨折，右侧第 3~8 肋骨骨折。

111. 此时该患者的首要评估内容
A. 疼痛是否可以耐受
B. 生命体征是否平稳
C. 体温是否异常
D. 是否有药物过敏史
E. 是否可以维持有效气体交换

112. 一般患者最易发生骨折的肋骨是
A. 第 11~12 肋
B. 第 7~10 肋

C. 第 4~7 肋
D. 第 4~5 肋
E. 第 1~3 肋

（113~114 题共用题干）
患者女，40 岁，孕 2 产 2，因月经过多半年就诊。检查：子宫如孕 12 周大，呈单个结节，血红蛋白 90g/L。诊断为子宫肌瘤。

113. 关于子宫肌瘤的叙述，错误的是
A. 是一种卵巢激素依赖性肿瘤
B. 肌瘤周围有假包膜覆盖
C. 是女性生殖器中最常见的良性肿瘤
D. 通常分为肌壁间肌瘤、浆膜下肌瘤、黏膜下肌瘤 3 类
E. 肌瘤一般呈白色，质软

114. 患者行子宫肌瘤切除术后 1 天，此时应为患者采取
A. 中凹卧位
B. 右侧卧位
C. 去枕平卧位
D. 半坐卧位
E. 左侧卧位

（115~116 题共用题干）
患者男，23 岁，因情绪激动突然出现剧烈头痛、头晕，脑膜刺激征阳性。腰椎穿刺脑脊液为血性，初步诊断为蛛网膜下隙出血。

115. 明确蛛网膜下隙出血病因最有效检查方法是
A. 头部彩超
B. 血管造影
C. CT
D. 脑脊液检查
E. MRI

116. 观察患者时，下列哪一项提示为急性颅内压增高早期表现
A. 脉快，呼吸急促
B. 脉快，血压低
C. 脉快，血压高
D. 脉慢，呼吸慢，血压高
E. 脉慢，血压低

（117~118 题共用题干）
1 岁女婴，出生时正常，喂养正常，现进行常规生长发育检查。

117. 婴幼儿，4 个月，早期萌牙，萌出了几颗牙
A. 2 颗
B. 4 颗
C. 6 颗
D. 8 颗
E. 10 颗

118. 该女婴的左手腕部 X 线摄片，可显示的骨化中心数量最多为
A. 4 个
B. 2 个
C. 0 个
D. 6 个
E. 8 个

（119~120 题共用题干）
患者女，16 岁。急性阑尾炎住院治疗，临近中考，因担心住院影响复习和考试，忧心忡忡，不能安心休养，不利于身体康复。

119. 此时患者出现了角色适应中的
A. 角色行为缺如
B. 角色行为冲突
C. 角色行为强化
D. 角色行为消退
E. 角色行为紊乱

120. 目前影响患者角色适应的主要因素是
A. 医疗制度
B. 疾病的性质
C. 症状的可见性
D. 疾病的严重程度
E. 患者的社会特征

实践能力

一、以下每一道考题下面有 A、B、C、D、E 五个备选答案。请从中选择一个最佳答案，并在答题卡上将所选答案写在对应的方框内。

1. 关于三腔二囊管的护理，正确的是

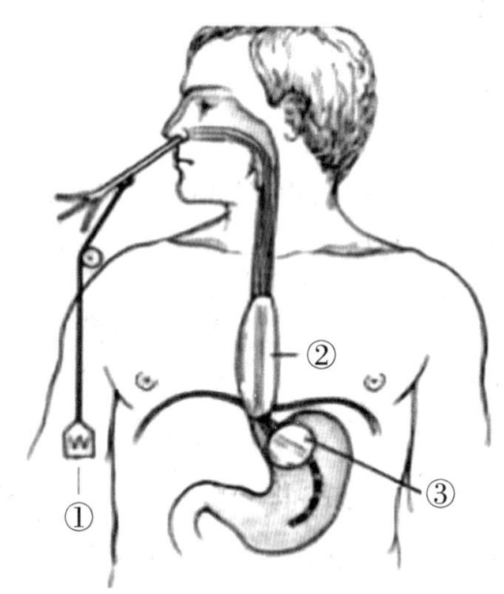

A. 患者出血停止后，放松牵引，放出图②和图③囊内空气，继续观察 24 小时再考虑拔管
B. 图②囊内注入的空气为 300ml
C. 图③囊内注入的空气为 200ml
D. 图①的重量为 2kg
E. 图②和图③气囊充气加压 48 小时应放松牵引，放气 15~30min

2. 胸部外伤后出现胸廓软化多见于
A. 一根肋骨多处骨折
B. 胸骨骨折
C. 锁骨骨折
D. 多根多处肋骨骨折
E. 胸肌大面积损伤

3. 弥散性血管内凝血患者早期应使用的药物是
A. 止血芳酸
B. 6- 氨基己酸
C. 鱼精蛋白
D. 肝素
E. 维生素 K

4. 成年人最常见的先天性心脏病是
A. 法洛四联症
B. 房间隔缺损
C. 室间隔缺损
D. 主动脉狭窄
E. 动脉导管未闭

5. 患者女，停经 60 天，少量阴道流血 2 天，加重伴阵发性下腹疼痛 2 小时。查体：宫口开大 2cm，胚胎组织堵塞于宫口，子宫大小符合孕周。考虑该患者为
A. 先兆流产
B. 难免流产
C. 完全流产
D. 不全流产
E. 过期流产

6. 下列药物中应饭前服用的是
A. 伊曲康唑
B. 维生素 C
C. 枸橼酸铋钾
D. 青霉素
E. 甲硝唑

7. 患儿，女，5 岁。体检时闻及心前区Ⅲ级收缩期杂音，初步考虑为室间隔缺损。为明确诊断，最重要的检查方法是
A. 磁共振成像
B. 超声心动图
C. 动态心电图
D. 血常规检查
E. 心导管造影

8. 门静脉高压症患者出血的特点是
A. 以呕血为主，可自行停止
B. 以便血为主，可自行停止
C. 有呕血、便血，可自行停止
D. 有呕血、便血，不能自行停止
E. 出血量小，可自行停止

9. 患者女，60 岁。因扩张型心肌病入院，夜间突发心力衰竭，遵医嘱给予洋地黄治疗。护士在执行医嘱时应提出质疑和进一步核对的是
A. 氯化钾溶液缓慢静滴
B. 维拉帕米静脉注射
C. 氨茶碱缓慢静脉滴注
D. 呋塞米静脉注射

E. 吗啡静脉注射

10. 腹股沟斜疝发生绞窄时，疝囊渗液的性质不包括

A. 棕褐色
B. 淡红色
C. 红褐色
D. 暗红色
E. 淡黄色

11. 患者女，18 岁。因失足落入水中。15 分钟后被救出，呼之不应，胸部无起伏。抢救该患者首要的步骤是

A. 倒水处理
B. 通畅气道
C. 人工呼吸
D. 心脏按压
E. 紧急呼救

12. 患儿男，7 岁。自幼气促，今日在学校剧烈活动后出现晕厥，门诊查体：胸骨左缘第 2 肋间可闻及粗糙喷射性收缩期杂音，为进一步明确诊断，最有价值的检查是

A. 核磁共振
B. 心电图
C. 胸部 X 线
D. 彩色多普勒超声
E. CT

13. 患者女，38 岁。在接受经腹输卵管结扎手术后，护士对其进行术后护理。护理措施中错误的是

A. 督促患者术后 12 小时内自解小便
B. 协助患者取平卧位
C. 严密观察体温、血压、脉搏
D. 排气前给予半流质饮食
E. 鼓励患者术后 4~6 小时下床活动

14. 患者男，40 岁，因劳累近 2 周自感头晕、头痛，连续三次测血压值为 21.3/13.3kPa（160/100mmHg），休息后血压可自行恢复正常，诊断首先考虑

A. 急进性高血压
B. 慢性肾炎
C. 甲亢
D. 原发性高血压
E. SLE

15. 妊娠合并心脏病，产褥期的健康指导正确的是

A. 产后 24 小时内应绝对卧床休息
B. 产后 48 小时内仍可发生心力衰竭，产妇应遵医嘱活动
C. 心功能Ⅱ级或以下可母乳喂养
D. 需绝育者，一般在产后 42 天左右施行输卵管结扎术
E. 母乳喂养的产妇，常规不服用抗生素

16. 患有冠心病的患者，护士可建议其多进食

A. 蛋黄
B. 肥肉
C. 鱼肉
D. 动物内脏
E. 鱼子

17. 患儿因腹泻就诊，体检时发现患儿肛周皮肤红肿、皮疹，除保持臀部清洁外，肛周局部可涂

A. 植物油
B. 鱼肝油
C. 达克宁软膏
D. 克霉唑
E. 氧化锌油

18. 急性肾衰竭早期最常见的表现是

A. 少尿、尿相对密度低
B. 水中毒、电解质紊乱
C. 代谢性酸中毒、抽搐
D. 血尿素氮升高
E. 意识障碍、呼吸困难

19. 患者男，68 岁，患肺源性心脏病 2 年。患者呼吸困难、发绀、食欲差、口腔溃疡、焦虑。应为患者首先采取的护理措施是

A. 吸氧，缓解缺氧状态
B. 加强沟通，减轻紧张焦虑
C. 卧床休息，减少探视
D. 通知家属来医院探望
E. 测量生命体征

20. 肥厚型心肌病是以下哪个部位的肥厚为特征（如图所示）

A. ①＋③
B. ①＋②
C. ②＋④
D. ①
E. ③＋④

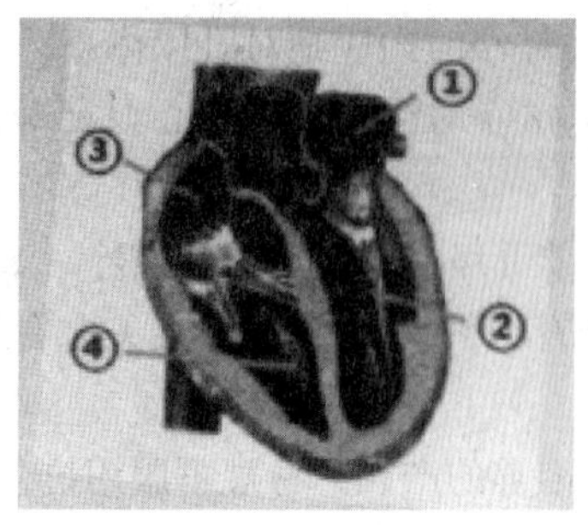

21. 对肝性脑病患者的护理措施，错误的是
A. 低热量饮食
B. 暂停蛋白质摄入
C. 清除肠内积血
D. 米醋加生理盐水灌肠
E. 口服 50% 硫酸镁溶液导泻

22. 患者女，55 岁。因腰酸背痛前来就诊，经检查该患者出现骨质疏松，护士告知患者骨质疏松的病因中错误的是
A. 晒太阳过多
B. 饮食结构不合理，缺乏钙质
C. 停经后未做雌激素替代治疗
D. 缺乏体育锻炼
E. 长期大量饮浓茶、咖啡

23. 患者女，68 岁。患帕金森病 3 年，因走路时不慎摔倒入院。护士对患者采取的护理措施中，错误的是
A. 鼓励患者克服悲观心理
B. 行走步伐协调训练
C. 表情肌协调训练
D. 患者语言功能减弱，让患者尽量少讲话
E. 病室地面保持清洁、干燥，防止滑倒

24. 患者女，40 岁。头部外伤，头痛、呕吐 2 次。提示其发生了急性颅内压增高的早期表现是
A. 脉搏快、呼吸减慢、血压低
B. 脉搏快、呼吸急促、血压低
C. 脉搏快、呼吸急促、血压高
D. 脉搏慢、呼吸减慢、血压高
E. 脉搏慢、呼吸减慢、血压低

25. 患者女，63 岁。COPD 病史 10 年，入冬后受凉后感冒急性发作入院。患者痰多黏稠，不易咳出，今晨翻身时患者突然出现面色发绀，烦躁不安，护士应立即采取的措施是
A. 叩击患者胸部
B. 振荡患者胸部
C. 指导患者有效咳嗽
D. 湿化气道
E. 给患者吸痰

26. 患者女，40 岁。因触电导致意识丧失、心搏骤停。正确的抢救措施是
A. 胸外按压的频率至少 100 次 / 分
B. 胸外按压位置为胸骨 1/2 交界处
C. 按压 / 通气比例是 15 : 2
D. 胸外按压的频率至少 80 次 / 分
E. 将患者平放于软床上

27. 患者男，27 岁，因“上腹部不适，食欲减退，黑便一次”就诊，诊断是慢性胃炎，患者认为只是慢性胃炎，又不是癌，不用担心，护士应对其进行的健康教育是
A. 预后指导
B. 心理指导
C. 用药指导
D. 饮食指导
E. 疾病知识指导

28. 下列药物中均为幽门螺杆菌治疗方案的药物是
A. 奥美拉唑 + 克拉霉素 + 阿莫西林 + 枸橼酸铋钾
B. 红霉素 + 奥美拉唑 + 阿莫西林 + 枸橼酸铋钾
C. 硫酸镁 + 奥美拉唑 + 克拉霉素 + 枸橼酸铋钾
D. 多潘立酮 + 奥美拉唑 + 克拉霉素 + 枸橼酸铋钾
E. 青霉素 + 克拉霉素 + 甲硝唑 + 枸橼酸铋钾

29. 患者男，46 岁。患消化性溃疡多年，今晚饮酒后出现上腹部剧烈疼痛，面色苍白，腹肌紧张，全腹明显压痛、反跳痛。该患者首要的护理措施是
A. 吸氧
B. 继续观察病情
C. 绝对卧床休息
D. 禁食及胃肠减压
E. 建立静脉通路

30. 患者男，26 岁，患溃疡性结肠炎，1 天前患者大便次数增多，呈黏液脓血便，对其饮食指导正确的是
A. 高纤维、高蛋白饮食
B. 低脂、低蛋白饮食
C. 给予无渣、半流质饮食
D. 低纤维、低蛋白饮食

E. 给予高脂、高蛋白饮食

31. 能提示类风湿关节炎活动的指标是
A. 抗核抗体
B. 关节腔内滑液增多
C. C 反应蛋白增高
D. 类风湿结节活体组织检查
E. 关节 X 线检查示关节端骨质疏松

32. 患者男，28 岁。因高热 40℃、咳嗽、咳痰 2 天入院。痰培养提示肺炎链球菌感染。该患者特征性的痰液特点是
A. 粉红色泡沫样痰
B. 大量脓性痰
C. 铁锈色痰
D. 草绿色痰
E. 红棕色胶冻状痰

33. 产妇李女士，第 2 胎，孕 40 周，第 1 胎因前置胎盘行剖宫产术，检查宫口开大 2cm，胎位为枕左前，胎心率 132 次 / 分，采取的护理措施中错误的是
A. 剃毛（备皮）
B. 灌肠
C. 鼓励少量多次进食
D. 严密观察产程
E. 勤听胎心音

34. 患者女，50 岁。自述严重失眠，苦恼不已，但其配偶陈述其睡眠时间每晚可达 7~8 小时，日间精神状态好。该患者属于
A. 矛盾性失眠
B. 生理性失眠
C. 心理性失眠
D. 心理生理性失眠
E. 适应性失眠

35. 关于骨肿瘤患者截肢手术后伤口的护理措施，错误的是
A. 床旁备止血带
B. 观察伤口渗血情况和引流情况
C. 伤口引流管一般在术后 48 小时拔出
D. 出现少量渗血时应更换敷料加压包扎
E. 血管结扎线脱落大出血时，立即打开伤口清除血肿

36. 腹壁静脉血流方向如图所示，最可能的疾病是

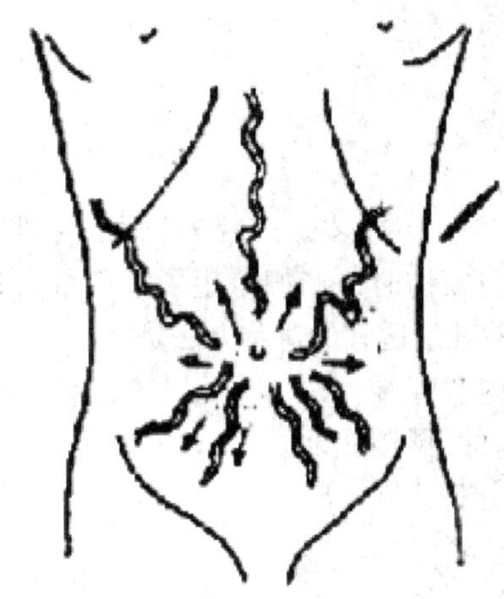

A. 上下腔静脉均阻塞
B. 下腔静脉阻塞
C. 门静脉高压
D. 正常人腹壁静脉
E. 上腔静脉阻塞

37. 关于肝硬化门静脉高压患者的临床表现，错误的叙述是
A. 可出现脾大，脾功能亢进
B. 全身无出血倾向
C. 可出现黄疸、蜘蛛痣、腹壁静脉曲张等
D. 腹部膨隆，可叩出腹部移动性浊音
E. 门静脉血液阻力增加是门静脉高压的始动因素

38. 甲硝唑用于治疗阿米巴性肝脓肿时，最常出现的不良反应是
A. 急性膀胱炎
B. 荨麻疹
C. 恶心、呕吐
D. 白细胞减少
E. 头痛眩晕

39. 患者男，56 岁，肝硬化 3 年，因肝性脑病入院。为防止患者病情加重，应给予
A. 低脂肪饮食
B. 低蛋白饮食
C. 低嘌呤饮食
D. 低胆固醇饮食
E. 低盐饮食

40. 患者男。56 岁。肝硬化病史 12 年，一周前因症状加重入院，诊断为肝性脑病，医嘱给予 $MgSO_4$ 溶液导泻，以下不属于应用此药观察重点的是
A. 血压
B. 大便

C. 体温
D. 尿量
E. 呼吸

41. 某产妇，31 岁。产后 2 个月，母乳喂养。社区护士上门家访时，产妇希望了解避孕方式，该护士介绍目前其最适宜的避孕方法是
A. 宫内节育器
B. 短效口服避孕药
C. 安全期避孕
D. 避孕套
E. 紧急避孕

42. 患者男，51 岁，近 3 年来出现关节炎症状和尿路结石，进食肉类食物时病情加重。该患者发生疾病所涉及的代谢途径是
A. 糖代谢
B. 脂代谢
C. 嘌呤核苷酸代谢
D. 嘧啶核苷酸代谢
E. 氨基酸代谢

43. 患儿，女，4 岁。高热 3 小时伴抽搐 4 次入院。患儿意识不清，初步诊断为中毒性痢疾，为了确诊需做的检查是
A. 血常规
B. 肛门拭子检查便常规
C. 头颅 CT
D. 结肠镜检查
E. 粪便培养

44. 孕妇，30 岁，妊娠 37^{+5} 周。因突发持续性腹痛伴阴道少量流血就诊。腹部检查：子宫硬如板状，有压痛。该孕妇最可能
A. 羊水栓塞
B. 前置胎盘
C. 先兆流产
D. 胎膜早破
E. 胎盘早剥

45. 支气管哮喘患者不宜
A. 超声雾化吸入
B. 蒸汽吸入
C. 湿化吸氧
D. 给予祛痰药物
E. 多饮水

46. 患者男，30 岁。儿童时曾患麻疹肺炎，被诊断为支气管扩张已 10 余年。近 1 周来咳嗽、咳痰加重，痰呈脓性，首选护理措施是
A. 指导有效咳嗽
B. 导管吸痰
C. 拍背
D. 体位引流
E. 湿化呼吸道

47. 慢性肺源性心脏病患者出现下肢水肿的主要原因是
A. 左心功能不全
B. 右心功能不全
C. 肾功能不全
D. 呼吸衰竭
E. 下肢静脉血栓

48. 患者女，40 岁。支气管哮喘，感冒 3 天，清晨突发胸闷，咳嗽，咳黄色脓痰，继而昏睡，不易唤醒，紧急行
A. 雾化吸入
B. 吸氧
C. 指导呼吸
D. 体位引流
E. 机械吸痰

49. 患者男，38 岁。支气管哮喘病史 10 余年，护士对其进行评估时发现喜爱花草和宠物，常常晚上散步。考虑与该患者哮喘<u>无关</u>的因素是
A. 狗
B. 花草
C. 鸡蛋
D. 散步
E. 虾

50. 患者男，30 岁，被利器刺伤胸部引起开放性气胸，为预防感染可使用
A. 激素
B. 维生素
C. 止痛药
D. 止血药
E. 抗生素

51. 早产儿，女，产后第 2 天发生了新生儿溶血，出现精神差、拒乳、肌张力减退。该患儿最可能发生了
A. 细菌性脑膜炎
B. 胆红素脑病
C. 寒冷损伤综合征

D. 败血症
E. 颅内出血

52. 下列属于胎儿窘迫的临床表现是
A. 胎心率＞120 次 / 分
B. 胎心率＜160 次 / 分
C. 胎心率＞140 次 / 分
D. 胎心率＜100 次 / 分
E. 胎心率＜80 次 / 分

53. 患者男，46 岁。因"急性梗阻性化脓性胆管炎"急诊入院。患者寒战、高热，体温高达 41℃，脉搏 120 次 / 分，血压 80/50mmHg。该患者的休克类型是
A. 过敏性休克
B. 低血容量性休克
C. 心源性休克
D. 神经性休克
E. 感染性休克

54. 患者男，56 岁。消化性溃疡病史 10 年，近期腹痛加重，大便检查隐血试验阳性，该结果提示上消化道出血量达到了
A. 1~2ml
B. 15~20ml
C. 5~10ml
D. 25~30ml
E. 35~40ml

55. 患者女，35 岁。反复出现右上腹绞痛，伴发热、黄疸半年余。为明确诊断，应首先采取的检查是
A. 胆囊或胆道造影
B. 磁共振成像
C. 口服胆囊造影
D. 纤维胆道镜
E. B 超

56. 患者女，53 岁。患有肝硬化，近 3 天感腹胀、呼吸困难，B 超示少量腹腔积液，护士为患者采取的护理措施不包括
A. 限制水、盐摄入
B. 测体重腹围
C. 监测电解质变化
D. 准确记录出入液量
E. 安置患者半卧位

57. 患者女，16 岁。平素体健，学校体检时心率 80 次 / 分，律齐，心尖区闻及舒张期隆隆样杂音，心界增大不明显，下列处理措施正确的是
A. 卧床休息
B. 应用洋地黄
C. 口服利尿剂
D. 避免重体力劳动，预防感染
E. 如常人活动

58. 肛瘘最常继发于
A. 内痔
B. 肛裂
C. 直肠肿瘤
D. 直肠肛管周围脓肿
E. 直肠息肉

59. 患者女，55 岁。输入库存血 1000ml 后患者出现四肢麻木、湿冷，心跳缓慢，极度疲乏，血清钾 6.5mmol/L。为对抗心律失常首选的药物是
A. 呋塞米
B. 阳离子交换树脂
C. 阿托品
D. 10% 葡萄糖酸钙
E. 5% 葡萄糖溶液 + 胰岛素

60. 患者男，20 岁。右小腿中下段闭合性骨折 24 小时，肢体肿胀，局部皮下瘀血，足趾呈屈曲状，活动受限。可能的并发症是
A. 血管栓塞
B. 神经损伤
C. 骨筋膜室综合征
D. 脂肪栓塞
E. 局部软组织感染

61. 初产妇，29 岁，自然分娩后 2 天，诉下腹部阵痛，检查：子宫硬，宫底脐下 2 横指，血性恶露，量少，护士对产妇的指导正确的是
A. 产时应用缩宫素所致
B. 产后宫缩痛
C. 不可使用止痛药
D. 减少新生儿吸吮，以缓解疼痛
E. 通常 1 周后消失

62. 某孕妇，26 岁，孕 32 周，突然阴道不自主流液 4 小时入院，入院后肌内注射地塞米松，其目的是
A. 促进胎儿肾脏发育
B. 促进胎儿心脏发育
C. 促进胎儿肺成熟
D. 促进胎儿肝脏发育

E. 促进胎儿大脑发育

63. 胎儿在子宫内急性缺氧初期，主要表现为胎动
A. 减弱
B. 消失
C. 增强
D. 频繁
E. 次数减少

64. 妊娠合并心脏病的孕妇为避免加重负担，整个孕妇体重增加不应超过
A. 25kg
B. 12.5kg
C. 5kg
D. 15kg
E. 20kg

65. 某初产妇，24 岁，妊娠 39 周，妊娠期患糖尿病，平日饮食控制血糖，因腹痛伴阴道流液 10 小时入院待产，入院后遵医嘱给予缩宫素 2.5 单位，静脉滴注的方法是
A. 缩宫素 + 葡萄糖盐水 500ml 静脉滴注，以 10 滴 / 分开始
B. 缩宫素 +0.9% 生理盐水 500ml 静脉滴注，以 4 滴 / 分开始
C. 缩宫素 +5% 葡萄糖 500ml 静脉滴注，以 4 滴 / 分开始
D. 缩宫素 +5% 葡萄糖 500ml 静脉滴注，以 10 滴 / 分开始
E. 缩宫素 +0.9% 生理盐水 500ml 静脉滴注，以 10 滴 / 分开始

66. 某初孕妇，28 岁，妊娠 30 周，胎儿臀位，为减轻孕妇的焦虑情绪，护士对孕妇的指导，不正确的是
A. 可采用膝胸卧位进行矫正
B. 矫正无效时，可提前入院待产
C. 膝胸卧位需排空膀胱
D. 可行外转胎位术校正
E. 胎儿可自行转为头先露

67. 某产妇，30 岁。3 周前剖宫产分娩一男婴。3 小时前开始阴道出血，量多。最可能的诊断是
A. 功能失调性子宫出血
B. 产褥感染
C. 晚期产后出血
D. 产后出血
E. 葡萄胎

68. 某产妇，孕 38^{+1} 周顺产一女婴，出生体重 3400g，新生儿采用母乳喂养，第 3 天皮肤逐渐出现黄染，目前为生后第 5 天，食欲及大小便均正常，经皮肤测胆红素值为 6mg/dl。护士对产妇进行健康指导，目前对婴儿正确的处置是
A. 蓝光照射治疗
B. 多晒太阳
C. 抗感染治疗
D. 及时补充维生素 D
E. 暂停母乳喂养

69. 患者男，27 岁。打篮球时突然出现上腹部剧烈绞痛，放射至下腹及会阴部位，伴面色苍白，冷汗，恶心、呕吐，患者肾区叩击痛阳性，入院诊断为尿路结石。应首先为患者进行的处理措施是
A. 准备手术用品
B. 应用抗感染药
C. 提供饮料
D. 采集血标本
E. 肌内注射解痉止痛药

70. 子宫内膜异位症患者卵巢病变最常见的类型是
A. 卵巢恶性肿瘤
B. 卵巢黄体囊肿
C. 卵巢滤泡囊肿
D. 卵巢炎性包块
E. 卵巢巧克力囊肿

71. 患者女，32 岁。已婚，停经 56 天，阴道少量出血 2 天。4 小时前突感下腹撕裂样剧痛，伴明显肛门坠胀感，血压 60/40mmHg。妇科检查：宫颈抬举痛明显，子宫稍大而软，右附件有明显触痛。考虑该患者发生了
A. 早期流产
B. 异位妊娠
C. 功血
D. 子宫肌瘤红色变性
E. 卵巢囊肿扭转

72. 患者男，25 岁。因下腹剧痛伴排尿困难急诊入院，B 超检查显示尿道结石。考虑尿道梗阻引起尿潴留，以下处理措施中正确的是
A. 与医师联系，给予对症处理
B. 流水诱导排尿
C. 注射利尿药

D. 立即留置导尿
E. 热敷、按摩下腹部

73. 患者男，70 岁。患慢性阻塞性肺疾病，现出现呼吸困难、发绀，近日咳嗽加剧，突然发生右侧胸痛，约 30 分钟后呼吸困难突然加剧，患侧胸壁叩诊呈鼓音，听诊呼吸音消失。考虑为
A. 自发性气胸
B. 肋间神经痛
C. 胸腔积液
D. 腹水
E. 肋骨骨折

74. 子宫颈癌常见的早期症状是
A. 接触性出血
B. 阴道大出血
C. 绝经后出血
D. 血性白带
E. 阴道水样排液

75. 输尿管结石的疼痛特点是
A. 向会阴部放射
B. 向胸部放射
C. 向背部放射
D. 向左腹部放射
E. 向右腹部放射

76. 患者女，17 岁。因月经经量增多来就诊。自幼稍微碰伤后均会出现皮肤紫斑，实验室检查示缺乏凝血因子Ⅷ，诊断为血友病。护士为患者实施健康教育，错误的是
A. 尽量避免受伤
B. 限制剧烈活动
C. 注意观察出血情况
D. 可用阿司匹林治疗
E. 结婚前应去医院咨询

77. 单纯性肾病综合征患儿应用肾上腺糖皮质激素治疗。对其出院指导中错误的是
A. 不能随意停用激素
B. 避免到公共场所
C. 避免过度劳累
D. 可进行预防接种
E. 给予营养丰富的饮食

78. 患儿男，6 岁。1 天前突发高热，体温达 39℃，并伴有咽痛、吞咽痛。今晨发现耳后、颈部及上胸部出现分布均匀的丘疹，舌头肿胀，呈杨梅舌。护理措施中正确的是
A. 严密隔离
B. 消化道隔离
C. 呼吸道隔离
D. 保护性隔离
E. 无需隔离

79. 左心房、左心室之间及右心房、右心室之间分别相通的瓣膜是
A. 三尖瓣、二尖瓣
B. 主动脉瓣、肺动脉瓣
C. 二尖瓣、三尖瓣
D. 肺动脉瓣、主动脉瓣
E. 动脉圆锥、静脉圆锥

80. 肥厚型心肌病猝死的先兆症状是
A. 心前区疼痛
B. 呼吸困难
C. 心悸
D. 晕厥
E. 口唇发绀

81. 患者男，56 岁。原发性肝癌行肝叶切除术，术后嘱其避免过早活动的目的是
A. 减少能量消耗
B. 避免肝断面出血
C. 利于有效引流
D. 保存体力
E. 利于肝细胞再生

82. 肝动脉栓塞化疗术前禁食时间
A. 禁食 8 小时，禁饮 8 小时
B. 不禁食，不禁饮
C. 禁食 4 小时，禁饮 4 小时
D. 禁食 4 小时，不禁饮
E. 禁食 6 小时，禁饮 6 小时

83. 胰腺癌术后胆瘘发生时间一般在
A. 5~10 天
B. 3~4 天
C. 15~20 天
D. 11~14 天
E. 1~2 天

84. 关于子宫颈癌叙述正确的是
A. 多为鳞癌和腺癌，以腺癌为主
B. 转移途径以直接蔓延和淋巴转移为主，血行转移较少见

C. 病变多发生在子宫颈外口处
D. 宫颈原位癌不属于宫颈上皮内瘤样变
E. 可表现为菜花型、浸润型、溃疡型三种类型

85. 患者女，38 岁，因下腹部包块伴腹水，诊断为“卵巢癌”，该患者的腹腔积液最可能有哪些指征
A. 血性
B. 漏出液
C. 脓性
D. 能自凝
E. 淡黄色

86. 患者女，35 岁，妊娠 10 周。行负压吸宫术后不规则阴道出血 3 个月余。在当地医院诊断“绒毛膜癌”转本院做进一步治疗。患者主诉近来出现不明原因咳嗽，胸痛，反复咯血，胸片见片状阴影，首先考虑患者发生了
A. 胸膜炎
B. 肺结核
C. 肺脓肿
D. 肺转移
E. 肺炎

87. 患者男，40 岁。脑肿瘤手术后留置脑室引流管。通常的情况下每日引流量不宜超过
A. 200ml
B. 600ml
C. 300ml
D. 500ml
E. 400ml

88. 某甲状腺功能亢进症患者，行基础代谢率测定时间宜在
A. 下午 6 点，餐后和静卧
B. 清晨、空腹和静卧
C. 下午 4 点，静卧
D. 午间 12 点，餐后和静卧
E. 下午 2 点，静卧

89. 患者男，60 岁，农民，1995 年诊断为 2 型糖尿病，坚持服用优降糖每日 3 次，每次 1 片。很少去医院查血、尿糖。近 1 个月来乏力明显，下肢出现水肿，血压 120/95mmHg。为早期判断有无糖尿病肾病，下列哪项化验最有价值
A. 血尿毒氮（BUN）
B. 血肌酐（Cr）
C. 24h 尿蛋白定量
D. 尿微量白蛋白排泄率（UAER）
E. 尿肌酐清除率

90. 患儿男，2 岁，平日多汗，易惊，睡眠不安。今日晒太阳后突然出现抽搐 2 次，每次 1 分钟左右，抽搐间期活泼如常，为明确抽搐的原因，护士应重点评估的指标是
A. 头颅 CT
B. 血糖
C. 血钙
D. 脑电图
E. 血钾

91. 血栓闭塞性脉管炎患者的护理中，促进侧支循环建立的措施是
A. 严禁吸烟、肢体保暖
B. 高压氧治疗
C. 做伯格运动
D. 应用扩血管药物
E. 腰交感神经封闭

92. 患儿男，5 岁。患轻度室间隔缺损，未行手术治疗。体检发现右下第四颗牙齿为龋齿，经常疼痛，需拔除该龋齿，结合该患儿的先心病史，拔牙前需给予抗生素治疗，其目的是为了防止
A. 呼吸道感染
B. 感染性心内膜炎
C. 牙龈炎
D. 败血症
E. 淋巴结炎

93. 患者男，20 岁。因患急性蜂窝织炎需要抗生素治疗，选择最有效抗生素的依据是
A. 药物敏感试验结果
B. 感染的深度
C. 感染发生部位
D. 感染的面积
E. 是否伴随全身症状

94. 某急性再生障碍性贫血患者，突然出现头痛、头晕、视物模糊、呕吐，疑为颅内出血。此时首要的处理措施是
A. 头部置冰袋
B. 低流量吸氧
C. 头低脚高位
D. 保持口腔清洁
E. 鼻饲流质饮食

95. 患者女，67 岁，因进行性吞咽困难入院，诊

断为食管癌。若患者吞咽水、食物时反复出现剧烈呛咳，应考虑

A. 肿物侵犯气管
B. 肿物侵犯喉上神经
C. 肿物侵犯喉返神经
D. 因肿物造成食管狭窄
E. 出现食管－气管瘘

二、以下提供若干个案例，每个案例下设若干个考题，请根据各考题题干所提供的信息，在每题下面A、B、C、D、E 五个备选答案中选择一个最佳答案，并在答题卡上将所选答案写在对应的方框内。

（96~98 题共用题干）

患者女，28 岁，4 个月来自觉胸闷，2 个月来出现低热、盗汗，近 3 周来劳累后自觉气促入院。查体：颈静脉怒张，心界扩大，心音低钝，心率 96 次 / 分，心律齐，无杂音。双肺无异常。肝肋下 2.5cm，肝颈静脉回流征阳性。超声心动图示心包大量积液。

96. 该疾病最可能的病因是
A. 细菌（链球菌）性
B. 结核性
C. 肿瘤性
D. 遗传性
E. 化脓性

97. 目前对该患者应采取的最主要处理措施是
A. 心包穿刺抽液
B. 心导管检查
C. PPD 试验
D. 胸部 X 线检查
E. 血清病毒抗体测定

98. 在协助进行心包穿刺的过程中，护士正确的做法是
A. 术中协助患者取平卧位
B. 术前准备阿托品
C. 首次抽液不超过 500ml
D. 抽液中禁止夹闭胶管
E. 术后待每日心包引流液小于 10ml 时即可拔管

（99~100 题共用题干）

患者女，41 岁。患有肥厚型心肌病，因胸痛 1 小时急诊入院。

99. 针对该患者首要的护理措施是
A. 预防呼吸道感染
B. 建立静脉通路
C. 给予高热量饮食
D. 给予 1~2L/min 吸氧
E. 绝对卧床

100. 经治疗病情稳定后出院，今日来院复查时测血压为 150/90mmHg，护士应指导患者避免使用
A. 氢氯噻嗪
B. 硝酸甘油
C. 阿替洛尔
D. 美托洛尔
E. 硝苯地平

（101~102 题共用题干）

患者男，40 岁。出血坏死型胰腺炎 5 天，今晨起突发呼吸困难，面罩吸氧未见好转，拟诊为急性呼吸窘迫综合征。

101. 诊断急性呼吸窘迫综合征的必要条件是
A. PCWP < 18mmHg
B. PaO_2/FiQ_2 < 200mmHg
C. PaO_2/FiQ_2 < 300mmHg
D. $PaCO_2/FiQ_2$ < 200mmHg
E. $PaCO_2/FiQ_2$ < 300mmHg

102. 该病难以纠正的是
A. 低氧血症
B. 高碳酸血症
C. 高钾血症
D. 低氯血症
E. 低钙血症

（103~105 题共用题干）

患者男，41 岁。因饮酒诱发了急性胰腺炎急诊入院。

103. 该病最典型的临床表现是
A. 肠鸣音减弱
B. 消化不良
C. 恶心、呕吐
D. 上腹部疼痛
E. 腹膜炎体征

104. 针对胰腺炎患者宜选用的止痛药为
A. 哌替啶
B. 阿司匹林
C. 苯巴比妥
D. 吗啡
E. 地西泮

105. 经治疗护理该患者病情好转准备出院，护士对其宣教不妥的是

A. 避免暴饮暴食
B. 清淡饮食，允许少许饮酒
C. 热量充足，禁酒
D. 清淡饮食
E. 适量蛋白，禁饮酒

（106~107 题共用题干）

某产妇，35 岁，G_1P_0。孕 42^{+1} 周。估计胎儿体重 3500g，规律宫缩 10 小时，宫口开大 8cm，胎膜未破，胎心率 130 次 / 分。

106. 该产妇胎盘娩出 30 分钟后，出现阴道大量流血，呈暗红色，产妇面色苍白，主诉心慌、气短、口渴。查体：P110 次 / 分，BP90/50mmHg，产妇产后出血量可能的原因是
A. 凝血障碍
B. 子宫破裂
C. 胎盘残留
D. 宫缩乏力
E. 阴道裂伤

107. 该产妇首选的止血措施为
A. 按摩子宫
B. 给予止血药
C. 子宫次全切
D. 结扎盆腔血管止血
E. 无菌纱布条填塞宫腔

（108~109 题共用题干）

患者女，50 岁，G_3P_1，主诉腰骶部酸痛，有下坠感。妇检：患者平卧向下用力时宫颈脱出阴道口，宫体仍在阴道内。

108. 其子宫脱垂程度为
A. Ⅲ度脱垂
B. Ⅱ度重型
C. Ⅱ度轻型
D. Ⅰ度重型
E. Ⅰ度轻型

109. 进行盆底肌肉锻炼，护士指导患者用力使盆底肌肉收缩后放松
A. 每日 2~3 次，每次 15~20 分钟
B. 每日 1~2 次，每次 15~20 分钟
C. 每日 3~4 次，每次 5~10 分钟
D. 每日 1~2 次，每次 10~15 分钟
E. 每日 2~3 次，每次 10~15 分钟

（110~111 题共用题干）

一成年女性，左肘关节以下包括左前臂和左手，被开水烫伤，局部红肿明显，有大小不一的水疱形成。

110. 该患者的烧伤面积
A. 9%
B. 21%
C. 18%
D. 11%
E. 5%

111. 该患者烧伤的损伤范围是
A. 角质层
B. 生发层
C. 真皮浅层
D. 皮肤全层
E. 皮下、肌肉及骨骼

（112~113 题共用题干）

患者男，58 岁，食管癌拟行结肠代食管手术。

112. 术前口服甲硝唑的最佳时间为
A. 术前 7 天
B. 术前 14 天
C. 术前 1 天
D. 术前 3 天
E. 术前 2 天

113. 术后第 5 日，突然出现高热、寒战、呼吸困难、胸痛，血白细胞计数 20×10^9/L，该患者最可能发生了
A. 乳糜胸
B. 吻合口狭窄
C. 吻合口瘘
D. 肺不张
E. 出血

（114~115 题共用题干）

患者女，52 岁，宫颈癌Ⅱ期，拟行手术治疗。术前行子宫动脉栓塞化疗术，注入顺铂。

114. 顺铂的药理作用为
A. 干扰转录过程和阻止 RNA 合成
B. 干扰核酸生物合成
C. 破坏 DNA 结构
D. 抑制蛋白质合成与功能
E. 抑制拓扑异构酶活性

115. 术后穿刺点加压包扎的时间是
A. 12 小时
B. 24 小时
C. 6 小时

D. 3 小时
E. 8 小时

（116~117 题共用题干）

某 2 型糖尿病患者，体态肥胖，“三多一少”症状不太明显，血糖偏高，长期采用饮食控制和口服降血糖药物治疗，但血糖仍高。

116. 针对此患者最应增加的措施是
A. 补充碳酸氢钠
B. 注射胰岛素
C. 加大降糖药剂量
D. 运动疗法
E. 应用抗生素

117. 患者突发糖尿病酮症酸中毒。此时患者的呼吸气味是
A. 芳香味
B. 肝腥味
C. 大蒜味
D. 烂苹果味
E. 氨臭味

（118~120 题共用题干）

患者男，28 岁，与人打架时头部受伤，立即出现昏迷，送医疗途中清醒，并可与家人谈话，但头痛、呕吐明显。入院查体呈昏迷状态，双侧瞳孔不等大。

118. 与患者临床特点最符合的是
A. 急性硬膜外血肿
B. 脑挫裂伤
C. 脑干损伤
D. 急性硬膜下血肿
E. 急性脑内血肿

119. 应立即给患者使用的最主要急救药物是
A. 氨苯蝶啶
B. 地塞米松
C. 20% 甘露醇
D. 苯巴比妥
E. 氢氯噻嗪

120. 目前禁忌的处理方法
A. 腰椎穿刺测定颅内压
B. 开颅探查
C. 应用地塞米松
D. 脑室引流
E. 20% 甘露醇快速滴注

全国护士（师）资格考试预测卷系列

2026

护士执业资格考试预测卷及人机对话模拟考场

答案与解析

王　冉　主编

中国健康传媒集团
中国医药科技出版社·北京

内 容 提 要

本套试卷包含专业实务和实践能力两个方面。试卷根据最新考试大纲要求，通过分析历年考试真题，并在研究命题规律的基础上精心编写而成，具有针对性和应试性。可供考生进行模拟自测，梳理对知识点的掌握程度。试卷中题型、题量及题目难易程度与考试真题保持高度一致，本书适合所有参加护士执业资格考试的考生使用。

图书在版编目（CIP）数据

2026护士执业资格考试预测卷及人机对话模拟考场 / 王冉主编 . -- 北京 : 中国医药科技出版社 , 2025. 8.
(全国护士（师）资格考试预测卷系列). -- ISBN 978-7-5214-5413-0

Ⅰ . R192.6-44

中国国家版本馆 CIP 数据核字第 2025H0P285 号

美术编辑 陈君杞
版式设计 也 在

出版 **中国健康传媒集团** | 中国医药科技出版社
地址 北京市海淀区文慧园北路甲 22 号
邮编 100082
电话 发行：010-62227427 邮购：010-62236938
网址 www.cmstp.com
规格 880 × 1230mm $^{1}/_{16}$
印张 19 $^{1}/_{4}$
字数 681 千字
版次 2025 年 8 月第 1 版
印次 2025 年 8 月第 1 次印刷
印刷 北京印刷集团有限责任公司
经销 全国各地新华书店
书号 ISBN 978-7-5214-5413-0
定价 49.00 元

获取新书信息、投稿、为图书纠错，请扫码联系我们。

编委会

主　编　王　冉

副主编　陈　寒　刘　飞　阳　军　叶　峰

编　者（以姓氏笔画为序）

王　冉　王　冰　王　涛　王春妮
叶　峰　叶琪双　田志成　冯　旗
成晓霞　刘　飞　阳　军　吴良红
余　凡　张　璐　张立君　陈　寒
范国正　罗先武　季　诚　周维春
常菊群　程明文　焦平丽　曾　芍
谢　萍　路　兰　蔡秋霞　谭花凡
谭丽娇

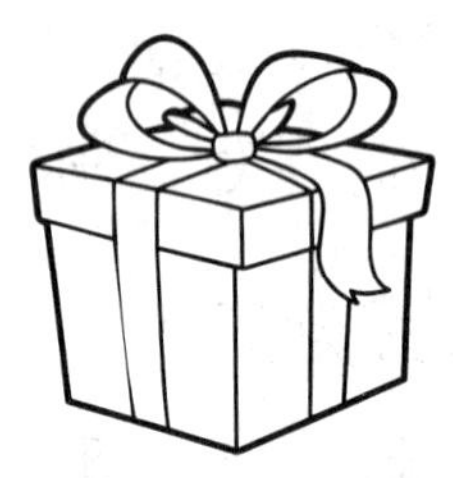

免费赠送数字资源（10月份左右上线）

获取方式见封底

预测卷（一）

专业实务

序号	1	2	3	4	5	6	7	8	9	10
答案	D	B	D	D	E	E	D	B	E	A
序号	11	12	13	14	15	16	17	18	19	20
答案	D	B	B	E	B	E	A	B	E	D
序号	21	22	23	24	25	26	27	28	29	30
答案	B	D	C	C	B	B	D	C	C	E
序号	31	32	33	34	35	36	37	38	39	40
答案	D	E	C	A	A	B	C	D	E	A
序号	41	42	43	44	45	46	47	48	49	50
答案	C	A	C	D	A	C	D	E	E	E
序号	51	52	53	54	55	56	57	58	59	60
答案	E	C	A	B	D	C	C	A	B	C
序号	61	62	63	64	65	66	67	68	69	70
答案	B	E	C	A	D	E	A	B	D	D
序号	71	72	73	74	75	76	77	78	79	80
答案	E	D	C	D	B	B	E	C	E	D
序号	81	82	83	84	85	86	87	88	89	90
答案	B	D	B	B	B	E	B	E	B	A
序号	91	92	93	94	95	96	97	98	99	100
答案	A	A	D	B	C	E	A	D	C	B
序号	101	102	103	104	105	106	107	108	109	110
答案	D	C	C	E	A	C	D	E	E	B
序号	111	112	113	114	115	116	117	118	119	120
答案	C	C	C	C	D	E	A	D	E	D

1. 解析：袖带过松时，气囊无法有效压迫动脉，需注入更多气体才能阻断肱动脉血流，导致测量压力高于实际血压值；缓慢放气时，袖带压力长时间压迫肱动脉，可能导致血压测量值偏高；肱动脉位置低于心脏水平时，血液因重力作用更容易流向手臂，导致肱动脉内血管壁承受的静水压增加，进而使血压测量

值高于实际值；紧张情绪会激活交感神经系统，促使肾上腺素等儿茶酚胺类物质分泌增加，引起心率加快、血管收缩，从而导致血压上升；水银不足时，玻璃管中的水银柱无法达到应有高度，导致血压测量值偏低。

2. 解析：维生素 C 是合成胶原蛋白的关键辅因子，其缺乏会导致胎膜结构脆弱，抗张能力下降，破裂风险增加。因此，建议孕妇孕期适量补充维生素 C。

3. 解析：患者家属赶到医院后发现家人因突发心跳骤停去世，悲痛万分，短时难以接受现实，此时护士应安抚家属情绪并提供心理支持，待家属情绪稍微平复后再告知病情发展经过、抢救过程。

5. 解析：奇脉是指吸气时脉搏明显减弱甚至消失，呼气时又出现或恢复原状的现象，与心脏搏动受限后导致吸气时左心室搏出量不足有关。

7. 解析："天鹅颈样"畸形是一种手部关节畸形，主要表现为掌指关节屈曲、近端指间关节过伸、远端指间关节屈曲，从侧面看很像天鹅的颈部。这种畸形可见于类风湿关节炎等疾病。

8. 解析：一套无菌物品只能供一位病人使用，以避免交叉感染。

11. 解析：美国 AHA 最新版心肺复苏指南规定，胸外心脏按压深度为 5~6cm，按压频率为 100~120 次 / 分。按压时患者应仰卧在硬板上，不能仰卧在床垫上。

12. 解析：针对悲伤的流产患者，护士可采取沉默，轻轻递给她纸巾，对其表达同情和支持。

15. 解析：损伤性血胸出现下列征象考虑活动性出血：①脉搏逐渐加快，血压持续下降；②经补充血容量后血压虽有短暂回升，但又迅速下降；③血红蛋白、血细胞计数、血细胞比容持续降低；④胸膜腔闭式引流出血量大于每小时 200ml，并持续 3 小时以上；⑤胸膜腔穿刺抽出的血液很快凝固或因血液凝固抽不出，且胸部 X 线显示胸膜腔阴影继续增大者。

18. 解析：消瘦患者不能夹紧体温计，不宜测量腋窝温度。

20. 解析：留 24 小时尿标本做蛋白定量检查时，每 100ml 尿液中加入 0.5%~1% 甲苯 2ml。总尿量为 2200ml，应在标本中加入甲苯 44ml。

21. 解析：青霉素血清病型反应常发生于青霉素用药后第 7~12 天，临床表现有发热、皮肤瘙痒、荨麻疹、腹痛、关节肿痛、全身淋巴结肿大、腹痛。

28. 解析：会影响小儿骨骼发育的药物包括性激素、可的松、泼尼松和雄激素等。

32. 解析：呼吸衰竭患者使用呼吸机期间也应严密观察生命体征、血氧饱和度的变化。

33. 解析：为患者穿脱衣服时，应先脱健侧，先穿患侧，该患者左上肢骨折，因此，应先脱右上肢，先穿左上肢。

34. 解析：护士应注意保护患者隐私，但同时也应抱着"最大限度保护所有人"的信念，医生应该尽可能说服感染者本人（女方），让其主动告知配偶自己感染的事实。

39. 解析：主动 – 被动型护患关系模式适用于神志不清、休克、痴呆以及某些精神病患者。

40. 解析：st 为立即执行的意思，因此该医嘱属于临时医嘱。

42. 解析：严重颅脑损伤的患者病情危重，随时可能发生病情变化，需严密观察病情变化，监测生命体征，应给予特级护理。

45. 解析：胆囊造影检查前午餐进食高脂肪饮食，晚餐进食无脂肪、低蛋白、高碳水化合物的清淡饮食，晚餐后口服造影剂，禁食禁烟。检查当日禁食早餐，第一次摄 X 线片，若胆囊显影良好，可进食高脂肪餐。

47. 解析：Ⅰ型呼吸衰竭，即缺氧型呼吸衰竭，主要见于换气功能障碍（通气 / 血流比例失调、弥散功能损害和肺动静脉分流）疾病，如肺部广泛炎症、肺间质性疾病和急性肺栓塞等。

52. 解析：做艾迪计数检查时，每 30ml 尿液中应加入 40% 甲醛 1 滴。

53. 解析：胎位是胎儿先露部指示点与母体骨盆的关系，图片中的胎方位是左枕后（LOP）。三个字母的含义：第一个字母代表骨在骨盆的左侧，简写为左(L)；第二个字母代表骨的名称，顶先露为"枕"，即"O"；第三个字母代表先露部在骨盆之后（P）。

56. 解析：测量血压时，若袖带过宽时测得的血压值偏低，袖带过窄时测得的血压值偏高；袖带过紧测得的血压值偏低；过松测得的血压值偏高。

57. 解析：发现甲类传染病和乙类传染病中的肺炭疽、传染性非典型肺炎，或发现其他传染病和不明原因疾病暴发时，应于 2 小时内报告。对其他乙、丙类传染病病人、疑似病人和规定报告的传染病病原携带者在诊断后，应于 24 小时内报告。

62. 解析：十二指肠残端破裂为毕Ⅱ式胃大部切除术后的严重并发症，表现为术后 3~6 天，右上腹突发剧痛伴弥漫性腹膜炎症状。

70. 解析：护士在被针头刺伤后应立即从伤口的近心端向远心端挤出血液，减少病原体进入血流。

77. 解析：艾滋病是通过血液 / 体液传播的，因此护士在为其更换被污染的被服时防护重点是保护自己，应戴手套操作，并在脱手套后认真洗手。

78. 解析：该患者服毒后昏迷不醒，双侧瞳孔为 1.5mm，即瞳孔缩小。瞳孔缩小主要见于有机磷农药、吗啡中毒。

80. 解析：吸气性呼吸困难主要见于上呼吸道梗阻的病人，如喉头水肿、喉头痉挛、支气管异物等病人。

82. 解析：为糖尿病患者留取尿标本作尿糖定量检查时应留取 24h 尿液。

89. 解析：硫酸可待因使用后可出现心率异常，因此用药后应重点监测脉搏或心率。

92. 解析：重度缺氧的标准：$PaO_2 < 30mmHg$，$SaO_2 < 60\%$，显著发绀，呼吸困难，出现三凹征，是氧疗的绝对适应证。

94. 解析：早期、充分、静脉给予抗生素是治疗感染性心内膜炎的关键。

95. 解析：患者右侧肢体瘫痪，测量血压时应选左侧肢体测量。

97. 解析：微量泵速度（ml/h）= 每小时泵入微克数 × 总毫升数 / 总微克数 =10×60×（48+2）/ 10000=3ml/h

10×60 说明：10μg/min×60 是一个小时泵入的微克数；

48+2 说明：生理盐水是 48ml，10mg 硝酸甘油是 2ml；

10×1000 说明：10mg 硝酸甘油变成 μg 要乘以 1000。

98. 解析：针筒是微量泵自动识别，是对的，RATE 代表滴速 ml/h，错了，应该是 3ml/h，start 键是开始注射。

112. 解析：隐血试验前 3 天禁食肉类、动物血、肝脏、含铁剂药物及绿色蔬菜，以免产生假阳性反应。可食用牛奶、豆制品、冬瓜、白菜、土豆、粉丝、马铃薯等。

119. 解析：昏迷病人口腔护理时棉球不可过湿，以防溶液误吸入呼吸道。

预测卷（一）

实践能力

序号	1	2	3	4	5	6	7	8	9	10
答案	E	B	A	A	C	D	B	C	E	D
序号	11	12	13	14	15	16	17	18	19	20
答案	C	E	E	D	C	D	A	C	E	A
序号	21	22	23	24	25	26	27	28	29	30
答案	C	D	A	B	C	C	B	A	E	E
序号	31	32	33	34	35	36	37	38	39	40
答案	A	B	E	A	A	C	C	D	E	D
序号	41	42	43	44	45	46	47	48	49	50
答案	D	E	A	C	C	A	B	A	E	C
序号	51	52	53	54	55	56	57	58	59	60
答案	D	A	E	D	A	E	B	E	D	E
序号	61	62	63	64	65	66	67	68	69	70
答案	A	D	A	C	E	D	B	C	D	C
序号	71	72	73	74	75	76	77	78	79	80
答案	D	B	D	E	E	E	D	A	C	C
序号	81	82	83	84	85	86	87	88	89	90
答案	B	E	A	A	E	B	A	D	B	D
序号	91	92	93	94	95	96	97	98	99	100
答案	C	C	C	A	A	B	A	B	E	A
序号	101	102	103	104	105	106	107	108	109	110
答案	E	C	A	B	A	B	C	C	D	E
序号	111	112	113	114	115	116	117	118	119	120
答案	B	B	A	D	B	B	C	A	E	E

1. 解析：图⑤股静脉靠近会阴，血液透析时，穿刺股静脉最容易发生感染。

2. 解析：颌面部疖痈十分危险，位于鼻、上唇及周围“危险三角区”，称为面疖或唇痈，临床症状明显、病情严重。尤其是被挤压或处理不当，致病菌可沿内眦静脉（图②）、眼静脉进入颅内海绵状静脉实，引起化脓性海绵状静脉窦炎。

3. 解析：细菌性肝脓肿多为黄白色脓液，阿米巴性肝脓肿大多为棕褐色脓液。

4. 解析：慢性细菌性痢疾，病变多在乙状结肠和直肠，即左下腹，故灌肠时应采用左侧卧位为宜。

12. 解析：右心衰以体循环淤血为主，而夜间阵发性呼吸困难是左心衰的典型症状，因此，本题选 E。

14. 解析：新生儿黄疸的患儿如出现意识改变，肌张力下降，应考虑为胆红素脑病。

16. 解析：麻疹患儿出现皮疹时禁忌使用酒精擦浴，以免影响退疹。

17. 解析：法洛四联症患儿的畸形包括肺动脉狭窄、室间隔缺损、主动脉骑跨、右心室肥厚，其中以肺动脉狭窄最为重要。

18. 解析：患者两颧、口唇发绀，是典型的二尖瓣面容，考虑为二尖瓣狭窄。

20. 解析：急腹症在未明确诊断前应做到四禁：禁用止痛剂，禁食，禁用泻药，禁灌肠。

22. 解析：胆道蛔虫病患者忌吃油腻食物，因油腻食物可阻滞脾胃，为寄生虫在体内生存创造条件。

26. 解析：呋塞米是排钾利尿剂，单独口服时需补钾，以免引起低钾血症。

31. 解析：甲型和戊型肝炎主要通过粪 – 口途径传播。

37. 解析：结核菌素试验阳性表示曾有结核菌感染，强阳性（PPD 试验结果 ≥ 20mm）常提示有活动性结核病灶。

42. 解析：指头炎时，患肢抬高并制动，以改善局部血液循环，促进静脉和淋巴回流，减轻炎性充血和水肿。

46. 解析：频发多源性室性早搏易诱发室颤、引起心跳骤停，所以应警惕。

49. 解析：对于未开始治疗的亚急性感染性心内膜炎患者，应在第一日每次间隔 1 小时采血 1 次，共 3 次。已用过抗生素者应停药 2~7 天后采血。急性患者应在入院后头 3 小时内，每隔 1 小时 1 次共取 3 个血标本后开始治疗。每次取静脉血 10~20ml。

54. 解析：2~12 岁小儿身高的计算公式为年龄 ×7+75cm，5 岁小儿身高为 7×7+75cm=124cm。

55. 解析：输卵管妊娠如突发一侧腹部剧痛，提示输卵管妊娠破裂。

64. 解析：支气管哮喘发作时血氧饱和度＞ 95% 为轻度，91%~95% 为中度，≤ 90% 为重度。上述患儿血氧饱和度为 89%，考虑为重度。

66. 解析：使用止血带止血时，一般每隔 30~60 分钟放松 2~3 分钟。避免引起肢体缺血坏死。

70. 解析：膝关节结核除进行局部穿刺抽脓外，还应进行全身的抗结核治疗。

71. 解析：膀胱刺激征是肾结核的最重要、最主要也是最早出现的症状。

79. 解析：流感是由病毒感染引起，应使用抗病毒的药物，继发细菌感染时才使用抗生素。

82. 解析：毛细支气管炎主要表现为下呼吸道梗阻，如呼气性呼吸困难、呼气相延长伴喘息。

83. 解析：脑出血病人可能引起消化道应激性溃疡，导致病人呕血或黑便，因此护士应观察病人呕吐物和粪便颜色。

84. 解析：更年期女性绝经后 1 年内取环为宜，因为此时雌激素水平虽已下降，但子宫尚未明显萎缩，不但取环操作过程简单，而且痛苦小。

88. 解析：直肠息肉的表现：一般在排便时脱出肛门外能自行回纳，表面为黏膜，黏膜发炎时呈草莓状脱出，息肉有蒂常易出血。

107. 解析：宫内节育器放置时间：月经干净后 3~7 天；产后 42 天子宫恢复正常大小；剖宫产术后半年放置；人流术后，宫腔深度＜ 10cm 立即放置。

117. 解析：上述患者考虑为阿尔茨海默病，首选的药物为乙酰胆碱酯酶抑制剂多奈哌齐，以利于改善患者认知功能。

预测卷（二）

专业实务

序号	1	2	3	4	5	6	7	8	9	10
答案	D	E	C	C	A	E	C	E	C	C
序号	11	12	13	14	15	16	17	18	19	20
答案	C	B	C	E	C	E	B	D	C	D
序号	21	22	23	24	25	26	27	28	29	30
答案	E	D	C	C	D	C	B	C	A	E
序号	31	32	33	34	35	36	37	38	39	40
答案	B	B	D	A	E	B	D	D	C	C
序号	41	42	43	44	45	46	47	48	49	50
答案	D	B	C	A	D	C	A	E	C	E
序号	51	52	53	54	55	56	57	58	59	60
答案	C	E	D	B	D	C	C	A	C	D
序号	61	62	63	64	65	66	67	68	69	70
答案	C	E	C	B	A	E	D	D	A	C
序号	71	72	73	74	75	76	77	78	79	80
答案	B	D	D	D	A	B	A	D	B	B
序号	81	82	83	84	85	86	87	88	89	90
答案	A	D	D	C	D	E	E	E	C	A
序号	91	92	93	94	95	96	97	98	99	100
答案	B	A	A	B	D	E	E	D	C	D
序号	101	102	103	104	105	106	107	108	109	110
答案	D	C	B	D	E	A	D	E	E	B
序号	111	112	113	114	115	116	117	118	119	120
答案	C	C	D	A	D	E	C	D	D	E

5. 解析：血栓闭塞性脉管炎的病变主要侵犯四肢中小动静脉，尤其是下肢血管。

7. 解析：溃疡性结肠炎患者有黏液脓血便，镜下可见红、白细胞、巨噬细胞。

8. 解析：一套无菌物品只供一位病人使用，以避免交叉感染。

9. 解析：绝大部分直肠肛管周围脓肿由肛窦炎、肛腺感染引起，大肠埃希菌多见。

11. 解析：急性胰腺炎时，血清和尿淀粉酶常明显升高，血清（胰）淀粉酶超过正常值 3 倍可确诊为本病。血清淀粉酶为最有诊断意义的实验室指标。

12. 解析：针对悲伤的死者家属，护士可采取沉默，对死者家属表达同情和支持。

13. 解析：肺炎球菌型肺炎血常规检查白细胞计数可达 10×10^9~20×10^9/L，中性粒细胞比例增多，在 80% 以上，伴有核左移和（或）细胞内中毒性颗粒。

18. 解析：该患者脉率 68 次 / 分，心率 78 次 / 分，即脉率少于心率，考虑为脉搏短绌。

22. 解析：肛周脓肿是发生于肛门、肛管和直肠周围的急性化脓感染性疾病，属于细菌感染。

24. 解析：护士应根据病人的年龄、病情、药物性质进行调节，一般成人 40~60 滴 / 分，儿童 20~40 滴 / 分。

25. 解析：大面积烧伤的 48 小时内，毛细血管通透性增加，大量血浆外渗至组织间隙、创面，有效循环血量锐减，发生低血容量性休克。

28. 解析：会影响小儿骨骼发育的药物包括性激素、可的松、泼尼松和雄激素等。

29. 解析：乳头状腺癌约占成人甲状腺癌的 60% 和儿童甲状腺癌的全部。

31. 解析：血尿为膀胱肿瘤最常见和最早出现的症状，多为全程无痛肉眼血尿，偶见终末或镜下血尿，血尿间歇出现，量多少不一。

32. 解析：使用呼吸机时，每天更换呼吸机管道，更换螺纹管，并用消毒溶液浸泡，防止感染。

33. 解析：BMR%= 脉压 + 脉率 −111。正常值为 ±10%，增高至 +20%~+30% 为轻度甲亢，+30%~+60% 为中度甲亢，+60% 以上为重度甲亢。该患者为 44%，为中度甲亢。

35. 解析：正常排卵时间一般为下次月经来潮前第 14 天左右。

36. 解析：别嘌呤醇及其代谢产物氧嘌呤醇通过抑制黄嘌呤氧化酶的活性，使尿酸生成减少，血中及尿中的尿酸含量降低到溶解度以下的水平，从而防止尿酸结石的沉积。

45. 解析：胆囊造影饮食：造影前一日中午进高脂肪饮食，使胆囊收缩、胆汁排空，有助于造影剂进入胆囊。造影前一日晚餐进无脂肪、低蛋白、高糖类清淡饮食。晚餐后口服造影剂，禁食、禁烟至次日上午。

47. 解析：腹部、盆腔手术后出现腹胀、便秘应选择小量不保留灌肠，灌肠溶液为油剂，即甘油 50ml 加等量温开水。

48. 解析：危重病人在转运过程中，必要的治疗不能中断，如给氧、静脉输液等。

53. 解析：检查痰中癌细胞的标本用 95% 乙醇或 10% 甲醛固定后送验。

55. 解析：通气量不足时，因二氧化碳潴留，病人皮肤潮红、多汗、烦躁、血压升高、脉搏加快、表浅静脉充盈消失；通气过度时，病人出现昏迷、抽搐等碱中毒症状。

60. 解析：输完液体所用时间为 1000ml×15/50=300 分钟，即为 5 小时。

79. 解析：过氧乙酸、环氧乙烷、甲醛和戊二醛均为高效消毒剂。

80. 解析：吸气性呼吸困难，伴明显三凹征主要见于上呼吸道梗阻病人，如喉头水肿、喉头痉挛的病人。

82. 解析：做妊娠试验应留取晨尿，因晨尿中绒毛膜促性腺激素含量最高。

92. 解析：重度缺氧的标准：$PaO_2 < 30mmHg$，$SaO_2 < 60\%$，显著发绀，呼吸困难，三凹症，是氧疗的绝对适应证。

94. 解析：早期、充分、静脉给予抗生素是治疗感染性心内膜炎的关键。

113. 解析：大便隐血试验应禁食 3 天肝、动物血和绿色蔬菜，因此应从入院后第 4 天留取粪便。

预测卷（二）

实践能力

序号	1	2	3	4	5	6	7	8	9	10
答案	B	D	B	D	E	D	A	C	A	B
序号	11	12	13	14	15	16	17	18	19	20
答案	A	E	D	A	D	D	C	C	D	A
序号	21	22	23	24	25	26	27	28	29	30
答案	C	A	A	B	B	A	E	A	D	D
序号	31	32	33	34	35	36	37	38	39	40
答案	B	C	A	A	C	A	C	D	D	B
序号	41	42	43	44	45	46	47	48	49	50
答案	D	E	A	B	E	A	E	A	E	C
序号	51	52	53	54	55	56	57	58	59	60
答案	E	A	A	D	E	E	B	B	A	B
序号	61	62	63	64	65	66	67	68	69	70
答案	E	D	B	B	E	E	E	C	E	C
序号	71	72	73	74	75	76	77	78	79	80
答案	C	B	B	D	E	B	C	A	A	C
序号	81	82	83	84	85	86	87	88	89	90
答案	E	E	B	B	E	B	D	D	B	A
序号	91	92	93	94	95	96	97	98	99	100
答案	C	B	C	E	E	B	D	D	B	A
序号	101	102	103	104	105	106	107	108	109	110
答案	D	E	A	D	C	C	C	C	B	C
序号	111	112	113	114	115	116	117	118	119	120
答案	B	A	D	D	E	C	D	A	D	B

1. 解析：洋地黄类药物的禁忌证：严重房室传导阻滞、肥厚型梗阻性心肌病、急性心肌梗死 24 小时内。

2. 解析：短暂性脑缺血发作病人应给予低盐、低脂、足量蛋白质和丰富维生素饮食，如多食入谷类和鱼类、新鲜蔬菜、水果、豆类、坚果等，限制钠盐摄入量，每天不超过 6g。少摄入糖类和甜食，禁忌辛辣、油炸食物和暴饮暴食；戒烟、限酒。

4. 解析：泌尿系损伤的病人术后应多饮水冲洗尿液，以免感染。

8. 解析：系统性红斑狼疮的病人 90% 以上合并狼疮性肾炎。

12. 解析：肺心病的患者由于肺动脉高压会出现肺动脉第二心音亢进。患者不会出现主动脉瓣第一心音亢进，因此，本题选 E。

13. 解析：心搏骤停复苏成功后应进行脑复苏，降低颅内压，预防脑水肿。

14. 解析：新生儿黄疸的患儿如出现意识改变，肌张力下降，应考虑为胆红素脑病。

15. 解析：碱性药物治疗消化性溃疡的作用机制是直接中和胃酸，胃酸分泌于餐后 1 小时显著增加，故此时用药效果最佳。

17. 解析：急性肠梗阻病人呕吐后出现等渗性缺水，补液时先给予 5% 葡萄糖盐水溶液。

18. 解析：抗微生物药物治疗是感染性心内膜炎最重要的治疗措施。

19. 解析：半岁以下婴幼儿可暂不手术，随腹壁肌发育成熟，疝可自行消失。

20. 解析：急腹症在未明确诊断前禁用止痛剂，以免掩盖病情。

21. 解析：准确记录每天出入液量，肝硬化伴腹水每天应限水量 1000ml 左右。

22. 解析：胆道蛔虫病患者忌吃油腻食物，因油腻食物可阻滞脾胃，为寄生虫在体内生存创造条件，故应低脂饮食。

26. 解析：利尿剂尽可能白天使用，夜间使用可引起夜间尿量增多影响别人睡眠。

27. 解析：肺炎时患侧呼吸运动减弱，语颤增强，叩诊呈浊音，听诊出现支气管呼吸音，干湿性啰音，累及胸膜时，可闻及胸膜摩擦音。

28. 解析：葡萄胎清宫术后应定期复查 HCG，以及早发现癌变。

32. 解析：肺心病的病人应重点预防受凉、感冒，以免加重病情。

35. 解析：根据患者表现判断患者为急性呼吸窘迫综合征，应迅速用呼气末正压（PEEP）纠正缺氧。

37. 解析：对有与甲型肝炎密切接触的易感者可用人血丙种球蛋白或人胎盘丙种球蛋白进行预防注射，以预防发病。

38. 解析：流产合并感染的治疗原则为迅速控制感染，尽快清除宫内残留物。

39. 解析：皮肤护理时勤换内衣，温水洗浴，沐浴时避免水温过高，避免使用刺激性强的肥皂或沐浴液，以免加重皮肤瘙痒感。脱皮时涂凡士林或液体石蜡，有大片脱皮时不可用手强行撕脱，须用消毒剪刀剪掉，以防感染。

41. 解析：四肢青紫计 1 分，清理呼吸道有恶心表现计 2 分，四肢稍屈计 1 分，心率 90 次 / 分计 1 分，呼吸浅慢、不规则计 1 分，共 6 分。

42. 解析：指头炎时，患肢抬高并制动，以改善局部血液循环，促进静脉和淋巴回流，减轻炎性充血和水肿。

47. 解析：前置胎盘期待疗法期间应绝对卧床休息，以左侧卧位为宜。

49. 解析：正常阴道液呈酸性，pH 值为 4.5~5.5；羊水 pH 值为 7.0~7.5。若阴道流出液 pH 值≥ 6.5 时，胎膜早破的可能性极大。

54. 解析：2~12 岁小儿身高的计算公式为年龄 ×7+75cm，5 岁小儿身高为 5×7+75cm=110cm。

55. 解析：该患者出现了高钾血症，应避免进食含钾丰富食物，可进食葡萄糖溶液。

57. 解析：念珠菌性阴道炎灌洗时宜用 2%~4% 碳酸氢钠，每日 1 次，10 次为 1 疗程。

61. 解析：严重挤压伤的病人易发生急性肾衰竭，故要观察病人尿量和颜色。

64. 解析：支气管哮喘发作，血氧饱和度＞ 95% 为轻度，91%~95% 为中度，≤ 90% 为重度。

66. 解析：使用止血带止血时，一般每隔 1 小时放松 2~3 分钟。避免引起肢体缺血坏死。

70. 解析：膝关节结核时，应给予休息、营养、抗结核等全身治疗。单纯滑膜结核局部治疗时应行关节穿刺抽液，注入抗结核药物。

73. 解析：系统性红斑狼疮的病人应避免在烈日下活动，禁忌日光浴。

75. 解析：肝动脉栓塞术后需禁食、胃肠减压 2~3 天，避免加重肝脏负担，待肠蠕动恢复后给予流质、半流质，逐步过渡到正常饮食。

84. 解析：更年期女性在绝经后 1 年内取环为宜，因为此时雌激素水平虽已下降，但子宫尚未明显萎缩，不但取环操作过程简单，而且痛苦小。

88. 解析：直肠息肉的表现为：一般在排便时脱出肛门外能自行回纳，表面为黏膜，黏膜发炎时呈草莓状脱出，息肉有蒂常易出血。

93. 解析：电极的位置是：V1 导联：胸骨右缘第 4 肋间，反映右心室的电位变化。V2 导联：胸骨左缘第 4 肋间，作用同 V1。V3 导联：V2 与 V4 连线的中点，反映室间隔及其附近的左、右心室的电位变化。V4 导联：左锁骨中线与第 5 肋间处，作用同 V3。V5 导联：左腋前线与 V4 同一水平处，反映左心室的电位变化。V6 导联：在腋中线与 V4 同一水平处，作用同 V5。

110~111. 解析：侧卧位：病人向左或向右侧卧，双腿充分向前屈曲靠近腹部，使臀部及肛门充分暴露，适用于病重及年老体弱者。膝胸位：病人跪伏在检查床上，胸部贴近床面，臀部抬高，使肛门充分暴露，适用于肛门镜、直肠镜、乙状结肠镜检查，对病重及年老体弱者慎用。截石位：病人仰卧，两腿分开放在腿架上，将臀部移到手术台边缘，使肛门暴露良好，为肛门直肠手术时的常用体位。蹲位：病人蹲踞，向下用力增加腹压，适用于检查第Ⅱ、Ⅲ期内痔，脱肛，直肠下端息肉。排便时痔块脱出，便后自行回纳，属于Ⅱ期内痔。因此 110 题选 C，111 题选 B。

预测卷（三）

专业实务

序号	1	2	3	4	5	6	7	8	9	10
答案	A	C	D	A	D	B	C	D	A	D
序号	11	12	13	14	15	16	17	18	19	20
答案	A	D	E	D	E	A	B	C	E	D
序号	21	22	23	24	25	26	27	28	29	30
答案	C	A	D	E	C	B	B	E	D	E
序号	31	32	33	34	35	36	37	38	39	40
答案	D	C	B	C	D	E	B	C	B	B
序号	41	42	43	44	45	46	47	48	49	50
答案	B	C	D	A	E	C	B	B	D	D
序号	51	52	53	54	55	56	57	58	59	60
答案	E	E	A	B	B	D	A	B	E	E
序号	61	62	63	64	65	66	67	68	69	70
答案	D	B	D	A	A	A	C	C	A	B
序号	71	72	73	74	75	76	77	78	79	80
答案	E	B	E	A	E	C	B	E	B	C
序号	81	82	83	84	85	86	87	88	89	90
答案	E	D	B	A	D	E	C	A	A	B
序号	91	92	93	94	95	96	97	98	99	100
答案	B	C	B	A	E	B	A	D	B	A
序号	101	102	103	104	105	106	107	108	109	110
答案	B	D	D	A	A	B	B	C	C	E
序号	111	112	113	114	115	116	117	118	119	120
答案	E	A	D	C	E	A	D	C	A	C

2. 解析：输完液体所需要的时间是 [1000ml × 15 滴 /ml]/[50 滴 / 分]=300 分钟，即 5 小时。

3. 解析：生物性因素主要是指细菌、病毒、支原体对机体的损害。护士为乙肝患者更换伤口敷料时，含有乙肝病毒的血液溅入护士的眼睛，属于生物性损伤。

4. 解析：泌尿系感染收集中段尿做细菌培养时，应留取中段尿 5ml。

5. 解析：破伤风患者病房光线宜暗，以免引起抽搐。

6. 解析：支气管哮喘患者病室内应避免摆放鲜花等，以免引起过敏。

7. 解析：患者出院后，床、床旁桌椅应用消毒剂擦拭。

9. 解析：为预防压疮，瘫痪的患者应 2 小时翻身一次。该患者 6 时 40 分已翻身，因此，下一次翻身时间是 8 时 40 分。

10. 解析：抢救危重患者时，护士应集中精力做好病情观察和急救，无法做到热情与关怀。

11. 解析：使用臭氧进行灭菌时，人必须离开房间，消毒结束后 30min 人才能进入。

19. 解析：休克病人应留置导尿，以准确记录尿量，了解肾血流灌注情况，判断血容量是否补充充足。

20. 解析：护理专业毕业的学生要想获得护士执业资格证书，必须参加护士执业考试，没有免考的情形。

24. 解析：尿糖定性试验一般应取空腹晨尿送检。

25. 解析：骨盆骨折合并腹膜后出血，选择静脉通路时应避免选下肢。

30. 解析：上述患者发生了急性左心衰竭，因此应首先使用强心药物，如毛花苷丙等。

31. 解析：口服补液盐加入葡萄糖主要是最大限度地促进水和钠的吸收。

32. 解析：生物学死亡是死亡的最后阶段，此期机体已不可能复活。

35. 解析：上述患者心率 90 次 / 分，脉率为 75 次 / 分，提示脉搏短绌。脉搏短绌多见于心房颤动。

36. 解析：活体器官的接受人限于活体器官捐献人的配偶、直系血亲或者三代以内旁系血亲。朋友不属于活体器官接受人的范围。

37. 解析：为提高阳性率，亚急性感染性心内膜炎患者应抽血 10~15ml。

39. 解析：为避免盖被直接接触烧伤创面，可为烧伤病人使用支被架。

41. 解析：小肠是食物消化和吸收的主要部位。

42. 解析：阿司匹林对胃黏膜有刺激，慢性胃炎的患者胃黏膜水肿、充血，因此应避免服用阿司匹林。

45. 解析：肝性脑病患者可服用新霉素、甲硝唑等抗生素，以抑制肠道细菌、减少氨的形成。新霉素对肾功能有损害，因此肝性脑病患者伴有肾脏损害，口服抗生素应选甲硝唑。

49. 解析：收集资料应贯穿于护理程序的整个过程中，当病人病情发生变化，应随时收集患者的病情资料。

54. 解析：肾结核的原发病灶大多来自于肺。

59. 解析：高钾血症可引起心律失常、严重者心跳骤停，是急性肾衰竭患者少尿期死亡的主要原因。

60. 解析：功能失调性子宫出血，给予己烯雌酚治疗，可促进子宫内膜生长，短期内修复创面而止血。

61. 解析：上述患者因不明原因发热入院，可能为传染病人。为避免传染源扩散，应将患者安排在隔离病房。

64. 解析：婴儿出生时体重 3.4kg，7 天后体重 3.1kg，下降未超过出生体重的 10%，属于正常体重下降，会在 10 天内恢复正常。

65. 解析：患者咳嗽、流涕 1 天后出现发热，来院途中突然抽搐，考虑为热性惊厥。

66. 解析：V_1 导联的位置是胸骨右缘第 4 肋间，即①。

69. 解析：急腹症的患者在未明确诊断前禁忌灌肠。

71. 解析：乙型脑炎患儿出现高热，应使用物理降温和退热药降低体温，以免发生高热惊厥。

76. 解析：护士可指出医嘱的错误，但无论在何种情况下，护士都无权替医生纠正医嘱。

79. 解析：上述患者发生了空气栓塞，护士应协助患者取左侧卧位、头低脚高位，以让空气避开肺动脉入口。

85. 解析：前置胎盘患者会出现无痛性阴道流血，护士应首先评估阴道出血量的多少，判断病人是否发生了出血性休克。

86. 解析：毕Ⅱ式胃大部切除时，残胃与空肠近端吻合。

87. 解析：急救物品应做到“五定”：定数量品种、定点安置、定人保管、定期检查维修和定期消毒灭菌。

88. 解析：局部较大血肿，自行难以吸收，因此应在无菌操作下穿刺抽吸并加压包扎。

90. 解析：开始期主要的任务是护患之间建立信任关系，护士确认患者的护理问题，为患者制定护理计划。

93. 解析：封闭式提问是将问题限制在特定范围内，病人回答问题的选择性很小。其优点是护士可在短时间内获得需要的信息，缺点是患者没有机会解释自己的想法。

96. 解析：上述患者骶尾部出现水疱，属于压疮炎性浸润期的表现。

97. 解析：小水疱可不必处理，消毒后用无菌纱布包扎，待其自行吸收。

103. 解析：病毒性心肌炎发病前 1~3 周多有病毒感染史，其中柯萨奇病毒 B 感染多见。

104. 解析：病毒性心肌炎患者急性期应绝对卧床休息，以减轻心脏负担，减少心肌耗氧，促进心功能恢复。

112. 解析：慢性阻塞性肺病患者晨起大便时突然气急显著加重，伴胸痛，初步考虑为发生了自发性气胸，因此采集病史时应重点评估胸痛部位、性质和伴随症状。

113. 解析：自发性气胸时，患侧叩诊呈鼓音，呼吸音减弱。因此体检的重点是胸部叩诊音及呼吸音的双侧比较。

114. 解析：X 线检查是诊断气胸的重要方法。

115. 解析：自发性气胸患者放置胸腔闭式引流的主要目的是恢复胸腔内负压，防止影响循环血液回流等并发症。

116. 解析：甲型肝炎是通过粪－口途径传播，因此需采取消化道隔离。

117. 解析：实行消化道隔离时，不同病种的患者不可借阅书报。

预测卷（三）

实践能力

序号	1	2	3	4	5	6	7	8	9	10
答案	E	E	D	D	E	C	E	E	B	E
序号	11	12	13	14	15	16	17	18	19	20
答案	C	D	B	D	C	D	B	C	A	A
序号	21	22	23	24	25	26	27	28	29	30
答案	B	E	A	D	A	C	E	D	A	C
序号	31	32	33	34	35	36	37	38	39	40
答案	A	C	E	A	B	E	B	D	E	D
序号	41	42	43	44	45	46	47	48	49	50
答案	C	B	D	E	A	B	C	B	D	E
序号	51	52	53	54	55	56	57	58	59	60
答案	E	C	D	B	D	D	C	A	A	E
序号	61	62	63	64	65	66	67	68	69	70
答案	A	E	D	B	C	B	C	C	B	C
序号	71	72	73	74	75	76	77	78	79	80
答案	B	B	A	E	E	B	D	A	D	E
序号	81	82	83	84	85	86	87	88	89	90
答案	C	A	D	E	A	A	A	A	E	C
序号	91	92	93	94	95	96	97	98	99	100
答案	B	C	B	B	D	B	E	C	A	A
序号	101	102	103	104	105	106	107	108	109	110
答案	B	B	A	A	B	B	B	D	D	C
序号	111	112	113	114	115	116	117	118	119	120
答案	B	C	E	D	D	E	C	A	C	C

1. 解析：急性心肌梗死的患者 24 小时内使用洋地黄会导致非梗死区心肌收缩力增强，这样会增加心肌耗氧量，加重心肌缺氧；同时 24 小时内使用洋地黄易导致室性心律失常，导致病死率增加。

3. 解析：心律失常患者应避免吸烟、酗酒，进食辛辣刺激性食物或含咖啡因饮料，以免加重心律失常。

4. 解析：咳粉红色泡沫样痰属于急性肺水肿的表现，与甲状腺肿大压迫邻近组织无关。

5. 解析：利多卡因是治疗室性心律失常的首选药，作用机制是阻断钠通道。

6. 解析：高血压患者因情绪激动突然出现剧烈头痛、恶心、呕吐、抽搐，出现了脑部缺血的表现，考虑为高血压急症中的高血压脑病。

8. 解析：肛周疾病应禁忌辛辣刺激性食物。

10. 解析：患儿进行户外活动时出现手抽搐，考虑为维生素 D 缺乏性手足搐搦症。

11. 解析：患者突发呼吸困难，端坐呼吸，呼吸频率达 30 次 / 分，同时肺底部出现湿啰音，考虑为急性左心衰竭。

13. 解析：动脉导管未闭患儿，当主动脉向肺动脉分流量大，出现持续性肺动脉高压，产生右向左分流而呈持续性青紫，即称艾森门格综合征。

14. 解析：大咯血是指患者 24 小时咯血量超过 500ml。

15. 解析：硝苯地平属于钙离子通道拮抗剂，可用于治疗高血压和冠心病。治疗冠心病的机制是扩张小动脉，减轻心脏后负荷。

17. 解析：血管紧张素转化酶抑制剂（ACEI）具有降压作用，可以延缓和逆转心室重构，阻止心肌肥厚的进一步发展，改善血管内皮功能和心功能，减少心律失常的发生，还能提高生存率，改善预后。临床上常用的 ACEI 有卡托普利、依那普利、贝那普利等。

18. 解析：主动脉瓣关闭不全的患者可在主动脉瓣第二听诊区听到舒张期叹气样杂音，E 即为主动脉瓣第二听诊区。

22. 解析：静脉曲张的患者坐时双膝勿交叉过久，以免压迫腘窝，影响静脉回流。

23. 解析：长期站立后患者出现下肢沉重感、酸胀、乏力和疼痛，是下肢静脉曲张的早期症状。

30. 解析：一旦发生煤气中毒，应立即将患者转移到空气流通的地方。

31. 解析：患儿呕吐、腹泻 3 天，尿量略少，皮肤弹性稍差，口唇微干，眼窝轻度凹陷，考虑为轻度脱水。轻度脱水患儿失水占体重的 3%~5%，即 0.03~0.04。

34. 解析：膝胸位和截石位在时钟平面上的部位刚好连成是一条直线，当膝胸位是 11 点时，截石位即为 5 点。

35. 解析：高位单纯性肛瘘首选挂线疗法，以避免造成肛门括约肌松弛，引起大便失禁。

37. 解析：上述患者体温呈双相型，但高温相持续时间长，下降缓慢，应考虑为子宫内膜不规则脱落。

40. 解析：跌倒时手掌着地，肘关节处于半屈曲或伸直位，暴力经前臂向上传递，同时身体前倾，由上向下产生剪式应力，造成肱骨干与肱骨髁交界处骨折。骨折近端向前下方移位，远端向后上方移位。此时，骨折近端极易压迫或刺破肱动脉。

41. 解析：阿托品可解除胃肠道平滑肌的痉挛，治疗腹痛。

43. 解析：骨盆骨折的病人出现便秘时才考虑灌肠，无需每日灌肠通便。

48. 解析：面部痤疮严禁挤压，以免毒素进入颅内引起颅内感染。

51. 解析：呼吸衰竭患者由于机体缺氧，患者活动耐力下降，因此护士在指导患者进行呼吸功能锻炼前，应该评估患者的活动能力。

53. 解析：乙脑是由乙型脑炎病毒引起，以脑实质炎症为主要病变的中枢神经系统传染病。

54. 解析：喹诺酮类药物是治疗成人菌痢的首选药物。

61. 解析：幽门梗阻的患者在术前三天每晚用温盐水洗胃，以减轻胃黏膜肿胀，促进吻合口愈合。

62. 解析：胃大部切除术后 48 小时内，应重点观察胃肠减压管引流液的颜色，监测有无胃内出血。

64. 解析：该患者的烧伤面积为 3%+9%+13%+13%+7%+5%=50%，伤后第一个 24 小时的补液量为 60×50×1.5+2000=6500ml。

67. 解析：妊娠 24 周末，宫底在脐上一横指处。

73. 解析：肝脏和胆囊均位于右上腹，由于胆囊位置较深，一般不会发生破裂。当肝破裂时有胆汁进入腹腔，病人可出现明显的腹膜刺激征。

75. 解析：支气管内镜取出异物后，患者应在 4 小时后方可进食。

79. 解析：类风湿关节炎首选非甾体抗炎药，如阿司匹林、布洛芬等，上述药物应在饭后服用，以免引起恶心、呕吐等消化道症状。

80. 解析：女性患者面部出现蝶形红斑，考虑为系统性红斑狼疮，因此应首选糖皮质激素。

82. 解析：二甲双胍治疗糖尿病的机制是促进外周组织对葡糖糖的利用，因此应餐后服用。

86. 解析：4 个月患儿正常心率为 110~130 次 / 分，呼吸为 30~40 次 / 分。该患儿心率为 129 次 / 分，呼吸为 37 次 / 分，均在正常范围内。

87. 解析：原发免疫性血小板减少症的患者应监测血小板计数，当血小板低于 20×10^9，应监测有无颅内出血。

89. 解析：血渍污染后应立即用消毒液擦拭。

91. 解析：颅脑外伤的病人应取头高脚低位，以促进颅内静脉血液的回流，减轻脑水肿。

92. 解析：脑出血患者长期卧床，肢体不能自主活动，因此，护士应指导家属学会肢体的被动活动，防止关节僵硬和肌肉萎缩。

93. 解析：癫痫持续发作时，首先用地西泮静脉注射 10~20mg，静脉注射取得疗效后，再用苯妥英钠 250mg 静脉滴注，速度不超过 50mg/min，即 5 分钟以上。发作得到控制后，可使用苯巴比妥 10~20mg 肌内注射，每日两次，巩固和维持疗效。

95. 解析：18 个月大女婴食欲减退 1 个多月，母亲带其到儿保门诊就诊，护士应首先测量小儿的体重，监测其营养状况。

96. 解析：二尖瓣狭窄的患者，由于左心房流入左心室的血液减少，左心室血容量不足，导致心排血量减少，组织缺血，患者出现活动无耐力。

97. 解析：二尖瓣狭窄患者最常见的心律失常是心房颤动。

98. 解析：风湿性心脏瓣膜病主要由 A 群乙型溶血性链球菌感染引起。

106. 解析：急性心肌梗死的患者突发心前区疼痛，因此该患者首要的护理问题是疼痛。

107. 解析：当心肌梗死患儿出现室性早搏、阵发性室性心动过速，预示即将发生室颤。

108. 解析：急性心肌梗死的患者禁用强心药物，如西地兰等。

109. 解析：肺心病患者出现呼吸困难，护士应协助患者取半坐卧位。

110. 解析：肺心病患者不宜使用镇静药物，以免抑制呼吸，加重呼吸困难。

113. 解析：癫痫持续状态控制后，立即给予长效抗癫痫药治疗，如苯巴比妥。

预测卷（四）

专业实务

序号	1	2	3	4	5	6	7	8	9	10
答案	D	E	B	C	C	A	E	C	E	D
序号	11	12	13	14	15	16	17	18	19	20
答案	E	A	C	A	A	E	B	D	E	C
序号	21	22	23	24	25	26	27	28	29	30
答案	C	B	C	D	E	A	D	D	B	C
序号	31	32	33	34	35	36	37	38	39	40
答案	C	E	E	A	E	C	A	A	B	A
序号	41	42	43	44	45	46	47	48	49	50
答案	A	C	A	A	D	B	C	B	C	C
序号	51	52	53	54	55	56	57	58	59	60
答案	B	E	B	C	A	B	E	B	A	B
序号	61	62	63	64	65	66	67	68	69	70
答案	E	B	E	C	D	A	B	D	B	E
序号	71	72	73	74	75	76	77	78	79	80
答案	B	D	D	D	B	B	A	A	B	C
序号	81	82	83	84	85	86	87	88	89	90
答案	B	B	C	A	A	E	C	E	E	C
序号	91	92	93	94	95	96	97	98	99	100
答案	D	D	E	D	C	A	E	D	C	D
序号	101	102	103	104	105	106	107	108	109	110
答案	B	C	C	A	D	A	D	C	C	D
序号	111	112	113	114	115	116	117	118	119	120
答案	B	D	B	B	C	B	D	E	B	B

2. 解析：心绞痛的疼痛部位以胸骨体中段或上段常见，可波及心前区，甚至整个前胸，可放射至左肩、左臂内侧，甚至可达左手无名指和小指。

6. 解析：疱疹性口炎有黄白色纤维素性渗出物，鹅口疮口腔黏膜有白色乳凝块样物不易去除，溃疡性口炎有纤维炎症性渗出物形成的灰白色假膜。

11. 解析：急性心包炎时，心外膜下心肌有不同程度的炎性变化，如范围较广可称为心肌心包炎。此外，炎症也可累及纵隔、横膈和胸膜。

12. 解析：婴幼儿体内免疫球蛋白含量低，尤以分泌型 IgA（SIgA）为低，且肺泡巨噬细胞功能不足，故易患呼吸道感染。

14. 解析：重症哮喘，气道严重阻塞，出现 PaO_2 降低而 $PaCO_2$ 增高，提示呼吸性酸中毒。如缺氧明显，可合并代谢性酸中毒。

18. 解析：胎盘早剥的主要病理变化是底蜕膜出血，形成血肿，使胎盘自附着处剥离。

24. 解析：有排卵患者在月经第 5 天刮，无排卵型患者在月经来潮前 1 周刮。

25. 解析：枕后为禁忌用冷的部位。

28. 解析：类风湿关节炎最早的关节症状为关节痛，最常出现的部位为掌指关节和近端指关节，腕、膝、足关节也较多见，其次为肘、踝、肩、髋关节。

32. 解析：腹水细胞学检查有助于确诊。

34. 解析：Graves 病是一种伴甲状腺激素分泌增多的器官特异性自身免疫疾病，因此自身免疫是其发病的主要原因。

36. 解析：起病缓慢，逐渐进展。多数首发症状为动作不灵活和震颤。运动减少导致“写字过小”。

39. 解析：上述情况考虑为鹅口疮，因此清洁口腔溶液应选择 2% 碳酸氢钠溶液。

41. 解析：人肋骨 12 对，左右对称，后端与胸椎相关节，前端仅第 1~7 肋借软骨与胸骨相连接，称为真肋；第 8~12 肋称为假肋，其中第 8~10 肋借肋软骨与上一肋的软骨相连，形成肋弓，第 11、12 肋前端游离，又称浮肋。

48. 解析：全身微循环障碍患者因循环不良导致组织营养不足，若使用冷疗，进一步使血管收缩加重血液循环障碍，致局部组织缺血缺氧而变性坏死。

49. 解析：心包摩擦音性质粗糙、音调高、表浅，类似用指腹摩擦耳廓的声音，收缩期及舒张期均可听到，但以收缩期明显；通常在胸骨左缘第 3、4 肋间处较易听到，取前倾坐位或深呼气后屏住呼吸时易于听到。

50. 解析：超声波雾化治疗结束后，将口含嘴或面罩取下，先关雾化开关，再关电源开关，以免损坏雾化器。

51. 解析：体重指数 = 体重 / 身高（m^2），即 42/1.632=15.8。

53. 解析：以外出血为主，一般胎盘剥离面不超过胎盘的 1/3，多见于分娩期。

54. 解析：血清标本应在空腹时采取，此时血液的各种化学成分处于相对恒定状态，避免因进食而影响检验结果；取血后，取下针头，血液顺管壁缓慢注入干燥试管内，勿将泡沫注入，避免震荡，以防红细胞破裂溶血。

56. 解析：定容型是将预定潮气量的气体送入肺内，使肺泡扩张而形成吸气；停止送气后，利用肺的弹性回缩而形成呼气。

64. 解析：护士首次执业注册应当自通过护士执业资格考试之日起 3 年内提出执业注册申请。

76. 解析：移情是从他人的角度感受、理解他人感情，是分享他人感情，而不是表达自我感情，也不是同情、怜悯他人。在护患交谈过程中，为了深入了解患者、准确地掌握患者的信息，护士应从患者的角度理解、体验其真实感受。

78. 解析：护士的站姿要求抬头、颈直，下颌微收、嘴唇自然闭合；双眼平视前方，面带微笑；两肩外展，双臂自然下垂；挺胸，收腹；双腿直立，两膝和脚跟并拢，脚尖分开。

83. 解析：1000ml 液体，滴速为 50 滴 / 分，输完需要的时间为 1000 × 15/50=300 分钟，即 5 小时。输液从八点半开始，输完的时间为下午 1 点半。

预测卷（四）

实践能力

序号	1	2	3	4	5	6	7	8	9	10
答案	C	E	D	B	C	D	B	B	B	E
序号	11	12	13	14	15	16	17	18	19	20
答案	A	E	D	C	C	B	D	D	B	E
序号	21	22	23	24	25	26	27	28	29	30
答案	B	E	D	B	C	D	B	C	D	C
序号	31	32	33	34	35	36	37	38	39	40
答案	C	B	E	E	D	C	E	D	A	B
序号	41	42	43	44	45	46	47	48	49	50
答案	A	D	E	B	C	B	E	D	C	B
序号	51	52	53	54	55	56	57	58	59	60
答案	D	A	A	D	D	E	B	D	E	C
序号	61	62	63	64	65	66	67	68	69	70
答案	E	A	B	B	A	E	B	B	E	D
序号	71	72	73	74	75	76	77	78	79	80
答案	A	A	A	B	C	D	E	A	D	D
序号	81	82	83	84	85	86	87	88	89	90
答案	B	D	C	E	C	D	D	A	E	A
序号	91	92	93	94	95	96	97	98	99	100
答案	C	D	C	C	A	B	B	D	A	C
序号	101	102	103	104	105	106	107	108	109	110
答案	A	A	D	E	B	B	C	C	B	E
序号	111	112	113	114	115	116	117	118	119	120
答案	B	A	C	A	D	E	D	C	B	D

1. 解析：化疗时需要长期使用静脉，由于化疗药物刺激性强，为了保护静脉，应从外周小静脉开始。

3. 解析：左侧结肠癌以慢性肠梗阻、便秘、腹泻和血便等症状为显著。

8. 解析：栓塞多见于二尖瓣狭窄伴房颤的病人，血栓脱落引起周围动脉栓塞，以脑动脉栓塞常见。脑动脉栓塞主要表现为偏瘫、失语。

9. 解析：孕妇缺钙常导致下肢肌肉痉挛，多发生于小腿腓肠肌。

13. 解析：产后让新生儿采取正确的含接姿势多吸吮乳房，使乳汁顺畅排出即可消除乳房胀痛。

23. 解析：患者术后 2 小时突发呼吸困难考虑为术后切口内出血，因此应该立即拆除缝线、敞开伤口，减轻对气管的压迫。

24. 解析：带 T 型管的病人回家后应避免盆浴，淋浴时用塑料薄膜覆盖置管处。敷料一旦湿透应更换，保持置管皮肤及伤口局部清洁干燥。

28. 解析：对年老体弱、免疫功能减退者，如慢性阻塞性肺疾病病人应注射疫苗，预防感染。

31. 解析：该患者生命体征平稳，故排除内出血，考虑为尿潴留。

48. 解析：胎儿窘迫时缺氧，胎儿头皮血 pH 下降，出现酸中毒。

58. 解析：抗抑郁药物起效时间是 2~3 周。

60. 解析：伤面脓液量多而稀薄：可用 0.1% 依沙吖啶或 0.02% 呋喃西林溶液纱布湿敷；伤面脓液稠厚且坏死组织多，用硼酸溶液（优琐）等湿敷。

67. 解析：钳刮术适用于妊娠 11~14 周的孕妇。

68. 解析：破伤风的潜伏期平均为 6~12 天，最短 24 小时。

70. 解析：经颈前路手术的患者，为预防术中牵拉气管引起窒息，术前要推移气管和食管训练。

72. 解析：服用二膦酸盐时，应指导病人空腹服用，同时饮清水 200~300ml，至少半小时内不能进食或喝饮料，也不能平卧，取立位或坐位，以减轻对食管的刺激。

78. 解析：雄激素为治疗慢性再生障碍性贫血的首选药物，作用机制是刺激肾脏产生红细胞生成素，对骨髓有直接刺激红细胞生成作用。

80. 解析：心血管病变是糖尿病最严重而突出的并发症。基本病理改变为动脉硬化及微血管病变。血管病变所致心、脑、肾等严重并发症是糖尿病病人的主要死亡原因。

82. 解析：多数抗癫痫药物有胃肠道反应，宜分次餐后口服。苯妥英钠可出现胃肠道反应、牙龈增生、共济失调、粒细胞减少等。

预测卷（五）

专业实务

序号	1	2	3	4	5	6	7	8	9	10
答案	C	E	C	C	B	C	B	D	A	B
序号	11	12	13	14	15	16	17	18	19	20
答案	C	E	E	D	D	B	A	A	A	D
序号	21	22	23	24	25	26	27	28	29	30
答案	E	B	C	A	C	A	D	E	B	E
序号	31	32	33	34	35	36	37	38	39	40
答案	D	D	C	A	E	C	D	C	D	C
序号	41	42	43	44	45	46	47	48	49	50
答案	B	D	A	D	E	D	B	B	D	E
序号	51	52	53	54	55	56	57	58	59	60
答案	B	A	E	D	E	D	C	B	C	B
序号	61	62	63	64	65	66	67	68	69	70
答案	A	C	B	D	E	E	D	C	E	B
序号	71	72	73	74	75	76	77	78	79	80
答案	D	C	C	C	C	C	A	D	D	A
序号	81	82	83	84	85	86	87	88	89	90
答案	D	A	A	E	C	E	D	C	D	D
序号	91	92	93	94	95	96	97	98	99	100
答案	D	C	B	D	B	A	A	A	A	B
序号	101	102	103	104	105	106	107	108	109	110
答案	E	D	E	A	D	D	A	D	C	A
序号	111	112	113	114	115	116	117	118	119	120
答案	E	C	B	E	A	E	A	B	B	B

1. 解析：医护之间应是互相谦让，而不是互不相让。

3. 解析：肝癌分为肝细胞型、胆管细胞型和混合型，其中肝细胞型最常见，占肝癌的 90%。

4. 解析：血培养是诊断细菌性心内膜炎的最有价值的方法。

5. 解析：甲类传染病主要包括鼠疫和霍乱。

10. 解析：瘘管位于肛门外括约肌深部以上者称高位肛瘘，位于肛门外括约肌深部以下者称低位肛瘘。

11. 解析：甲类传染病人死亡后应立即对尸体进行卫生处置，尸体就近火化，以免在转运途中造成传染源扩散。

12. 解析：炎症性疾病所致急腹症一般会出现麻痹性肠梗阻表现，肠鸣音减弱或消失。

13. 解析：阵发性夜间呼吸困难常发生在夜间，病人平卧时肺淤血加重，于睡眠中突然憋醒，被迫坐起。

14. 解析：慢性支气管炎 X 线检查表现为肺纹理增多及紊乱。

15. 解析：男性病人导尿管插入尿道 20~22cm，见尿后再插 1~2cm，第一次放尿量不可以超过 1000ml，集尿袋应低于耻骨联合。

16. 解析：成人呼吸窘迫综合征（ARDS）X 线胸片早期无异常，或呈轻度间质改变，表现为边缘模糊的肺纹理增多。继之出现斑片状以至融合成大片状的浸润阴影，大片阴影中可见支气管充气征。

18. 解析：妊娠高血压综合征的基本病理改变是全身小动脉痉挛。小动脉痉挛导致管腔狭窄，周围阻力增大，内皮细胞损伤，通透性增加，体液和蛋白质外渗，病人出现血压升高、蛋白尿、水肿。

19. 解析：心搏骤停判断的主要标准是意识丧失和大动脉搏动消失。

20. 解析：正常情况下，从胎儿娩出到胎盘娩出约需 5~15 分钟，一般不超过 30 分钟。

21. 解析：输血造成病人出现眼睑、口唇水肿，全身发痒，即可判断为过敏反应。

22. 解析：重度（苍白）窒息 Apgar 评分 0~3 分。新生儿皮肤苍白；口唇暗紫；无呼吸或仅有喘息样微弱呼吸；心跳不规则；心率＜ 80 次 / 分，且弱；对外界刺激无反应；喉反射消失；肌张力松弛。

24. 解析：黄体萎缩不全：虽然黄体发育良好，但萎缩过程延长，雌、孕激素不能如期撤退，子宫内膜不规则脱落，使出血期延长，有时经期延长可达 10 余天，基础体温下降缓慢，甚至月经期还维持着高温。

25. 解析：护士及患儿家属应多与新生儿说话，对其进行语言刺激。

26. 解析：腹腔内实质性脏器损伤时由于腹膜的脱纤维作用，血液不能凝固，因此腹腔穿刺抽出不凝血是诊断腹内脏器损伤的重要依据。

27. 解析：5- 羟色胺再摄取抑制剂治疗抑郁症时，起效时间是开始服药后 2 周。

28. 解析：慢性肾衰竭病人由于肾功能严重下降，肾脏分泌的促红细胞生成素减少，病人出现贫血。

29. 解析：胰腺癌病人手术切除胰腺后，胰液、胰岛素分泌减少，因此应低脂、低糖饮食，补充大量维生素。

30. 解析：测定甲状腺功能和血清降钙素有助于髓样癌的诊断。细针穿刺细胞学检查是可明确甲状腺结节性质的有效方法。

31. 解析：新生儿出生后 24 小时，1 个月，6 月龄应接种乙肝疫苗。

33. 解析：HIV 病毒感染人体后主要攻击人体免疫细胞 $CD4^+T$ 淋巴细胞。

34. 解析：病变部位以大脑半球最多，其次是鞍区、小脑脑桥角、小脑等部位。

36. 解析：维生素 D 缺乏性佝偻病是由于体内维生素 D 缺乏，导致钙磷代谢紊乱，造成以骨骼病变为特征的全身慢性营养性疾病。

37. 解析：侵蚀性葡萄胎最常见转移部位是肺部。

38. 解析：母乳喂养期间不宜口服避孕药，激素可抑制泌乳、影响婴儿。

39. 解析：霍乱属于甲类传染病，应实行严密隔离，禁止家属探视。

42. 解析：截石位常用于会阴、肛门部位的检查、治疗、手术。

43. 解析：器官移植时应根据申请器官移植的先后顺序安排器官，跟患者的社会地位无关，所有患者一视同仁。

45. 解析：qid 是指每天四次。

46. 解析：凡婴幼儿、精神异常、昏迷、口鼻腔手术以及呼吸困难、不能合作的病人，不宜测口腔温度。

49. 解析：苯丙酸诺龙治疗营养不良的作用机制：增加氨基酸合成蛋白质，抑制氨基酸分解成尿素。

52. 解析：易被热破坏的药物：应按要求冷藏在 2℃~10℃的冰箱内，如各种疫苗、抗毒血清、白蛋白、青霉素皮试液等。

53. 解析：稽留热是指体温明显升高达 39℃~40℃，24 小时内体温波动相差不超过 1℃，常见于伤寒，大叶性肺炎等。

54. 解析：颈外静脉的穿刺点为颈外静脉外侧缘，下颌角和锁骨上缘中点连线之上 1/3 处。

56. 解析：采集咽拭子标本作真菌培养时，须在口腔溃疡面采取分泌物。

57. 解析：激素类药物会导致胃溃疡。

58. 解析：中度缺氧是指氧分压在 4.6~6.6kPa。

59. 解析：药敏试验皮试液浓度：青霉素 200~500U/ml，链霉素 2500U/ml，普鲁卡因 2.5mg/ml，细胞色素 C0.75mg/ml，破伤风抗毒素 150IU/ml。

60. 解析：低渗性脱水是失钠多于失水，脱水早期细胞外液渗透压降低，抗利尿激素分泌减少，肾小管对水的重吸收减少，故尿量增多，这增加了细胞外液的丢失。后期因血容量降低，醛固酮和抗利尿激素分泌均增加，尿量减少。

61. 解析：护士在执行大的有创性操作前，如中心静脉置管，应征求病人的知情同意。

62. 解析：物理降温或药物降温后 30 分钟所测的体温，绘制在降温前体温的相应纵格内，以红“○”表示，并用红色虚线与降温前的体温相连。下一次体温应与降温前体温相连。

65. 解析：做尿液细菌培养时，应通过导尿收集中段尿。

66. 解析：任何单位和个人发现传染病病人或者疑似传染病病人时，应当及时向附近的疾病预防控制机构或者医疗机构报告。

69. 解析：昏迷病人麻醉未清醒时，热水袋水温应控制在 50℃以内。

70. 解析：护士执业应当遵守法律、法规、诊疗常规的规定，这是护士执业的根本原则，即合法性原则。

71. 解析：当腹腔内腹水达到 1000ml 时，可叩出移动性浊音。

73. 解析：杀灭幽门螺杆菌应采用二联或三联疗法。

74. 解析：非语言沟通是通过非语言媒介，如表情、眼神、姿势、动作等非语言实现的沟通。人际交往中 65% 使用的是非语言沟通。

75. 解析：甲状腺疾病因颈部外形改变，病人因自我形象紊乱出现相应的心理问题。

77. 解析：肛门坐浴的时间为 20~30 分钟。

78. 解析：治疗性交谈一般以病人为中心，用于解决病人的健康问题或减轻病痛、促进康复。护患之间的交谈多为治疗性交谈。

80. 解析：护理礼仪的主要特征包括规范性、强制性、综合性、适应性和可行性。

81. 解析：上述情况属于真菌感染，因此应选择碳酸氢钠溶液漱口。

83. 解析：哭闹时有发绀提示缺氧，应暂停喂养。

85. 解析：导致频发早搏心律失常的原因有：过劳，情绪激动，大量饮酒和浓茶，进食咖啡因。

101. 解析：阻塞性肺疾病吸氧应为低流量吸氧 1~2L/min。意识模糊是指病人有定向障碍、思维和语言也不连贯，可有错觉、幻觉、躁动、精神错乱等。因此，101 题选 E，102 题选 D。

110~113 题解析：颅脑损伤多为合并伤，护士首先应评估病人有无合并伤；CT 检查可明确诊断颅骨骨折、脑挫裂伤、颅内血肿等；颅脑损伤如损害语言中枢时，病人出现失语；当病人做出的自主选择威胁生命时，护士应和家属一起劝说，实在不行就干涉。因此，110 题选 A，111 题选 E，112 题选 C，113 题选 B。

预测卷（五）

实践能力

序号	1	2	3	4	5	6	7	8	9	10
答案	B	A	A	D	B	C	C	C	B	E
序号	11	12	13	14	15	16	17	18	19	20
答案	D	B	C	D	E	E	D	A	B	B
序号	21	22	23	24	25	26	27	28	29	30
答案	C	E	D	D	E	C	B	E	B	D
序号	31	32	33	34	35	36	37	38	39	40
答案	B	A	C	E	E	D	D	E	E	E
序号	41	42	43	44	45	46	47	48	49	50
答案	E	A	D	D	A	B	C	D	D	E
序号	51	52	53	54	55	56	57	58	59	60
答案	C	C	D	D	C	E	B	D	B	E
序号	61	62	63	64	65	66	67	68	69	70
答案	A	A	E	C	B	A	C	C	A	A
序号	71	72	73	74	75	76	77	78	79	80
答案	C	E	D	A	E	B	B	C	A	A
序号	81	82	83	84	85	86	87	88	89	90
答案	B	C	A	C	E	D	C	A	B	D
序号	91	92	93	94	95	96	97	98	99	100
答案	E	A	A	A	C	B	D	A	D	C
序号	101	102	103	104	105	106	107	108	109	110
答案	A	A	B	B	C	A	B	D	D	E
序号	111	112	113	114	115	116	117	118	119	120
答案	D	C	B	B	E	D	C	D	B	D

2. 解析：健康人过度劳累、情绪激动、大量吸烟和饮酒、饮浓茶、进食咖啡因等可引起期前收缩。

4. 解析：高血压危象主要表现为头痛、烦躁、眩晕、心悸、气急、恶心、呕吐、视力模糊等征象。高血压脑病以脑部症状和体征为主，严重者出现头痛呕吐、意识障碍，抽搐、昏迷。

5. 解析：化脓性脑膜炎健康宣教的重点是避免各种感染的发生。

7. 解析：在我国缩窄性心包炎以结核性居首位，其次为化脓性、创伤性。

8. 解析：风湿性心脏病的护理措施。机体不动的时间愈长，发生深静脉血栓的危险性愈高。按摩最主要的目的是促进下肢血液循环，减少下肢深静脉血栓的发生率。

9. 解析：12 小时胎动在 10 次以下属于胎动减少，提示宫内缺氧，孕妇应立即到医院做检查。

10. 解析：肢体功能锻炼应在病情稳定后尽早进行，利于患肢康复。

11. 解析：米汤、粥等辅食添加是 4 个月左右开始。

12. 解析：下肢静脉曲张术后 24 小时鼓励病人下地行走，促进下肢静脉回流，避免深静脉血栓形成。

13. 解析：对于急腹症的患者要定时观察腹部症状和体征。

14. 解析：慢性胃炎病人少量出血者给予牛奶、米汤等易消化的温凉流质，不必禁食。剧烈呕吐或呕血者，需禁食。

16. 解析：如补液合理，3~4 小时开始有尿，说明血容量恢复。补液后眼睑水肿而尿量不增多，说明钠盐过多；补液后尿多而脱水未纠正，说明葡萄糖过多。

17. 解析：计划免疫是婴幼儿期的保健重点。

18. 解析：疝术后取平卧位，膝下垫一软枕，使髋关节微屈，以松弛腹股沟切口的张力和减少腹腔内压力，利于切口愈合和减轻切口疼痛。

20. 解析：由于病人对手术的安全及预后担心，多数病人进入手术室时会产生恐惧心理。

21. 解析：高热、惊厥、呼吸衰竭是乙脑极期的严重症状，三者相互影响，呼吸衰竭常为致死的主要原因。

22. 解析：肝性脑病病人应限制蛋白质摄入，发病早期数日内及昏迷者禁蛋白，清醒后逐步增加蛋白，最好给予植物蛋白。

24. 解析：急性胰腺炎病人腹痛和呕吐基本消失后，可进食低脂低糖流食，而后逐步恢复正常饮食，以减少胰液分泌。

25. 解析：激素的主要不良反应有 cushing 综合征，病人出现满月脸、水牛背。

27. 解析：低钾血症心电图表现为 Q−T 间期延长，S−T 段下降，T 波低平、增宽、双向、倒置，U 波出现。

30. 解析：慢性阻塞性肺疾病的病人应通过鼻导管、低流量（1~2L/min）低浓度（25%~30%），持续性给氧，每天不少于 15 小时。

31. 解析：新生儿长期吸入高浓度纯氧，会造成晶状体后纤维增生，引起失明。吸氧后血氧饱和度维持在 85%~93%。

33. 解析：患儿发生呕吐时可引起窒息，因此首先应吸出气道内异物，保持呼吸道通畅。

35. 解析：气胸时胸腔内积气，肝上界下移。

37. 解析：6 岁小儿头面部的面积为（21−6）=15%，前胸、腹部 8 个手掌大的面积为 8%，因此，烧伤面积为（100−15−8）=77%。

40. 解析：指导产妇正确运用腹压是第二产程的主要护理任务。

43. 解析：三度房室传导阻滞、室颤、室性心动过速随时都有心跳骤停的危险。

44. 解析：妊娠高血压综合征水肿，最初表现为体重异常增加（即隐性水肿），每周超过 0.5kg，或出现凹陷性水肿。

45. 解析：结核菌素试验阳性提示有传染性，因此应做好用具、餐具、病室和痰的消毒，防止其传染。

50. 解析：因母体的孕酮和催乳素经胎盘至胎儿体内，出生后这些激素影响突然中断引起生理性乳腺肿大，多于 2~3 周消退，不需处理。

51. 解析：百忧解的主要不良反应是胃肠功能紊乱。

53. 解析：宫颈柱状上皮异位手术后，患者 2 个月内禁止性生活和盆浴，以免引起感染。

59. 解析：输卵管妊娠的病人应卧床休息，避免腹压增大。随时观察病人阴道出血量，腹痛程度等。

60. 解析：肉芽水肿时可用 5% 氯化钠溶液湿敷。

61. 解析：重度抑郁症患者应坚持药物治疗，不要随意停药、漏服药。

64. 解析：CO 进入人体后与 Hb 结合成 HbCO，HbCO 不能携氧，而且还影响氧合血红蛋白正常解离，从而导致组织和细胞缺氧。

65. 解析：四肢发紫，扣除 1 分，其余四项均正常，各计 2 分，共 9 分。

71. 解析：BMI的计算公式为：体重/身高（m^2），判断标准为过轻：低于18.5；正常：18.5~24.99；过重：25~28；肥胖：28~32，非常肥胖：高于32。该患者为27.8，属于过重。

73. 解析：胃肠减压可以减轻腹部膨胀，避免胃液进一步漏入腹腔。

79. 解析：红外线照射会阴时，每次会阴照射时间为20分钟。

80. 解析：碘剂能抑制蛋白水解酶，减少甲状腺球蛋白的分解，从而抑制甲状腺素的释放，使甲状腺缩小变硬，减少术中出血。

85. 解析：阿仑膦酸钠应在每天第一次进食、喝饮料或应用其他药物治疗之前半小时用白水送服。

预测卷（六）

专业实务

序号	1	2	3	4	5	6	7	8	9	10
答案	A	C	E	C	C	B	C	E	E	D
序号	11	12	13	14	15	16	17	18	19	20
答案	D	D	B	A	B	D	A	B	D	E
序号	21	22	23	24	25	26	27	28	29	30
答案	E	B	A	C	B	C	D	A	C	B
序号	31	32	33	34	35	36	37	38	39	40
答案	D	E	C	E	A	D	C	C	E	D
序号	41	42	43	44	45	46	47	48	49	50
答案	B	B	C	C	A	B	D	C	C	D
序号	51	52	53	54	55	56	57	58	59	60
答案	E	B	A	E	B	C	C	D	B	C
序号	61	62	63	64	65	66	67	68	69	70
答案	B	B	D	D	D	B	D	C	E	E
序号	71	72	73	74	75	76	77	78	79	80
答案	D	E	C	B	E	E	E	C	E	C
序号	81	82	83	84	85	86	87	88	89	90
答案	B	C	E	D	B	A	B	D	B	B
序号	91	92	93	94	95	96	97	98	99	100
答案	A	A	D	D	B	D	A	D	E	D
序号	101	102	103	104	105	106	107	108	109	110
答案	E	D	C	E	E	C	C	D	C	C
序号	111	112	113	114	115	116	117	118	119	120
答案	C	C	A	D	C	A	C	B	E	B

1. 解析：牛奶中的钙质吸收有刺激胃酸分泌的作用。

4. 解析：肥厚型梗阻性心肌病常伴室间隔非对称性肥厚，尤其在屏气用力时可加重左心室流出道梗阻，引起心输出量骤降，脑供血不足，出现晕厥，甚至猝死。

5. 解析：慢性阻塞性肺病多见于老年人，尤其以吸烟老年男性居多。

12. 解析：小儿肺泡数量较少，肺泡也小，含血量丰富而含气量相对较少，故易发生感染。

14. 解析：肺源性心脏病主要是由于支气管、肺、胸廓或肺动脉血管的慢性病变导致肺动脉高压，从而引起右心室肥大和右心功能不全。

15. 解析：血气胸病人胸腔闭式引流时如每小时引流出血性液体超过 200ml，连续 3 小时，提示胸腔内活动性出血，应边抗休克边剖胸探查。

27. 解析：上呼吸道感染分为以下几种类型：

普通感冒：体检可见鼻腔黏膜充血、水肿、有分泌物，咽部轻度充血。

急性病毒性咽炎：体检咽部明显充血水肿，颌下淋巴结肿大且触痛。

急性病毒性喉炎：喉部水肿、充血，局部淋巴结轻度肿大和触痛，可闻及喉部的喘鸣音。

咽结膜热：体检可见咽及结合膜明显充血。

细菌性咽－扁桃体炎：体检可见咽部明显充血，扁桃体肿大、充血，表面有黄色脓性分泌物，颌下淋巴结肿大、压痛。

28. 解析：系统性红斑狼疮病人部分会出现心包炎，少数病人会出现心肌炎、血栓性静脉炎等。

33. 解析：为患者穿脱衣服时，应先脱健侧，先穿患侧，该患者右上肢骨折，因此，应先脱左上肢，先穿右上肢。

34. 解析：维生素 D 缺乏性手足搐搦症在不发作时可通过刺激神经肌肉引出面神经征阳性，新生儿呈假阳性，陶瑟征阳性、腓反射阳性。

36. 解析：幼儿生长发育速度较婴儿期减缓，18 个月左右可出现生理性厌食。

38. 解析：移动顺序：按上半身、臀部、下肢的顺序向平车移动，头部卧于大轮端；自平车移回床时，顺序相反，先移动下肢，再移上半身。

40. 解析：慢性细菌性痢疾，病变多在乙状结肠和直肠，采用左侧卧位为宜；阿米巴痢疾病变多在回盲部，采取右侧卧位，以提高治疗效果。

44. 解析：检查胃管是否在胃内的方法有：①抽吸胃液，pH 试纸呈酸性；②注入少量空气，听气过水声；③将胃管末端放入水中观察无气泡溢出。

46. 解析：对婴幼儿、老年人、昏迷、末梢循环不良、麻醉未清醒、感觉障碍者，热水袋的温度应调至 50℃以内，并用毛巾包裹，以免直接接触患者皮肤引起烫伤。

47. 解析：1 型呼吸衰竭，即缺氧型呼吸衰竭，主要见于换气功能障碍（通气 / 血流比例失调、弥散功能损害和肺动脉分流）疾病，如肺部广泛炎症、肺间质性疾病和急性肺栓塞等。

50. 解析：止咳糖浆：对呼吸道黏膜起安抚作用，服后不宜立即饮水。如同时服用多种药物，应最后服用止咳糖浆，以免冲淡药液，使药效降低。

54. 解析：鼻塞法可避免鼻导管刺激黏膜，病人感觉舒适，使用方便，两侧鼻孔可交替使用，适用于长期给氧。

57. 解析：发现甲类传染病和乙类传染病中的肺炭疽、传染性非典型肺炎、脊髓灰质炎，或发现其他传染病和不明原因疾病暴发时，应于 2 小时内报告。对其他乙、丙类传染病病人、疑似病人和规定报告的传染病病原携带者在诊断后，应于 24 小时报告。

60. 解析：新入院病人应测量体重并记录，住院期间每周至少记录一次。如因病情卧床不能测量体重可记为“卧床”。

63. 解析：头罩法给氧主要适用于小儿吸氧。

72. 解析：人际间沟通时稍有分寸感，可友好沟通的距离一般为 50cm 左右，主要传达个人的或秘密的信息。

76. 解析：触摸可激发人体免疫系统，使人精神兴奋，减轻因焦虑、紧张而加重的疼痛，有时还能缓解心动过速、心律不齐等症状，具有一定的保健和辅助治疗作用。

85. 解析：破伤风抗毒素过敏试验阳性，应采用脱敏注射，即分四次剂量递增。

89. 解析：硫酸可待因使用后可出现心率异常，因此应重点监测脉搏或心率。

预测卷（六）

实践能力

序号	1	2	3	4	5	6	7	8	9	10
答案	D	B	D	E	C	C	C	D	E	E
序号	11	12	13	14	15	16	17	18	19	20
答案	C	D	D	A	B	B	A	A	C	C
序号	21	22	23	24	25	26	27	28	29	30
答案	D	D	A	C	E	A	B	A	E	B
序号	31	32	33	34	35	36	37	38	39	40
答案	E	B	E	C	A	B	C	E	E	B
序号	41	42	43	44	45	46	47	48	49	50
答案	A	C	A	A	C	E	B	E	C	C
序号	51	52	53	54	55	56	57	58	59	60
答案	D	B	E	A	A	C	B	A	D	E
序号	61	62	63	64	65	66	67	68	69	70
答案	A	C	B	A	E	D	B	A	D	B
序号	71	72	73	74	75	76	77	78	79	80
答案	D	D	D	B	D	B	B	E	C	A
序号	81	82	83	84	85	86	87	88	89	90
答案	B	D	A	B	E	B	C	D	B	A
序号	91	92	93	94	95	96	97	98	99	100
答案	C	E	C	D	B	E	B	A	B	A
序号	101	102	103	104	105	106	107	108	109	110
答案	C	B	C	A	E	A	E	E	D	B
序号	111	112	113	114	115	116	117	118	119	120
答案	D	E	A	C	B	B	A	A	B	A

5. 解析：骨肉瘤的早期症状是疼痛，可发生在肿瘤出现之前，起初为间断性疼痛，渐转为持续性剧烈疼痛，尤以夜间为甚。因此护理评估的重点是疼痛。

12. 解析：血栓闭塞性脉管炎的治疗原则是禁烟、止痛、肢体保暖、患肢锻炼、高压氧治疗，使用中药、右旋糖酐、血管扩张药等。

14. 解析：溃疡性口腔炎用 3% 过氧化氢溶液或 0.1% 依沙吖啶（利凡诺）溶液清洗溃疡面。鹅口疮患儿用 2% 碳酸氢钠溶液清洁口腔。

17. 解析：法洛四联症患儿由于缺氧，红细胞代偿性增多，血液黏滞度增高，易导致脑栓塞，特别是因某些因素引起患儿脱水时更易出现，如腹泻时。

18. 解析：传统疝修补术后早期避免下床活动，无张力疝修补术的病人可早期离床活动。

19. 解析：根除幽门螺杆菌常用三联疗法，枸橼酸铋钾或奥美拉唑与甲硝唑、阿莫西林或克拉霉素联合应用。

22. 解析：乳果糖在结肠中被细菌分解为乳酸和醋酸，使肠内呈酸性，从而减少氨的产生和吸收。

28. 解析：肺炎链球菌肺炎首选青霉素治疗，抗生素疗程一般为 7 天，或热退后 3 天即可停药。

31. 解析：甲型和戊型肝炎主要通过粪－口途径传播。

35. 解析：肥厚型心肌病病人死亡的主要原因是心源性猝死。

37. 解析：肺结核病人剧烈咳嗽可能引起胸腔内压力升高，肺泡破裂出现气胸，胸膜腔压力增大，肺受压，病人出现呼吸困难。

40. 解析：颈部蜂窝织炎病情严重时可引起喉头水肿，压迫气管，引起呼吸困难甚至窒息，因此应重点观察病人呼吸。

41. 解析：胆道蛔虫病的主要特征是症状与体征不符，病人诉剧烈疼痛，但查体无阳性体征。

45. 解析：铁剂对胃肠道有刺激，护士应指导患者饭后服用。

47. 解析：急性淋巴管炎致病菌来源于口咽部炎症、足癣、皮肤损伤以及各种皮肤、皮下化脓性感染。

49. 解析：病毒性心肌炎患者出院后应注意休息，1 年内避免重体力劳动，避免呼吸道感染、寒冷、酗酒等诱因。

50. 解析：孕妇不宜口服降糖药物，胰岛素是其主要治疗药物。

55. 解析：输卵管妊娠如突发一侧腹部剧痛，提示输卵管妊娠破裂。

56. 解析：前列腺增生患者残余尿量多或有尿潴留致肾功能不全者应留置导尿持续引流，改善膀胱逼尿肌和肾功能。

62. 解析：双下肢为Ⅱ度烧伤，胸腹部为Ⅰ度烧伤，8 岁儿童的双下肢面积为［46－（12－8）］% ＝ 42%。

71. 解析：膀胱刺激症状是肾结核的最重要、最主要也是最早出现的症状。当结核杆菌对膀胱黏膜造成结核性炎症时，患者开始先有尿频，排尿次数在白天和晚上都逐渐增加，可以由每天数次增加到数十次，严重者每小时要排尿数次，直至可出现类似尿失禁现象。

74. 解析：食管癌术后 3~4 天内行胃肠减压，保持胃管通畅，妥善固定，防止脱出。

79. 解析：流感是由病毒感染引起，应使用抗病毒的药物，继发细菌感染时才使用抗生素。

83. 解析：脑出血病人可能引起消化道应激性溃疡，导致病人呕血或黑便，因此护士应观察病人呕吐物和粪便颜色。

预测卷（七）

专业实务

序号	1	2	3	4	5	6	7	8	9	10
答案	A	A	A	A	C	B	A	A	C	B
序号	11	12	13	14	15	16	17	18	19	20
答案	E	B	C	B	B	A	E	C	D	B
序号	21	22	23	24	25	26	27	28	29	30
答案	C	E	D	B	D	B	A	C	D	C
序号	31	32	33	34	35	36	37	38	39	40
答案	B	C	A	D	A	A	E	C	A	C
序号	41	42	43	44	45	46	47	48	49	50
答案	E	E	A	E	A	E	E	E	C	E
序号	51	52	53	54	55	56	57	58	59	60
答案	C	D	E	E	B	B	A	C	A	D
序号	61	62	63	64	65	66	67	68	69	70
答案	C	D	C	B	C	C	A	C	C	C
序号	71	72	73	74	75	76	77	78	79	80
答案	B	E	B	A	A	A	B	B	B	E
序号	81	82	83	84	85	86	87	88	89	90
答案	B	B	C	A	E	E	A	B	E	C
序号	91	92	93	94	95	96	97	98	99	100
答案	B	C	A	E	A	D	B	C	C	B
序号	101	102	103	104	105	106	107	108	109	110
答案	C	C	D	B	D	D	B	E	C	A
序号	111	112	113	114	115	116	117	118	119	120
答案	E	E	D	A	B	D	E	D	D	D

1. 解析：在正常情况下，由窦房结产生冲动，沿结间束、希氏束、房室结、左右束支及浦肯野纤维网传导，最终到达心房与心室而产生一次完整的心动周期。

7. 解析：胃大部切除术后吻合口梗阻病人出现进食后上腹饱胀、呕吐，呕吐物为食物，不含胆汁。

9. 解析：Ⅰ期内痔排便时无痛性出血，痔块不脱出肛门外；Ⅱ期内痔便血加重，严重时呈喷射状，排便时痔块脱出，但便后能自行回纳；Ⅲ期内痔便血量常减少，痔块脱出不能自行回纳，需用手托回；Ⅳ期内痔痔块长期脱出于肛门外或回纳后又即脱出。

13. 解析：肺炎链球菌肺炎发展过程分为充血水肿期、红色肝样变期、灰色肝样变期、溶解消散期。

22. 解析：主要致病菌为 B 型溶血性链球菌 A 组菌株，病原体侵入人体后咽部引起化脓性病变，毒素入血引起毒血症，使皮肤产生病变，严重时肝、脾、肾、心肌、淋巴结也可出现炎症性病变。

23. 解析：每日尿量持续少于 400ml 为少尿，少于 100ml 为无尿。患者 24 小时尿量 80ml，故为无尿。

29. 解析：骨质疏松好发于脊椎，早期表现为腰背痛，后期发生椎体压缩性骨折。

35. 解析：3~6 个月患儿可见颅骨软化，重者可出现乒乓球样的感觉；7~8 个月患儿可有方颅或鞍形颅。

37. 解析：身高（cm）＝年龄 ×7+75（cm），该患儿为 3 岁，因此身高为 3×7+75=96cm。

38. 解析：上述情况考虑为溶血反应。一旦发生溶血反应应立即停止输血，肾区热敷，扩张血管，减少肾脏缺血。

45. 解析：低盐饮食要求成人每日进食盐量不超过 2g（含钠 0.8g），并忌咸菜、咸肉、虾皮、香肠、皮蛋等腌制品。

47. 解析：严重水肿者应采取低钠饮食：除无盐外，还须控制食物中自然存在的含钠量的摄入（低于 0.5g/d），禁用腌制食物。

49. 解析：训练膀胱功能时，采用间歇性夹管方式，使膀胱定时充盈、排空，以促进膀胱功能恢复。一般每 3~4 小时开放一次。

52. 解析：亚硝酸盐为强氧化剂，进入人体后，可使血中低铁血红蛋白氧化成高铁血红蛋白，失去运氧的功能，致使组织缺氧，出现青紫而中毒。

55. 解析：甲苯用于尿蛋白定量、尿糖定量及钾、钠、氯、肌酐、肌酸定量。

61. 解析：临时备用医嘱（SOS）仅在 12 小时内有效，必要时使用，只能执行 1 次，过期尚未执行即失效。

64. 解析：丙酸睾酮的男性化副作用较大，出现痤疮、毛发增多、声音变粗、女性闭经、儿童骨成熟加速及骨骺早期融合，且有一定程度的水钠潴留。

67. 解析：该患者病情危重，适宜采取个案护理。

77. 解析：考察护士非语言沟通的主要形式。护患沟通过程中，护士与患者目光接触的时间应不少于全部谈话时间的 30%，也不超过谈话全部时间的 60%；如果是异性患者，每次目光对视时间应不超过 10 秒。长时间注视对方是一种失礼的表现。

99. 解析：小脑幕切迹疝病人患侧瞳孔先缩小，后逐渐散大，对侧肢体瘫痪，意识进行性障碍。本患者 GCS 评分：呼唤睁眼 3 分，回答问题不确切 4 分，对疼痛刺激有反应 5 分，总分 12 分。该患者脑损伤并出现了意识障碍，不能给予吗啡镇静药，以免抑制呼吸。

预测卷（七）

实践能力

序号	1	2	3	4	5	6	7	8	9	10
答案	E	D	D	A	E	A	E	D	A	C
序号	11	12	13	14	15	16	17	18	19	20
答案	E	B	A	C	D	A	E	E	A	A
序号	21	22	23	24	25	26	27	28	29	30
答案	D	B	E	E	B	C	C	C	A	B
序号	31	32	33	34	35	36	37	38	39	40
答案	C	A	D	B	B	A	B	E	D	B
序号	41	42	43	44	45	46	47	48	49	50
答案	E	B	A	E	C	D	C	C	C	A
序号	51	52	53	54	55	56	57	58	59	60
答案	D	D	C	B	C	B	B	C	E	C
序号	61	62	63	64	65	66	67	68	69	70
答案	B	C	E	B	A	C	E	C	E	D
序号	71	72	73	74	75	76	77	78	79	80
答案	A	A	C	C	D	A	D	B	D	D
序号	81	82	83	84	85	86	87	88	89	90
答案	A	B	B	C	B	A	D	D	C	E
序号	91	92	93	94	95	96	97	98	99	100
答案	C	D	B	D	B	E	A	B	E	E
序号	101	102	103	104	105	106	107	108	109	110
答案	C	B	C	A	B	A	C	D	D	B
序号	111	112	113	114	115	116	117	118	119	120
答案	D	D	B	D	C	B	A	A	D	E

3. 解析：法洛四联症患儿血液黏稠度高，发热、出汗、吐泻时，体液量减少，加重血液浓缩易形成血栓，因此要注意供给充足液体。

6. 解析：熬中药最好用陶瓷锅，切忌采用铁锅。

7. 解析：心律失常是急性心肌梗死病人死亡的主要原因。心律失常多发生在病后1~2天内，以室性心律失常最多见。

8. 解析：宫颈糜烂术后创面一般需要3~4周愈合，重者需要6~8周，因此，应禁同房和盆浴2个月。

9. 解析：噻嗪类利尿药（氢氯噻嗪）是排钾利尿药，应用噻嗪类利尿药治疗时，应特别注意预防低钾血症。

10. 解析：妊娠42周，胎动消失12小时，提示胎儿宫内缺氧，胎盘功能不良，因此应尽快剖宫产结束分娩。

14. 解析：月经期在10天左右说明月经期延长，考虑为黄体萎缩不全，子宫内膜不规则脱落导致月经期延长。

16. 解析：尿毒症时约80%以上患者有高血压，主要与水钠潴留有关。

18. 解析：肾功能衰竭患者不能排出尿素等蛋白质代谢产物，因此饮食应该限制蛋白质摄入。

19. 解析：绞窄性疝行肠切除、肠吻合术后，易发生切口感染，术后须及时、合理使用抗菌药物。

20. 解析：甲状腺功能减退患者便秘时可遵医嘱给予轻泻剂，并观察大便的次数、性质改变。

21 解析：有哮喘病史应禁用普萘洛尔，以免诱发支气管哮喘。

22. 解析：年轻、未婚者建议首选药物治疗。由于患者心率增快且FT3、FT4升高，所以首选甲巯咪唑(他巴唑）+普萘洛尔。

23. 解析：患者出现了雷诺五联征，即腹痛、寒战高热、黄疸、休克及神经精神症状，应考虑为急性梗阻性化脓性胆管炎。

27. 解析：患儿呼吸困难、痰多、咳嗽无力，应行超声雾化吸入，以湿化呼吸道，促进排痰和炎症消散。

30. 解析：当乙醇浓度超过54mmol/L，病人进入昏迷期，表现为昏睡、瞳孔散大、体温降低。

32. 解析：强迫思维是指反复出现在患者脑海里的某些想法、冲动、情绪等，患者能认识到这些是没有现实意义、不必要的、很想摆脱，但又摆脱不了，因而十分苦恼。

35. 解析：应用呼吸兴奋剂后，如出现颜面潮红、面部肌肉颤动、烦躁不安等现象，提示用药过量，应减慢滴速或停用。

37. 解析：甲型肝炎病人自起病日起应消化道隔离3周；病人的粪便和排泄物应严格消毒；对生产经营食品的人员应定期检查；对密切接触者应检疫45天。

39. 解析：PPD试验通常取0.1ml，即5结素单位（TU）于左前臂屈侧中、上1/3交界处作皮内注射，注射后48~72小时测量皮肤硬结的直径。

41. 解析：胎盘尚未完全剥离之前切忌强行按压子宫或牵拉脐带，以免造成胎盘剥离不全大出血或子宫内翻。

43. 解析：12小时胎动计数大于30次/12小时为正常，少于10次/12小时提示宫内缺氧。

47. 解析：为防止产后出血发生，第二个胎儿娩出后立即肌内或静脉注射催产素，腹部放置沙袋，防止腹压骤降引起休克。

57. 解析：Ⅰ度：子宫颈下垂距处女膜＜4cm，但未脱出阴道口外。轻型：宫颈外口距处女膜缘＜4cm，未达处女膜缘。重型：宫颈已达处女膜缘，阴道口可见子宫颈。Ⅱ度：子宫颈及部分子宫体已脱出阴道口外。轻型：宫颈脱出阴道口，宫体仍在阴道内。重型：部分宫体脱出阴道口。Ⅲ度：子宫颈及子宫体全部脱出阴道口外。

61. 解析：烧伤肢体维持并固定于功能位，如手部固定在半握拳的姿势且指间垫油纱以防粘连。

71. 解析：几乎所有SLE病人均有肾脏损害，约半数病人有狼疮性肾炎。表现为肾小球肾炎或肾病综合征，可见不同程度的水肿，血尿、蛋白尿、管型尿、高血压及肾功能不全，一旦发展为尿毒症，则是病人死亡的常见原因。

82. 解析：颅前窝骨折的患者禁忌进行鼻腔冲洗，以免引起颅内感染。

85. 解析：老年人主动脉和周围动脉壁增厚，硬化程度增加，对血流的阻抗增加，收缩压、脉压升高，脉压增大。

94. 解析：癫痫患者抽搐时，医护人员不能强行按压患者肢体，以免引起骨折。

预测卷（八）

专业实务

序号	1	2	3	4	5	6	7	8	9	10
答案	C	E	A	B	B	C	C	A	D	D
序号	11	12	13	14	15	16	17	18	19	20
答案	B	B	A	E	C	E	D	A	D	A
序号	21	22	23	24	25	26	27	28	29	30
答案	C	A	C	C	E	B	E	C	C	C
序号	31	32	33	34	35	36	37	38	39	40
答案	A	B	E	A	A	B	B	B	C	A
序号	41	42	43	44	45	46	47	48	49	50
答案	A	A	E	D	B	B	A	B	A	D
序号	51	52	53	54	55	56	57	58	59	60
答案	A	E	C	D	A	D	B	C	B	B
序号	61	62	63	64	65	66	67	68	69	70
答案	A	D	D	C	D	D	E	C	C	E
序号	71	72	73	74	75	76	77	78	79	80
答案	D	C	C	E	D	C	A	E	D	B
序号	81	82	83	84	85	86	87	88	89	90
答案	B	D	D	B	B	E	E	A	B	C
序号	91	92	93	94	95	96	97	98	99	100
答案	D	B	E	A	D	B	B	E	C	B
序号	101	102	103	104	105	106	107	108	109	110
答案	C	C	B	D	C	E	C	C	A	B
序号	111	112	113	114	115	116	117	118	119	120
答案	A	E	B	E	A	E	B	C	A	C

2. 解析：良好护际关系的建立需要换位思考，多为对方着想，而不是自行其是。

4. 解析：该患者情绪低落，思想负担较重，护士介绍同种疾病的病友与其交流，可增强其战胜疾病的信心。

6. 解析：各科室根据医院的总目标制定各自的目标，保证了各部门目标与医院总目标一致。

8. 解析：牛乳中蛋白质含量高，酪蛋白中胱氨酸含量少，在胃中形成的凝块较大；脂肪含量与人乳相似，但含不饱和脂肪酸较低，仅为 2%（人乳含 8%）；含乳糖较少，其中主要为甲型乳糖，易引起大肠埃希菌生长；矿物质较多，可降低胃酸，不利于消化，并可增加肾脏负荷；缺乏各种免疫因子，容易被细菌污染。

9. 解析：膝胸位肛门前方正中为 6 点，后方正中为 12 点位；截石位时则相反。同理截石位 3 点钟位的内痔，膝胸位应记录为 9 点。

11. 解析：肝硬化患者免疫学检查免疫球蛋白 IgG、IgA 均增高，以 IgG 增高显著。

12. 解析：青春期少年因为痤疮、肥胖等容易产生自我形象不满。

13. 解析：细菌性肺炎最为常见，最常见的病原菌是肺炎链球菌。

14. 解析：针对恐惧打针的患儿，不应在其睡眠后输液。

16. 解析：ICU 护士与床位配比为 3∶1，ICU 有 10 张床，因此应配备 30 名护士。

17. 解析：产后 2~3 天，宫口仍能通过 2 指。产后 1 周子宫颈内口关闭。产后 4 周子宫颈完全恢复。

19. 解析：NST 试验：正常情况下，20 分钟内至少有 2 次以上胎动伴胎心率加速＞ 15 次 / 分，持续 15 秒，称无应激试验有反应，即阳性。OCT 试验阳性即胎心率晚期减速连续出现，或频繁出现变异减速，说明胎儿缺氧。

20. 解析：危重病人呼吸微弱，用少许棉花放在患者鼻孔前观察棉花飘动次数，即可判断病人呼吸的次数。

22. 解析：慢性病人的康复计划应由护士和病人共同制定，这样可提高病人的执行力。

24. 解析：肺炎患儿发热出汗，体液丢失，因此应多喂水。

26. 解析：铺麻醉床时，橡胶中单和中单铺于床中部，距床头 45~55cm。

28. 解析：头孢类药物皮试结果阳性应停止使用，让医生换药。

31. 解析：根据表现提示患者可能患胃癌，胃镜可以直接观察病灶，且取活检做病理检查。

32. 解析：测量血压充气时应打气至肱动脉搏动消失，再上升 20~30mmHg。

34. 解析：铁剂服用后应漱口，防止牙齿染色变黑。

37. 解析：硬脑膜外血肿常因颞侧颅骨骨折致脑膜中动脉破裂所引起，大多属于急性型。

39. 解析：包括吮拇指和咬指甲、遗尿、攻击性行为、破坏性行为等，家长应针对原因采取有效措施。幼儿期常见的心理行为问题有违拗、发脾气和破坏性行为等。

41. 解析：病区护士接到住院处通知后，应立即根据病人的病情准备床单位。

43. 解析：食醋用于空气熏蒸消毒时每立方米用量 5~10ml，该病室为 $4m \times 3m \times 3m=36m^3$，因此食醋的容量为 $36m^3 \times 5ml/m^3=180ml$。

45. 解析：体温低于正常称为体温过低，见于休克、严重营养不良、甲状腺功能低下等疾病。

46. 解析：临床死亡期的主要表现是心跳、呼吸停止。

50. 解析：甲基硫氧嘧啶的主要副作用是引起粒细胞减少，因此服用甲基硫氧嘧啶期间应定期查血常规。

51. 解析：压力性尿失禁是当腹压增加时（如咳嗽、打喷嚏、上楼梯或跑步时）即有尿液自尿道流出。

52. 解析：老年人用药时首剂量通常低于标准剂量，尽量避免一次服用多种药物，最好同时用药不超过 3 种。

53. 解析：采集血标本时，防止溶血的措施包括：①选择干燥的注射器和针头采血；②避免过度震荡血标本；③血清标本注入干燥管内，全血标本注入抗凝管内，注入后及时送检；④注入时应取下针头，血液顺管壁缓慢注入。

54. 解析：顺铂化疗给药前后大量水化，是为了防止药物对患者肾脏产生毒性。

55. 解析：输注浓缩白蛋白可提高机体的胶体渗透压，补充蛋白质，从而减轻组织水肿。

56. 解析：各种大手术后的病人，如胃癌、乳腺癌、直肠癌等，术后早期均为一级护理的适用对象。

57. 解析：痰液黏稠时可雾化吸入、滴入少量生理盐水以稀释痰液；协助病人变换体位、叩拍胸背部以松动痰液，使痰液易于吸出；增大负压吸引力容易引起呼吸道黏膜损伤。

58. 解析：针对患者家属的焦虑，护士应设身处地为其着想，理解病人家属的心情。

59. 解析：代谢性酸中毒时呼吸深快。同时 H^+ 浓度升高使毛细血管扩张，口唇呈樱红色。

61. 解析：传染病病人死亡后用消毒液清洁尸体，孔道用浸有 1% 氯胺溶液的棉球进行填塞，包裹尸体应用一次性的尸单或尸袍，并装入不透水的袋子中，外面作传染标志。

68. 解析：留置导尿时，尿管应插入到膀胱内。

69. 解析：责任制护理是由责任护士和辅助护士对病人进行有计划、有目的的整体护理，要求病人从入院到出院，由责任护士和其辅助护士负责。

70. 解析：原发性腹膜炎腹腔内或邻近组织没有原发病灶，致病菌多为溶血性链球菌、肺炎双球菌。

76. 解析：针刺伤时应从伤口的近心端向远心端挤压。

82. 解析：强心苷属于洋地黄类药物，洋地黄类中毒可引起低钾血症，故应补钾。

85. 解析：急腹症病人禁忌灌肠。

90. 解析：急性胰腺炎病人使用吗啡后可引起 Oddi 括约肌痉挛，加重疼痛。

100. 解析：初始期，是护士与患者的初识阶段，也是护患之间开始建立信任关系的时期。上述病人才入院，因此护患关系属于初始期。

103~104 题解析：患者家属在场，患者可能会掩盖病情的一些重要信息；题干中提到伤口疼痛，疼痛会影响病人的沟通欲望。因此，103 题选 B，104 题选 D。

119. 解析：为昏迷病人插胃管时，当胃管插至 14~16cm 时，用左手将病人头部托起，使下颌尽量靠近胸骨柄，可增大咽喉部通道的弧度，便于胃管顺利通过食管口。当导管插至咽喉部（14~16cm 处），嘱病人做吞咽动作。因此 119 题选 A，120 题选 C。

预测卷（八）

实践能力

序号	1	2	3	4	5	6	7	8	9	10
答案	B	B	B	B	A	B	E	C	E	C
序号	11	12	13	14	15	16	17	18	19	20
答案	B	E	A	C	B	E	C	D	A	C
序号	21	22	23	24	25	26	27	28	29	30
答案	D	D	E	A	C	A	C	E	C	D
序号	31	32	33	34	35	36	37	38	39	40
答案	A	E	D	A	D	C	A	B	B	B
序号	41	42	43	44	45	46	47	48	49	50
答案	C	B	C	B	A	C	B	B	D	D
序号	51	52	53	54	55	56	57	58	59	60
答案	D	B	D	E	E	B	B	B	E	D
序号	61	62	63	64	65	66	67	68	69	70
答案	E	E	C	A	E	C	C	C	A	A
序号	71	72	73	74	75	76	77	78	79	80
答案	B	A	A	D	D	A	A	D	A	A
序号	81	82	83	84	85	86	87	88	89	90
答案	B	E	E	E	D	D	A	A	D	D
序号	91	92	93	94	95	96	97	98	99	100
答案	B	D	B	A	E	C	C	A	B	B
序号	101	102	103	104	105	106	107	108	109	110
答案	B	D	B	A	B	E	B	A	B	D
序号	111	112	113	114	115	116	117	118	119	120
答案	B	C	C	C	D	C	D	D	A	C

1. 解析：心功能Ⅱ级表现为体力活动轻度受限制，日常活动可引起气急、心悸。

3. 解析：先心病的小儿应根据病情安排适当活动量，以免加重心脏负荷。

5. 解析：为防止短时间内血压骤然下降，使机体重要器官血流灌注明显减少，要采用逐渐降压，24 小时内降压 20%~25%，48 小时血压不低于 160/100mmHg。

7. 解析：应用硝酸甘油时，嘱病人舌下含服，或嚼碎后含服。含药后平卧，以防体位性低血压的发生。服用硝酸酯类药物后常有头胀、面红、头晕、心悸等血管扩张的表现，一般持续数天后可自行好转。

8. 解析：劳力性呼吸困难、心绞痛、晕厥是主动脉瓣狭窄典型的三联征。

9. 解析：心内膜炎的周围体征是微血管炎或微栓塞所致，多为非特异性，包括瘀点，指、趾甲下线状出血，Roth 斑，Osler 结节。

12. 解析：阿司匹林应在饭后服用，以减少对消化系统的刺激。

13. 解析：肾上腺素主要的药理作用是增强心传导系统的自律性和心肌收缩力。

16. 解析：1 型呼吸衰竭是指氧分压下降，低于 60mmHg，二氧化碳分压降低或正常。2 型呼吸衰竭二氧化碳分压大于 50mmHg，氧分压小于 60mmHg。题干中血气分析结果为：PaO_2 50mmHg，$PaCO_2$ 55mmHg，因此属于 2 型呼吸衰竭。

17. 解析：鼓励病人早期下床活动是为了促进肠蠕动，预防肠粘连。

19. 解析：瘘管切开术或瘘管切除术适用于低位单纯性肛瘘。

20. 解析：重症肺炎患儿腹胀的重要原因是由于细菌毒素引起的中毒性肠麻痹。

21. 解析：肝硬化患者应给予高热量、高蛋白质、维生素丰富、易消化食物。有肝性脑病先兆者禁食蛋白质；腹水者限制盐摄入；避免进食粗糙、坚硬食物，忌酒，禁用损害肝脏药物。肝硬化患者不宜进食脂肪饮食。

24. 解析：网织红细胞为红细胞的前身，贫血患者治疗有效最先出现的是网织红细胞上升。

27. 解析：高热的肺炎病人首选物理降温，尽量不用退热药。

30. 解析：长期服用抗生素，会产生耐药性或发生其他病菌感染，使病情得以继续发展、恶化。

31. 解析：严重哮喘病人可出现心率增快、奇脉、胸腹反常运动和发绀。

32. 解析：根据表现判断孕妇为前置胎盘，前置胎盘禁忌阴道和肛门检查。

33. 解析：水封瓶被打破，病人会出现开放性气胸，此时应立即用止血钳夹闭引流管，避免气胸发生。

36. 解析：该患儿出现了典型的“三多一少”症状，考虑为糖尿病。

37. 解析：艾滋病病人应实行血液、体液隔离。

41. 解析：会阴侧切口应取健侧卧位，以利于患侧伤口的愈合。

43. 解析：水肿分四级：+ 水肿局限于踝部和小腿；++ 水肿延及大腿；+++ 水肿延及外阴和腹部；++++ 全身水肿或伴腹水。

48. 解析：病人使用洋地黄后出现消化道不良反应，因此考虑为洋地黄中毒。

51. 解析：所有护理操作与治疗尽量集中进行，动作要轻、稳、准，尽量减少对患儿移动和刺激，以防加重颅内出血。

56. 解析：达那唑副作用大，对肝肾有一定损害，长期使用会引起骨质疏松，需要规范用药。

57. 解析：输卵管通畅术手术时间一般选在月经干净后 3~7 日内进行。

61. 解析：治疗低血容量性休克，主要为液体疗法，准确输液和保证输液途径的畅通。

63. 解析：内脏脱出，不可回纳腹腔，以免加重污染，可用消毒或清洁碗盖住脱出内脏，防止受压，外面再加以包扎。

66. 解析：避免胃癌术后发生倾倒综合征，应注意进餐后应平卧 10~20 分钟，少食多餐，避免过甜、过咸、过浓的流质饮食，应进食低碳水化合物和高蛋白饮食。

69. 解析：多根多处肋骨骨折，局部胸壁失去支撑而软化，产生与呼吸运动相反的运动，称为反常呼吸运动。

71. 解析：类风湿关节炎控制炎症首选非甾体抗炎药，常用药物有阿司匹林、吲哚美辛等。主要是抑制体内前列腺素的合成。

72. 解析：股骨头骨折严重并发症是缺血性坏死和关节炎。

73. 解析：食管癌病人术前 3 天给流质饮食，餐后饮温开水漱口，冲洗食管，每餐后或睡前口服新霉素及甲硝唑溶液，以达到食管黏膜消炎的作用。对食管梗阻的病人，术前 3 天每晚插胃管用生理盐水冲洗食管，以减轻组织水肿，降低术后感染及吻合口瘘的发生。

78. 解析：喉痉挛轻者可表现为轻微吸气性喘鸣，重者可出现完全性上呼吸道梗阻。血清离子正常值为 2.25~2.75mmol/L，钙降低是引起惊厥、喉痉挛、手足抽搐的直接原因。

79. 解析：血小板减少性紫癜的病人凝血功能差，口腔护理时应特别注意动作轻稳，勿损伤黏膜，减少出血。

100~101. 解析：关节痛是类风湿关节炎最早出现的关节症状，最常出现在腕、掌指关节，近端指关节。晨僵是类风湿关节炎最突出的临床表现。急性期病人应卧床休息，恢复期进行关节功能锻炼，或做理疗，避免关节畸形。故 100 题选 B，101 题选 B。

预测卷（九）

专业实务

序号	1	2	3	4	5	6	7	8	9	10
答案	E	B	B	A	D	E	B	B	D	D
序号	11	12	13	14	15	16	17	18	19	20
答案	D	C	C	C	C	D	B	E	C	E
序号	21	22	23	24	25	26	27	28	29	30
答案	E	E	B	A	C	B	D	D	E	A
序号	31	32	33	34	35	36	37	38	39	40
答案	C	B	D	C	C	C	A	C	D	E
序号	41	42	43	44	45	46	47	48	49	50
答案	A	E	B	D	A	A	B	E	A	E
序号	51	52	53	54	55	56	57	58	59	60
答案	C	A	D	D	C	D	C	A	C	D
序号	61	62	63	64	65	66	67	68	69	70
答案	B	B	E	D	B	C	D	A	B	C
序号	71	72	73	74	75	76	77	78	79	80
答案	A	C	E	C	E	D	D	D	D	A
序号	81	82	83	84	85	86	87	88	89	90
答案	C	D	E	A	D	C	E	B	E	C
序号	91	92	93	94	95	96	97	98	99	100
答案	A	A	B	E	D	E	B	E	D	A
序号	101	102	103	104	105	106	107	108	109	110
答案	B	D	C	A	B	C	E	D	E	E
序号	111	112	113	114	115	116	117	118	119	120
答案	E	C	E	D	B	D	A	B	B	E

3. 解析：婴儿期辅食添加的原则是：由少到多、由细到粗、由稀到稠、由一种到多种。

4. 解析：锐器伤时严禁按压伤口局部，应立即从伤口的近心端向远心端挤压，以减少毒物的吸收。

6. 解析：上述患者面色苍白、呼吸困难，意识障碍，脉搏 52 次 / 分，呼吸 24 次 / 分，提示病情危重，因此应立即送抢救室抢救。

8. 解析：颈椎骨折患者应选择四人搬运法进行搬运，平车头端与床头平齐。

14. 解析：1%~3% 过氧化氢溶液具有防腐、防臭的作用，适用于口腔有溃烂、出血的病人。

15. 解析：为保护患者隐私，患者的吸毒史可不告诉亲属；但为了治疗的需要，应告诉主治医师。

16. 解析：肝硬化伴腹水的患者，每日的进水量应少于 1000ml，盐摄入量为 1~2g/d。

17. 解析：用平车运送病人时，必要的治疗，如静脉输液、给氧不能中断，以免耽误病人的抢救与治疗。

18. 解析：使用热水袋时，护士应严密观察患者局部皮肤情况，当局部皮肤潮红，应立即停用，局部涂凡士林。

21. 解析：医院基本饮食包括流质饮食、半流质饮食、软质饮食和普通饮食。

25. 解析：一旦发生枕骨大孔疝，应立即快速输入 20% 甘露醇进行利尿脱水，降低颅内压。

26. 解析：静脉输血时，血液制品中严禁加入其他的药物，防止血液变质。

31. 解析：在使用地高辛时，发药之前应先测脉搏、脉率，如患儿脉率小于 80 次 / 分，应报告医生停药。

34. 解析：支气管肺炎患儿使用抗生素的疗程是体温正常后 5~7 天。

35. 解析：甲状腺功能亢进症患者会出现窦性心动过速。

36. 解析：中心静脉压的正常值为 5~12cmH_2O，当中心静脉压小于 5cmH_2O 时提示血容量不足或右心房充盈不佳。

39. 解析：心包穿刺术后 2 小时内患者应卧床休息，护士应密切观察患者生命体征。

40. 解析：穿弹力袜的最佳时间是在早上起床之时，因为此时血液循环最畅通，肿胀尚未开始。

41. 解析：臀大肌注射时应选择外上象限为注射部位，同时避开内角。

43. 解析：母亲为 O 型，新生儿为 A 型或 B 型易引起新生儿溶血。

45. 解析：椎管麻醉术后 6~8 小时的患者，护士应协助病人取去枕平卧位，防止颅内压降低引起头痛。

46. 解析：轻型急性胰腺炎经过禁食 3~5 天后，腹痛消失、血清淀粉酶正常后即可开始进食无脂低蛋白饮食。

48. 解析：急性上呼吸道感染约 70%~80% 由病毒感染引起。

49. 解析：支气管哮喘患者同时使用几种气雾剂进行治疗时，先使用支气管扩张剂解除痉挛以缓解症状，再使用激素类气雾剂控制炎症。

55. 解析：细菌性痢疾患者急性期应低蛋白饮食。

59. 解析：体温过高的主要诊断依据是体温高出正常范围。

60. 解析：铺麻醉床时，应将盖被三折放在床的一侧，开口向门。

64. 解析：保护性隔离适用于抵抗力低下、极易感染的患者，如白血病、早产儿、大面积烧伤等。

69. 解析：甲亢病人应给予高蛋白、高热量、高维生素饮食，但应避免高纤维素饮食，以免加重腹泻。同时甲亢病人应避免食用茶、咖啡等刺激性食物和含碘高的海产品。

73. 解析：西地兰为强心药物，应从升压药物中取出，避免抢救时用错药。

74. 解析：半岁以内的小儿疝可先不手术，腹部薄弱处有愈合可能。

75. 解析：为减轻注射时引起的疼痛感，应先注射刺激性弱的药物，后注射刺激性强的药物。

78. 解析：血液制品中禁忌加入其他的药物，以免引起血液变质。

83. 解析：活体器官的接受人限于活体器官捐献人的配偶、直系血亲或者三代以内旁系血亲。朋友不属于活体器官接受人的范围。

85. 解析：艾滋病属于乙类传染病。乙类传染病应于 24 小时内报告发病地卫生防疫机构。

86. 解析：《献血法》规定：一次献血量不超过 400ml，两次献血间隔的时间应大于 6 个月。

88. 解析：终末质量是指患者所得到的护理效果的质量，如护理工作满意度、医院感染发生率、差错事故发生率。

89. 解析：任何人，包括精神病人、智障者、流浪人都有基本医疗的权利，医护人员应不论患者的身份地位，提供一视同仁的救治。

94. 解析：丙酸睾酮为油剂，长期注射易形成肿块，因此需经常更换注射部位，防止注射处发生肿块。

99. 解析：处于愤怒期的患者，护士应鼓励患者表达不良情绪。

100. 解析：正常情况下，胆汁引流量每日 300~700ml，量多提示胆总管下段梗阻。上述患者术后 5 天，每日引流量 2000ml，提示量过多，即为胆总管下段梗阻。

101. 解析：T 管放置 12 天以后，可试行夹管，夹管后未出现不适，皮肤及巩膜黄疸消退，T 管造影显示胆道通畅，可考虑拔出 T 管。

111. 解析：多根多处肋骨骨折时，患者可出现反常呼吸，因此护士应首先评估患者是否可以维持有效气体交换。

112. 解析：第 4~7 肋骨较长且固定，受到外力时最易发生骨折。

113. 解析：子宫肌瘤切面呈灰白色，质地较硬。

114. 腹部手术后的患者病情平稳后应取半坐卧位，以降低腹部切口的张力，促进切口愈合。

预测卷（九）

实践能力

序号	1	2	3	4	5	6	7	8	9	10
答案	A	D	D	B	B	C	B	D	B	E
序号	11	12	13	14	15	16	17	18	19	20
答案	B	D	D	D	C	C	E	A	A	C
序号	21	22	23	24	25	26	27	28	29	30
答案	A	A	D	D	E	A	E	A	D	C
序号	31	32	33	34	35	36	37	38	39	40
答案	C	C	B	A	E	C	B	C	B	C
序号	41	42	43	44	45	46	47	48	49	50
答案	D	C	E	E	A	D	B	E	D	E
序号	51	52	53	54	55	56	57	58	59	60
答案	B	D	E	C	E	A	D	D	D	C
序号	61	62	63	64	65	66	67	68	69	70
答案	B	C	D	B	B	E	C	B	E	E
序号	71	72	73	74	75	76	77	78	79	80
答案	B	D	A	A	A	D	D	C	C	D
序号	81	82	83	84	85	86	87	88	89	90
答案	B	E	A	B	A	D	D	B	D	C
序号	91	92	93	94	95	96	97	98	99	100
答案	C	B	A	A	E	B	A	B	E	B
序号	101	102	103	104	105	106	107	108	109	110
答案	C	A	D	A	B	D	A	C	E	E
序号	111	112	113	114	115	116	117	118	119	120
答案	C	D	C	C	C	B	D	A	C	A

2. 解析：多根多处肋骨骨折时，胸廓软化，患者产生反常呼吸运动。

3. 解析：弥散性血管内凝血患者早期血液呈高凝状态，机体易形成血栓，因此应使用肝素抗凝。

4. 解析：房间隔缺损是成年人最常见的先心病，室间隔缺损是小儿最常见的先心病。

5. 解析：上述患者宫口已开，胚胎组织堵塞于宫口，考虑为难免流产或不全流产，但题干中提到子宫大小符合孕周，因此排除了不全流产，考虑为难免流产。

6. 解析：枸橼酸铋钾为胃黏膜保护剂，形成保护层覆盖于溃疡面上，阻止胃酸、酶及食物对溃疡的侵袭，促进溃疡黏膜再生和溃疡愈合，应于餐前半小时服用。

8. 解析：门静脉高压症患者由于食管胃底静脉曲张破裂，患者出现上消化道大出血，表现为呕血和便血。同时由于门静脉高压症患者脾功能亢进，血小板减少，导致一旦出血不能自行停止。

9. 解析：心力衰竭的患者在治疗时，维拉帕米、钙剂等禁忌和洋地黄一起使用。

10. 解析：腹股沟疝发生嵌顿时，由于肠壁受压，静脉血液回流受阻，疝囊内有淡黄色渗液积聚；一旦发生绞窄，肠壁缺血坏死，疝囊内渗液变为血性液体。

11. 解析：溺水合并心跳骤停的患者救出水后应立即清除口鼻腔内淤泥，保持呼吸道通畅，然后进行心肺复苏。

12. 解析：上述患儿初步考虑为先天性心脏病，为进一步确诊，应选择的检查方法为彩色多普勒超声。

13. 解析：患者在排气前应禁食，等胃肠道恢复蠕动、肛门恢复通气后给予流质饮食。

16. 解析：冠心病患者应进食低胆固醇、低脂肪、低热量饮食。蛋黄、动物内脏和鱼子为高胆固醇饮食，肥肉为高脂肪饮食。鱼肉为蛋白饮食，可适当多摄入。

17. 解析：腹泻患儿出现肛周皮肤红肿，用温水清洗臀部后可涂抹氧化锌油剂。

19. 解析：肺心病患者出现呼吸困难、发绀，应首先为患者低流量持续性给氧，以缓解患者的呼吸困难。

20. 解析：肥厚型心肌病是以心室不对称性肥厚为特征，患者室间隔、左右心室均出现肥厚。②为左心室、④为右心室，均会出现肥厚。

22. 解析：老年女性多晒太阳，可促进钙的吸收，预防骨质疏松的发生。

24. 解析：颅内压增高早期患者生命体征呈现"两慢一高"，即脉搏慢、呼吸慢，血压高。

25. 解析：老年女性患者出现痰多黏稠，不易咳出，今晨翻身时突然出现面色发绀，烦躁不安，提示痰液堵塞气道，护士应立即为患者吸痰。

29. 解析：消化性溃疡患者饮酒后出现上腹部剧烈疼痛，面色苍白，腹肌紧张，全腹明显压痛、反跳痛，考虑发生了穿孔，因此应首先采取的措施是禁食、胃肠减压。

30. 解析：溃疡性结肠炎患者应给予少渣、易消化的半流质或流质饮食，以减轻对溃疡面的刺激，促进溃疡愈合。

37. 解析：肝硬化时由于肝合成凝血因子减少、脾功能亢进，导致凝血功能障碍，病人有出血倾向。

39. 解析：肝性脑病的病人昏迷时应禁止蛋白质摄入，清醒后应给予低蛋白饮食。

41. 解析：哺乳期女性不宜选择药物进行避孕，应选择避孕套避孕。

42. 解析：上述患者考虑为痛风，痛风发生的机制是嘌呤代谢异常。

44. 解析：妊娠晚期出现腹痛、阴道流血，子宫硬如板状，有压痛，考虑为重度胎盘早剥。

46. 解析：支气管扩张的病人出现大量脓痰，首选的排痰措施是体位引流。通过体位引流可促进痰液排出，保持气道通畅，减少继发感染和减轻全身中毒症状。

51. 解析：新生儿溶血出现病理性黄疸患儿，现出现意识障碍和肌张力减退，考虑为胆红素脑病。

52. 解析：胎儿宫内窘迫时，当严重缺氧，胎心率＜100 次 / 分，提示胎儿处于危险状态。

54. 解析：消化性溃疡患者，当胃内出血达 250~300ml 时，患者会出现呕血，当出血达 50~70ml 时，患者会出现黑便，当出血达 5~10ml 时，隐血试验阳性。

55. 解析：上述疾病初步考虑为胆管结石。为明确诊断，应选择 B 超进行检查确诊。

56. 解析：上述患者少量腹腔积液，可不必严格限制盐、水的摄入。

57. 解析：上述患者考虑为瓣膜病，因此应指导患者避免重体力劳动，预防感染，以免诱发心衰。

61. 解析：产后 2~3 天，由于子宫收缩，产妇会出现下腹部阵痛，为产后宫缩痛。

63. 解析：胎儿在宫内缺氧初期主要表现为胎动频繁，晚期会出现胎动减少甚至消失。

65. 解析：该孕妇为糖尿病，因此稀释缩宫素的溶液应选择生理盐水。缩宫素静脉滴注时应从每分钟 4~5 滴开始滴注并观察反应，然后根据宫缩强度调节滴速，滴速不超过 40 滴 / 分。

66. 解析：妊娠 30 周后，胎儿为臀位，多数不能自行转为头先露。护士可指导孕妇取膝胸位使胎位转为臀先露。

68. 解析：上述小儿生后第3天皮肤出现黄染，生后第5天，食欲及大小便均正常，考虑为生理性黄疸，不需要药物等处理，主要的处理措施是多晒太阳等。

69. 解析：尿路结石出现肾绞痛的病人应首先遵医嘱使用解痉止痛药缓解疼痛。

71. 解析：妊娠56天出现腹痛和休克，考虑为异位妊娠破裂大出血。

72. 解析：尿道梗阻引起急性尿潴留，应立即留置导尿解除尿潴留。

73. 解析：慢性阻塞性肺疾病患者剧烈咳嗽后突然出现右侧胸痛、呼吸困难，考虑并发了自发性气胸。

75. 解析：输尿管结石患者结石堵塞输尿管，可引起肾绞痛，并向下腹、会阴部放射。

76. 解析：血友病患者禁止使用阿司匹林等可能引起出血不止的药物。

78. 解析：上述患者考虑为猩红热。猩红热通过呼吸道传播，因此应采取呼吸道隔离。

80. 解析：晕厥是肥厚型心肌病猝死的先兆。

84. 解析：子宫颈癌以鳞癌多见，主要通过直接蔓延和淋巴途径转移，宫颈上皮内瘤样变为宫颈原位癌，宫颈癌分为外生型、内生型、溃疡型和颈管型。

85. 解析：卵巢癌的患者如出现腹腔渗液，多为血性。

86. 解析：绒毛膜癌最多见的转移部位是肺，当病人出现不明原因咳嗽、胸痛、反复咯血，提示肺转移。

87. 解析：颅内肿瘤术后留置脑室引流管，每日引流量不超过500ml，以免引起颅内压过低。

88. 解析：甲亢病人做基础代谢率测定应在禁食12小时、睡眠8小时，清晨、空腹、静卧的条件下测定。

90. 解析：2岁小儿晒太阳后突然出现抽搐，抽搐间期活泼如常，初步考虑为佝偻病引起的低钙抽搐，因此护士应重点评估低钙的情况。

92. 解析：先心病患儿抵抗力低下，在门诊做小手术前应预防性使用抗生素，以避免感染性心内膜炎的发生。

94. 解析：急性再生障碍性贫血患者出现颅内出血，应紧急脱水降低颅内压，同时头部放置冰袋，收缩血管，减少颅内出血。

101. 解析：做血气分析、计算氧合指数，是诊断急性呼吸窘迫综合征的必备条件。当 $PaO_2/FiQ_2 < 300mmHg$，提示急性呼吸窘迫综合征。

102. 解析：急性呼吸窘迫综合征主要表现为呼吸窘迫和顽固性低氧血症。

118. 解析：患者头部受伤后出现昏迷，送医途中清醒，入院后又陷入昏迷，即“中间清醒期”，是硬膜外血肿的典型表现。

119. 解析：颅脑外伤的病人出现脑水肿、颅内压增高时，应首选20%甘露醇，利尿脱水，以减低颅内压。

120. 解析：急性颅内压增高的病人禁忌腰穿，以免引起枕骨大孔疝。

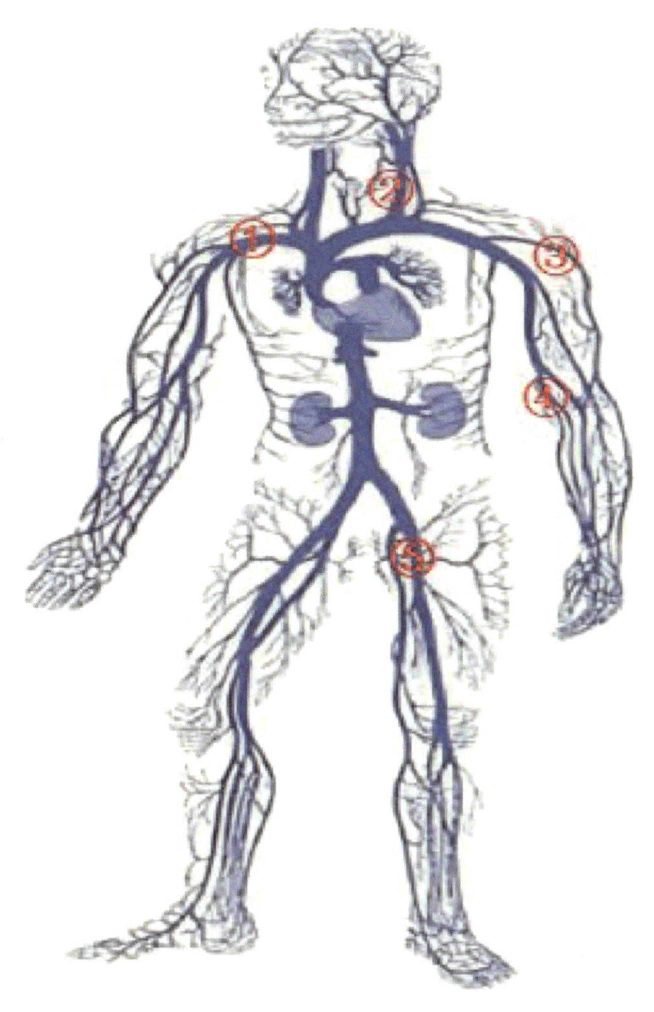

彩图 1　预测卷（一）实践能力第 1 题

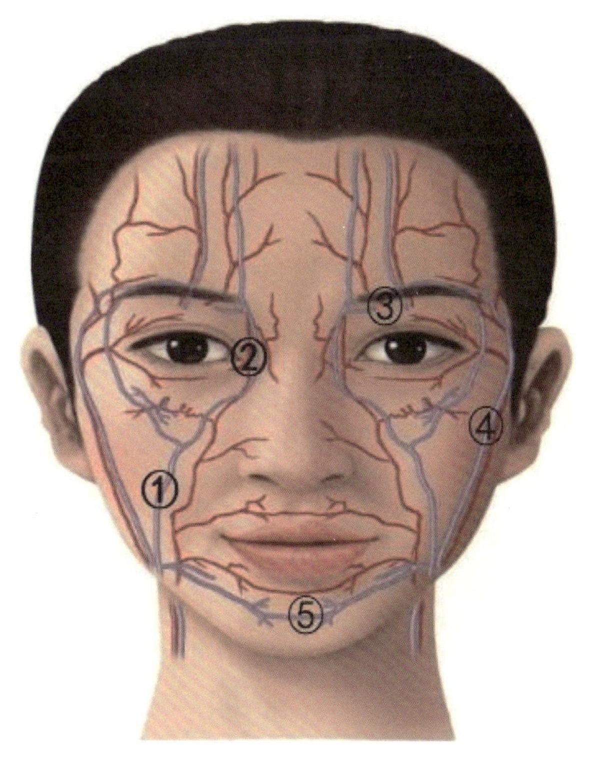

彩图 2　预测卷（一）实践能力第 2 题